Klärungsorientierte Paartherapie

Klärungs-orientierte Paartherapie

von

Rainer Sachse, Janine Breil
und Jana Fasbender

HOGREFE

GÖTTINGEN · BERN · WIEN · PARIS · OXFORD
PRAG · TORONTO · BOSTON · AMSTERDAM
KOPENHAGEN · STOCKHOLM · FLORENZ

Prof. Dr. Rainer Sachse, geb. 1948. 1969–1978 Studium der Psychologie an der Ruhr-Universität Bochum. Ab 1980 Wissenschaftlicher Mitarbeiter an der Ruhr-Universität Bochum. 1985 Promotion. 1991 Habilitation. Privatdozent an der Ruhr-Universität Bochum. Seit 1998 außerplanmäßiger Professor. Leiter des Instituts für Psychologische Psychotherapie (IPP), Bochum. Arbeitsschwerpunkte: Persönlichkeitsstörungen, Klärungsorientierte Psychotherapie, Verhaltenstherapie.

Dr. Dipl.-Psych. Janine Breil, geb. 1976. 1995–2000 Studium der Psychologie an der Ruhr-Universität Bochum. 2001–2004 Weiterbildung zur Psychologischen Psychotherapeutin. 2002–2004 Wissenschaftliche Mitarbeiterin an der Ruhr-Universität Bochum. 2004–2007 Wissenschaftliche Mitarbeiterin an der Universität Heidelberg. 2007 Promotion. Seit 2005 Dozentin am Institut für Psychologische Psychotherapie (IPP) Bochum und Psychologische Psychotherapeutin.

Dipl.-Psych. Jana Fasbender, geb. 1976. 1996–2001 Studium der Psychologie an der Ruhr-Universität Bochum. 2005 Approbation als Psychologische Psychotherapeutin. Seit 2005 psychotherapeutische Tätigkeit in privatpsychologischer Praxis in Bochum. Ausbildungskoordinatorin, Dozentin und stellvertretende Leiterin des Instituts für Psychologische Psychotherapie (IPP), Bochum. Arbeitsschwerpunkte: Klärungsorientierte Psychotherapie, Verhaltenstherapie.

Bibliografische Information der Deutschen Nationalbibliothek
Die Deutsche Nationalbibliothek verzeichnet diese Publikation in der Deutschen Nationalbibliografie; detaillierte bibliografische Daten sind im Internet über http://dnb.dnb.de abrufbar.

Göttingen • Bern • Wien • Paris • Oxford • Prag • Toronto • Boston
Amsterdam • Kopenhagen • Stockholm • Florenz
Merkelstraße 3, 37085 Göttingen

http://www.hogrefe.de
Aktuelle Informationen • Weitere Titel zum Thema • Ergänzende Materialien

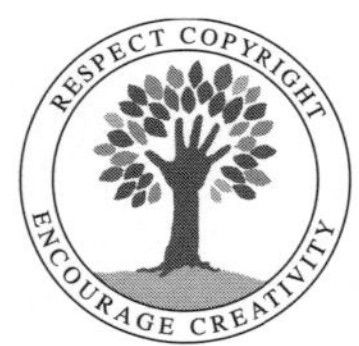

Umschlagabbildung: © Kzenon – Fotolia.com
Druck: Hubert & Co, Göttingen
Printed in Germany
Auf säurefreiem Papier gedruckt

ISBN 978-3-8017-2491-7

Inhalt

1 Einleitung: Das Vorhaben

Wir möchten hier eine Paartherapie vorstellen, die aus der Klärungsorientierten Psychotherapie (KOP) abgeleitet ist: Die Klärungsorientierte Paartherapie (KOPT). Diese wurde von uns bisher in mehreren Hundert Paartherapien erprobt und elaboriert und wird zur Zeit empirisch evaluiert.

Unsere bisherigen Erfahrungen sind sehr gut: KOPT vertieft das gegenseitige Verstehen der Partner, führt zu „Entschärfung" von Konflikten, dazu, dass die Partner akzeptierender und respektvoller miteinander umgehen und füreinander wieder wichtig werden; die Therapie stärkt die Bereitschaft und Fähigkeit der Partner zu verhandeln, Kompromisse zu machen und gegenseitig die jeweils relevanten Motive zu befriedigen, sodass eine Beziehung wieder das tut, was sie tun soll: Die Lebensqualität Einzelner zu verbessern.

Die Therapie ist nach unserer Erfahrung hoch effektiv, erfordert aber vom Therapeuten auch eine sehr hohe Expertise: Ein Therapeut muss in der Lage sein, sehr schnell und sehr effektiv Informationen zu verarbeiten, muss die Klienten und die Prozesse sehr gut verstehen und muss schnell zum richtigen Zeitpunkt das Richtige tun (vgl. Sachse, 2006a, 2009).

Dieses Buch soll dazu den Hintergrund schaffen und Heuristiken und Strategien der KOPT darstellen, die ein Therapeut für die Durchführung einer effektiven Paartherapie benötigt.

Zunächst noch ein paar Worte, warum wir diese Therapieform entwickelt haben.

Aufgrund unserer Erfahrungen mit verschiedenen Ansätzen von Paartherapie hat sich bei uns ein System von Überzeugungen über wesentliche Aspekte von Paartherapien herauskristallisiert, die nahelegen, dass Interventionen der Klärungsorientierten Psychotherapie für Paartherapien geeignet sind. Diese Überzeugungen und Interventionen sind:

- In Paartherapien, genauso wie in Einzeltherapien, ist es sinnvoll, Probleme erst einmal so weit wie nötig zu verstehen, d.h. psychologisch valide zu rekonstruieren, bevor man „passende" und tragfähige Lösungen erarbeiten kann; d.h. auch hier gilt die Devise: *Klären vor Lösen!*
- In der Paartherapie muss dabei ein Verstehen mit allen Beteiligten, also mit den beiden beteiligten Interaktionspartnern (IP), Interaktionspartner A (IA) und Interaktionspartner B (IB), erarbeitet werden. Dies ist schwierig und muss vom Therapeuten durch ein hohes Ausmaß an *Prozesssteuerung* mithilfe geeigneter Interventionen geleitet werden.

- Dabei muss der Therapeut hochgradig *prozessdirektiv* sein, die einzelnen Klienten sowie den Interaktionsprozess sehr gut und sehr schnell verstehen können und ein Verstehen der Interaktionspartner durch geeignete Interventionen zum richtigen Zeitpunkt fördern.
- Der Therapeut benötigt hierfür ein hohes Ausmaß an *Expertise*: Wir gehen also von einem Expertise-Modell von Paartherapie aus (vgl. dazu Sachse, 2006a, 2009).
- Interventionen und Strategien der Klärungsorientierten Psychotherapie (KOP) sind in hohem Maße geeignet, Prozesse konstruktiv zu steuern und relevante Problemaspekte zu klären.
- Bei Paarproblemen geht es häufig um relevante Schemata, welche die Partner in die Beziehung mitbringen (biographische Schemata) bzw. die sie in der Beziehung bilden (Paarschemata). Daher ist es sehr wesentlich, diese Schemata zu *klären* und zu *bearbeiten*.
- Bei Paarproblemen geht es um *affektive und emotionale Prozesse* (zur Unterscheidung zwischen affektiven und emotionalen Prozessen siehe Püschel & Sachse, 2009), die z.T. eng mit den Schemata zusammenhängen. Solche Prozesse müssen daher im Fokus der Paartherapie stehen, was durch KOP-Interventionen ohne Weiteres möglich ist.
- Ziel der Paartherapie sollte sein, dass die Partner wieder füreinander wichtig sind, eine Bedeutung füreinander haben und willens und in der Lage sind, gegenseitig die jeweils relevanten Motive zu befriedigen. Dazu müssen alle Hindernisse identifiziert und modifiziert werden, die dem entgegenstehen und es müssen alle Ressourcen aktiviert werden, die dies ermöglichen.
- Trainings machen erst dann Sinn, wenn massive Konflikte entschärft sind (die Partner sich nicht mehr gegenseitig „triggern") und wenn eine Basisbereitschaft geschaffen wurde zu kooperieren und zu verhandeln: Daher ist oft zu Beginn eine aktuelle *Konfliktbearbeitung* angesagt.
- Wesentlich für eine gute Partnerschaft ist gegenseitiges *Verstehen*: Verstehen, was der andere meint, will, denkt, fühlt; Verstehen, warum der andere so handelt, wie er handelt. Verstehen ist die Grundlage von gegenseitiger Akzeptanz und Respekt und schafft die Motivation zu kommunizieren und zu verhandeln (vgl. Guerney, 1994; Johnson & Greenberg, 1994a, 1994b; Pierce, 1994). Daher geht es in der Paartherapie zentral um die Vermittlung von Verstehen.
- Kommunikation ist ein gutes Mittel, um Verstehen herzustellen, allerdings ist Kommunikation „nur" ein Instrument; es funktioniert nur dann, wenn das Paar auch die Intention hat, dieses Instrument einzusetzen. Daher reicht Kommunikationstraining in Paartherapien nicht aus.
- Überhaupt machen Trainings erst dann Sinn, wenn dafür in der Therapie Voraussetzungen geschaffen wurden und eine gute Voraussetzung dafür ist, ein gegenseitiges Verstehen anzuregen (vgl. Christensen et al., 2004).
- Paare vermeiden oft relevante Themen und bilden „Nebenschauplätze": Diese *Vermeidung* muss bearbeitet und die Personen müssen mit relevanten Inhalten konfrontiert werden.
- Da gestörte Paare dysfunktional interagieren, muss ein Therapeut zuerst den Prozess sehr stark strukturieren und kann ihn dann dem Paar zunehmend überlassen.

Diese und andere Überlegungen haben uns dazu geführt, Schritt für Schritt eine Klärungsorientierte Paartherapie zu entwickeln und systematisch zu erproben.

Unser Ansatz hat viele konzeptuelle Ähnlichkeiten mit dem Ansatz der „Emotionally Focused Couple Therapy" (EFCT) von Johnson und Greenberg (vgl. Greenberg & Johnson, 1986a, 1986b, 1988a, 1988b, 1990; Greenberg & Goldman, 2008; Greenberg et al., 1988; Heekerens, 2000; Johnson, 1984, 2002, 2004; Johnson & Greenberg, 1985a, 1985b, 1987a, 1987b, 1989, 1992, 1994a, 1994b, 1995). Andererseits unterscheidet sich der Ansatz der KOPT auch wieder in wesentlichen Aspekten von EFCT, sodass wir ihn als eigenständigen Ansatz betrachten können. Insbesondere arbeiten wir nicht so zentral mit Emotionen, sondern eher mit Schemata und daraus resultierenden Affekten; der Therapeut in der KOPT ist direktiver als in der EFCT und uns ist vor allem die Herausarbeitung von Kompromissen und die Erarbeitung gegenseitigen Verstehens (auch kognitiv) zentral.

Die Absicht dieses Buches ist es, unseren Ansatz der KOPT darzustellen; wir wollen hier weder eine Übersicht schreiben über vorhandene Ansätze der Paartherapie, noch wollen wir unseren Ansatz mit anderen Ansätzen vergleichen oder Gemeinsamkeiten und Unterschiede diskutieren. Leser, die sich mit anderen Ansätzen der Paartherapie befassen wollen, seien auf die folgende Literatur verwiesen:

- Verhaltenstherapeutische Paartherapie: Baucom & Epstein, 1990; Baucom et al., 2002; Bodenmann, 2001, 2004; Hahlweg, 1986, 2004; Hahlweg & Markman, 1988; Jacobson, 1991, 1992; Jacobson & Addis, 1993; Jacobson & Margolin, 1979; Koerner & Jacobson, 1994; Schindler, 2000.

Die folgenden Ansätze können auch als Bestandteile verhaltenstherapeutischer Paartherapie aufgefasst werden.

- Kommunikationstrainings: Baucom, 1982; Engl & Thurmaier, 2003; Gurman et al., 1986; Gottman, 1994; Hahlweg & Schröder, 1993; Lutz & Weinmann-Lutz, 2006; Schindler et al., 1998, 1999.
- Problemlöse-Training: Bornstein et al., 1981; Hahlweg et al., 1984; Schindler et al., 1998, 1999.
- Reziprozitätstraining: Baucom, 1982; Jacobson, 1978; Schindler et al., 1998.
- Coping-orientierte Paartherapie: Bodenmann, 2005, 2007, 2008; Bodenmann & Shantinath, 2004; Bodenmann et al. 2004, 2008.
- Systemische Paartherapie: Kowalczyk, 2000; Schmidt, 2000; Wilchfort, 2000.
- Gesprächspsychotherapeutische Paartherapie: Linster, 2000.
- Focusing-orientierte Paartherapie: Amodeo, 2007.
- Analytische Paartherapie: Willi, 2008.
- Psychoanalytische Paartherapie: Kreische, 2000.
- Besondere Vorgehensweisen bei lesbischen und schwulen Paaren: Rauchfleisch et al., 2002.

2 Grundlegende Begrifflichkeiten

Was wir hier darstellen, ist eine *Klärungsorientierte* Paartherapie: Damit basiert die Therapie auf der Klärungsorientierten Psychotherapie (Sachse, 2003a, 2006b, 2008a). Für Leser, die mit diesem Therapiekonzept nicht vertraut sind, sollen hier einige zentrale Begrifflichkeiten, die auch in diesem Buch verwendet werden, kurz erläutert werden.

Schema: In der Klärungsorientierten Psychotherapie (KOP) gehen wir davon aus, dass Probleme durch *Schemata* erzeugt werden. Schemata sind „komprimierte Wissensstrukturen", die sich in der Biographie der Person bilden und die vier Arten umfassen:

- Selbst-Schemata: Annahmen der Person über sich selbst (z.B.: „Ich bin ein Versager.", „Ich bin nicht wichtig.")
- Beziehungsschemata: Annahmen der Person darüber, wie Beziehungen funktionieren oder darüber, was man in Beziehungen zu erwarten hat (z.B.: „In Beziehungen wird man nicht respektiert.", „Beziehungen sind nicht verlässlich.")
- Normative Schemata: Annahmen, die der Person selbst vorschreiben, was sie tun sollte oder nicht tun darf (z.B.: „Sei erfolgreich!", „Vermeide Fehler!")
- Regel-Schemata: Annahmen, mit denen die Person anderen Interaktionspartnern Vorschriften macht (z.B.: „Andere haben mich respektvoll zu behandeln!")

Schemata werden (bottom up) durch auslösende Stimuli aktiviert („getriggert") und steuern dann, sobald sie aktiviert sind (top down), die weitere Interpretation von Situationen, die affektiven und emotionalen Zustände der Person und die Handlungsregulation. Diese Verarbeitungsprozesse erfolgen dann

- hoch automatisiert (und nicht intentional),
- sehr schnell,
- sehr zuverlässig
- und von der Person praktisch nicht kontrollierbar.

Deshalb reagieren Personen, die bestimmte, in einer Situation aktivierbare Schemata haben, in dieser Situation auch

- mit schnellen und stark voreingenommenen Interpretationen,
- aufgrund des Schemas und kaum aufgrund der konkreten Situation,
- oft „allergisch" (oder „hyper-allergisch"): kleine Stimuli führen zu heftigen Reaktionen (die der Situation oft nicht angemessen sind).

In der Paartherapie unterscheiden wir noch zwei weitere Arten von Schemata:

- Biographische Schemata: Schemata, die sich in der Biographie der Person bilden
- Partner-Schemata: Schemata, die sich speziell in der Interaktion mit einem Partner bilden und sich auf diesen beziehen

Auch Partner-Schemata werden von Situationen schnell „getriggert", führen zu voreingenommener Verarbeitung und zu „allergischen Reaktionen".

In der KOP wird angenommen, dass es für eine Person wichtig ist,

- die relevanten Schemata zuerst zu verstehen, d.h. valide kognitiv zu repräsentieren,
- und dann gegen diese Schemata therapeutisch vorzugehen.

In der KOP-Paartherapie wird angenommen, dass ein gegenseitiges Verstehen der relevanten Schemata

- die gegenseitige Empathie steigert,
- die Bereitschaft steigert, aufeinander einzugehen und gegenseitig Verständnis zu zeigen,
- die Akzeptanz für Verhalten und Eigenheiten des anderen fördert,
- Missverständnisse aufklärt und verhindert,
- die Kommunikation verbessert.

In der KOP wird davon ausgegangen, dass Personen *manipulatives Verhalten* realisieren: d.h. Verhalten, das dazu dient, interaktionelle Ziele zu erreichen, das den Interaktionspartner aber über die angestrebten Ziele täuscht (z.B.: Ich simuliere Kopfschmerzen, damit sich jemand kümmert, anstatt ihm offen zu sagen, was ich will.). Wir gehen davon aus, dass manipulatives Verhalten ein normales Interaktionsverhalten ist (Sachse, Sachse & Fasbender, 2010, 2011; Sachse, Fasbender, Breil & Sachse, 2012) und nur dann Probleme erzeugt, wenn es die „Reziprozitätsregel" verletzt: d.h. wenn ein Partner den Eindruck gewinnt, durch die Manipulationen des anderen ausgenutzt zu werden.

Manipulationen erfolgen durch sogenannte Images und Appelle.

„Images" sind Handlungen, durch die eine Person beim Interaktionspartner ein bestimmtes Bild entstehen lassen will (z.B.: „Ich bin schwach.") bzw. ein bestimmtes Bild verhindern will (z.B.: „Ich kann für mich sorgen.").

„Appelle" sind Handlungen, die den Interaktionspartner explizit oder implizit dazu auffordern, etwas Bestimmtes zu tun (z.B.: „Kümmere Dich um mich!") oder etwas Bestimmtes nicht zu tun (z.B.: „Gib mir keine Verantwortung!").

Images und Appelle spielen natürlich auch in Partnerschaften eine große Rolle und müssen daher vom Therapeuten identifiziert und gegebenenfalls transparent gemacht werden.

Eine grundsätzliche therapeutische Annahme der KOP ist: *Klären vor Lösen!* Relevante Probleme müssen verstanden, relevante Schemata valide geklärt sein, bevor man an tragfähige Veränderungen gehen kann. Daher bezieht sich die Therapie zunächst auf ein *Verstehen* der relevanten Problem-Determinanten: Dieser Aspekt spielt auch hier für die Paartherapie eine zentrale Rolle. Aufgrund des Verstehens relevanter Problemaspekte kann dann an Lösungen gearbeitet werden: Nun geht es stark um Ressourcenaktivierung und in der Paartherapie geht es stark um Konfliktentschärfung, Verhandlung, Entwicklung von Kompromissen.

Wie in der Einzeltherapie, so geht es auch in der KOP-Paartherapie darum, im Therapieprozess eine tragfähige Beziehung zwischen Therapeut und beiden Beteiligten zu etablieren: Wir gehen dabei davon aus, dass in der Paartherapie, anders als in der Einzeltherapie, der Therapeut vor allem über den Faktor „Kompetenzvertrauen" einen hohen „Beziehungskredit“ gewinnt: Dadurch, dass der Therapeut die Interaktion gut moderiert, er Streit vermeidet, Klärung anregt, Verhandlungen gut führt, gewinnt er das Vertrauen beider Partner.

3 Die Grundlagen von Paartherapie

3.1 Die Probleme der Definition

Auf den ersten Blick mag es völlig eindeutig klingen: Man geht als Paar zu einer Paartherapie, wenn die Beziehung nicht mehr gut funktioniert, also gestört ist. Solange man diese sehr plausibel klingende Einsicht nicht hinterfragt, erscheint sie geradezu trivial.

Das Problem beginnt aber schnell, wenn man genauer zu definieren versucht, was eine „gestörte Beziehung" ist:

- Was ist gestört an einer Beziehung?
- Worauf geht die Störung genau zurück?
- Wie entwickelt sich die Störung?

Doch das Problem ist noch grundlegender: Von einer „gestörten Beziehung" zu sprechen, impliziert, dass es eine „ungestörte Beziehung" gibt, eine „gut funktionierende Beziehung". Und schon das zu bestimmen, ist recht schwierig.

Aber das Problem geht noch weiter: Es ist schon schwierig zu definieren, was genau eine Beziehung ist.

Im Grunde gibt es auf alle diese Fragen bis heute keine wirklich befriedigenden Antworten. Und dies ist nicht etwa so, weil man es nicht gründlich versucht hätte, sondern es ist so, weil „Beziehung" etwas hoch Komplexes ist: Eine „Beziehung" umfasst sehr viele Dimensionen, sehr viele Variablen, die in komplexer Weise miteinander interagieren und die sich ständig über die Zeit verändern.

Wer je eine Beziehung geführt hat, der weiß das intuitiv, der weiß: *Beziehungen zu führen ist das Komplexeste, was man als Mensch tun kann.*

Beziehungen haben den Sinn, das Leben zu erfüllen, doch leider stellen sie auch sehr hohe Anforderungen und daher ist es überhaupt nicht verwunderlich, dass so viele Beziehungen scheitern. Verwunderlich ist eher, dass es auch Beziehungen gibt, die nach 20 Jahren noch gut funktionieren. Dies zeigt sich in hohen Scheidungsraten (vgl. Cherlin, 1992; Hahlweg et al., 1997; Pinsof, 2002) und in Untersuchungen über Beziehungen, die unglücklich fortgesetzt werden (vgl. Gallup, 1990; Hahlweg, 2004; Schneewind et al., 1996).

Wir behaupten hier nicht, dass wir das Problem vollständig verstanden haben (und möchten deshalb im Sinne Poppers (2009) intellektuelle Bescheidenheit üben („üben" in jedem Sinne des Wortes)); wir wollen uns aber dem Problem so gut wie möglich annähern, denn obwohl wir noch davon entfernt sind, das Problem wirklich zu verstehen, brauchen wir schon eine Lösung: Wir brauchen für „gestörte Paare" eine Therapie, die möglichst gut funktioniert: Und wir denken, dass wir das (bei aller Bescheidenheit) bieten können.

Also werden wir uns dem Problem stellen und es so gut wie möglich durchdringen.

Und deshalb werden wir uns nacheinander den relevanten Fragen zuwenden:

- Was ist eine Beziehung?
- Was ist Interaktion?
- Was macht eine gute Beziehung aus?
- Was macht eine problematische Beziehung aus?
- Was resultiert daraus für eine Paartherapie?

3.2 Was ist eine Beziehung?

Die grundlegendste Frage, auf die man eine Antwort braucht, ist, was eine Beziehung überhaupt ist. Beziehung kann in erster Annäherung durch eine Reihe von Charakteristika definiert werden (vgl. Hinde, 1993; Hinde & Stevenson-Hinde, 1987; Sachse, 2006b; Sachse & Sachse, 2006):

- Eine Beziehung ist ein „joint venture": Zwei Personen gehen eine Beziehung ein, weil sie davon ausgehen, dass sie mit einer Beziehung besser leben als ohne.
- Zwei Personen (wir nennen sie „Interaktionspartner" (IP), hier als IA und IB bezeichnet) gehen eine Beziehung ein, um wichtige Motive befriedigt zu bekommen, für deren Befriedigung man einen Partner benötigt oder die man mit Partner besser befriedigen kann als allein (vgl. Caplan, 2008).
- Damit haben IA und IB an den jeweils anderen Wünsche und Erwartungen: Sie möchten, dass der andere etwas tut oder nicht tut und erwarten bestimmte Handlungen vom anderen.
- Beide Interaktionspartner bleiben in der Beziehung Individuen: Jeder hat eigene Ansichten, Motive, eigene Domänen und jeder entwickelt sich weiter.
- IA und IB interagieren miteinander: Sie tun etwas miteinander, handeln aufeinander bezogen in nonverbaler oder verbaler Weise.
- Dabei gibt es Serien von Interaktionen über die Zeit: Es gab in der Vergangenheit Interaktionen, es gibt in der Gegenwart Interaktionen und es wird in der Zukunft Interaktionen geben.
- Eine besonders wichtige Interaktion ist Kommunikation: Man spricht miteinander, teilt sich mit, hört einander zu, versucht, einander zu verstehen. Dabei kann man mitteilen, was man möchte oder nicht möchte, was man fühlt und denkt, welche Ansichten man hat, was man plant usw.
- Ein besonderer Aspekt von Kommunikation ist die „emotionale Selbstöffnung": Dadurch geben die Partner einander Einblick in ihr Fühlen und Denken, ihre Ansichten, Ziele und Motive, die Gründe für ihr Handeln und in ihre Biographie.
- Aufgrund von Zuneigung, von Interaktion und Kommunikation, insbesondere aufgrund emotionaler Selbstöffnung und aufgrund der damit verbundenen Befriedigun-

gen von Motiven werden IA und IB wichtig füreinander: IA hat eine bestimmte Wichtigkeit für IB und IB für IA.

- Kommunikation dient verschiedenen Zwecken: Sich auszutauschen, sich kennenzulernen, zu verhandeln usw.
- Da die Personen IA und IB nicht immer die gleichen Wünsche, Ansichten, Absichten u.ä. haben können, ergeben sich notwendigerweise *Konflikte* zwischen IA und IB.
- Aufgrund der Konflikte ist es nicht nur notwendig, dass IA und IB kommunizieren, sondern dass sie *eine besondere Art der Kommunikation realisieren*, dass sie *verhandeln*: Sie müssen deutlich machen, was sie möchten und was sie stört, und sie müssen *Kompromisse* schließen, d.h. jeder sollte etwas von dem bekommen, was er will, aber jeder muss auch dem anderen Zugeständnisse machen.
- Jede Beziehung bringt für beide Interaktionspartner Pflichten und Kosten mit sich: Jeder muss Dinge tun, Verantwortung übernehmen, etwas für den anderen und die Beziehung tun.
- Durch viele Interaktionen über die Zeit und durch die Verarbeitung und Interpretation dieser Interaktionen durch die Partner (auch aufgrund ihrer biographischen Schemata) bilden sich Annahmen über und Erwartungen an den jeweils anderen. Es bilden sich sogenannte „Partner-Schemata“ aus, also Schemata darüber, was der andere ist, denkt, will usw.
- Jede Person bringt biographische Schemata mit in die Beziehung: Diese Schemata bedingen, dass jeder in voreingenommener Weise handelt und verarbeitet. So bringt jeder bestimmte Eigenheiten mit in die Beziehung, die er nur sehr schwer ändern kann und auf die sich der jeweils andere einstellen muss.
- Diese Partner-Schemata determinieren (mehr oder weniger stark) die aktuelle Verarbeitung von Situationen: Sie führen bei IA zu schnellen Interpretationen von Handlungen von IB, zu Affekten, Emotionen und Handlungen.

3.3 Was ist Interaktion?

„Interaktion“ bedeutet, dass (mindestens) zwei Personen aufeinander bezogene Handlungen ausführen: Handlungen, die sich an den anderen richten, die beim anderen etwas bewirken sollen und Handlungen, die durch das Handeln des anderen ausgelöst werden. Dabei kann es sich inhaltlich um völlig unterschiedliche Handlungen handeln, wie: Zärtlichkeit, Streit, Sex usw. Die Partner IA und IB tauschen sich so aus, beeinflussen sich gegenseitig, steuern einander: Dabei kann in einer Serie von Interaktionen aber auch ein Prozess der Aufschaukelung erfolgen. Entweder positiv, indem man sich z.B. gegenseitig Komplimente macht und der Zustand beider dabei immer positiver wird: Der Affekt wird positiver, damit werden die Komplimente positiver, damit wird der Affekt positiver usw. Oder aber, was bei Paaren, die zur Paartherapie kommen besonders wichtig ist, die Aufschaukelung ist negativ: Man tauscht Kritik aus, dadurch werden die Affekte negativer, die Kritik wird negativer, dadurch wird der Affekt negativer, die Kritik wird negativer usw.

Ein Modell, das solche Interaktionsprozesse unseres Erachtens nach besonders gut und einfach abbildet, ist das Modell „gekoppelter Schemata". Ein „Schema" wird dabei verstanden als eine kognitive Struktur, die sich durch Erfahrung (und durch Schlussfolgerungen daraus) bildet und die, wenn sie durch entsprechende Situationen aktiviert („getriggert") wird, die aktuelle Informationsverarbeitung und Handlungsregulation hochgradig steuert (siehe Sachse et al., 2008).

Der Aspekt der Schemata, die Klienten in die Beziehung mitbringen (die biographischen Schemata) und der Schemata, die sich im Laufe der Beziehung durch Interaktion ausbilden (die „Partner-Schemata"), sind für uns von besonderer Bedeutung. Daher wollen wir auf diese Aspekte noch etwas genauer eingehen.

Jeder Mensch bildet in seiner Biographie Schemata aus: Viele davon sind positiv und nützlich, einige davon sind jedoch problematisch. So kann man z.B. ein Schema ausbilden der Art „ich bin ein Versager", das einem in Leistungssituationen viele Probleme bereiten kann oder ein Schema „ich bin nicht wichtig", das sich in Beziehungen unmittelbar als problematisch erweisen kann (vgl. Atkinson, 2005; Atkinson et al., 2005; Sachse, 1992a, 2003a, 2004a, 2006c, 2008a; Sachse et al., 2008, 2009a, 2009b).

Schemata bilden sich in der Biographie gewissermaßen als „Verdichtungen" von Erfahrungen. Hat man erst einmal ein Schema erworben, dann

- wird dieses durch auslösende Situationen schnell und automatisch aktiviert (wir sprechen von „triggern")
- und wenn es aktiviert ist, dann steuert es in hohem Maße die aktuelle Informationsverarbeitung und Handlung einer Person.

Hat eine Person ein Schema der Art „ich bin nicht wichtig", dann wird das Schema schon aktiviert, wenn der Partner einmal nicht zuhört: Dann hat die Person sehr schnell Gedanken wie „ich bin ihm nicht wichtig", „ich spiele in seinem Leben keine Rolle" etc. Die Folge davon sind unter Umständen Traurigkeit, Enttäuschung, vielleicht aber auch „Eingeschnapptsein" o.a. Wir nennen solche Reaktionen „hyperallergisch", durch kleine Anlässe (er hört einmal nicht zu, vielleicht aus Gründen, die mit der Beziehung gar nichts zu tun haben) werden starke Reaktionen ausgelöst (sie reagiert mit massiven Zweifeln, Traurigkeit, Beleidigtsein u.a.): Genau wie bei Allergien haben kleine Ursachen große Wirkungen. Wir sprechen in diesem Zusammenhang von einem „Verarbeitungsmodell". Als Verarbeitungsmodell (vgl. Abbildung 1) bezeichnen wir ein Modell (vgl. Sachse, 1992a, 2003a), bei dem ein bestimmter Stimulus (S) ein bestimmtes, aus der Biographie der Person stammendes Schema aktiviert (Schema); diese Schema-Aktivierung führt dann zu aktuellen Verarbeitungsprozessen (V), also zu Interpretationen, Affekten, Emotionen oder Handlungsimpulsen; diese Verarbeitungsprozesse führen dann wiederum zu offenen Handlungen (R).

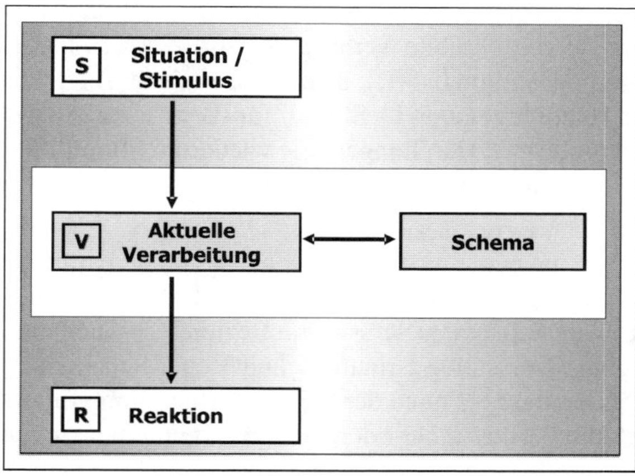

Abbildung 1: Verarbeitungsmodell bei einer Person

Jede Person hat solche Schemata und jede Person bringt sie in eine Beziehung ein: Und diese Schemata führen dazu, dass man bestimmte Handlungen des Partners *voreingenommen* interpretiert (also nicht als das, was sie sind, sondern als das, was das Schema suggeriert). Und da *beide Partner* solche Schemata aufweisen, reagieren beide aufeinander: Sind die Schemata positiv, dann reagieren beide aufgrund der Schemata positiv aufeinander, sind die Schemata aber ungünstig, dann können sich die Reaktionen leicht hochschaukeln – wie, das wollen wir nun behandeln.

Wenn man sich mit Paarproblemen beschäftigt, hat man es mit Interaktionsproblemen zu tun; und in diesem Fall hat man ein *„gekoppeltes System"* vor sich. Dies kann man dadurch deutlich machen, dass man zwei „Verarbeitungsmodelle" miteinander verbindet (vgl. Abbildung 2). Stellt man die Interaktion von IA und IB dar, dann kann man diese beiden Prozesse „koppeln":

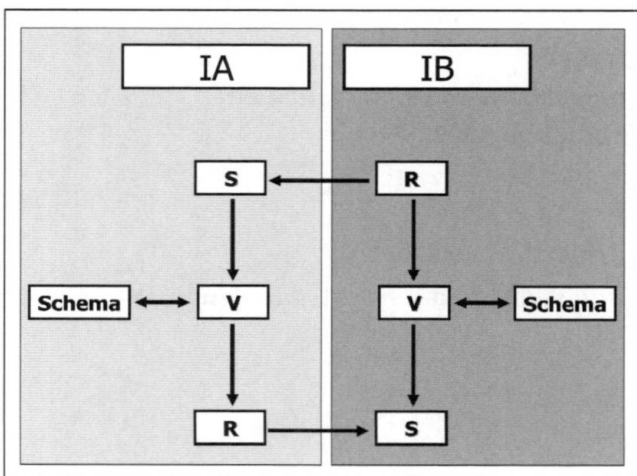

Abbildung 2: Gekoppelte Verarbeitungsmodelle bei Interaktionspartnern

Interaktionspartner A (IA) verarbeitet Situationen (S) aufgrund von Schemata (Schema) und produziert damit aktuelle Verarbeitungsprozesse (V); diese Verarbeitungen führen zu bestimmten Handlungen (R); das Gleiche gilt für Interaktionspartner B (IB). Nun sind aber die Handlungen von IA Stimuli für IB; er verarbeitet diese aufgrund seiner Schemata und produziert Handlungen, die wiederum Stimuli für IA bilden, der diese aufgrund seiner Schemata verarbeitet und Handlungen erzeugt, die wiederum Stimuli für IB sind usw.

In Partnerschaften hat man nun die Situation, dass beide Partner Schemata aufgrund ihrer eigenen Biographie besitzen und diese in die Interaktion mitbringen: Und zwar sowohl dysfunktionale Schemata (Selbst- und Beziehungsschemata) als auch kompensatorische Schemata (Normative Schemata und Regel-Schemata; vgl. Sachse et al., 2009a). Dabei können die Schemata der beiden Partner einigermaßen gut harmonisieren, wodurch sich die Partner mehr oder weniger komplementär zueinander verhalten können; oder aber die Schemata der beiden Partner können sich mehr oder weniger stark widersprechen und konfligieren, wodurch jeweils Handlungen erzeugt werden können, die den jeweils anderen Partner (mehr oder weniger stark) „triggern".

In Partnerschaften kommt aber noch eine spezielle Situation dazu: Die beiden Partner bringen nicht nur ihre jeweiligen biographischen Schemata in die Partnerschaft mit ein, sondern die beiden Partner machen in der Partnerschaft auch über längere Zeit *Erfahrungen miteinander*. Sie machen die Erfahrung, wie der andere reagiert (und sie interpretieren diese Erfahrungen aufgrund ihrer biographischen Schemata). Und über die Zeit bilden sich „stabile Interpretationsmuster und Erfahrungen", d.h. es bilden sich neben den biographischen auch noch *partnerspezifische Schemata (P-Schemata)* aus: Schemata, die Annahmen über den Partner bzw. Erwartungen an den Partner enthalten. *Und da man es bei Paartherapien mit problematischen Partnerschaften zu tun hat, besteht eine sehr hohe Wahrscheinlichkeit dafür, dass es sich hier um dysfunktionale Partnerschemata handelt, also um Schemata, die negative Annahmen über den Partner und dysfunktionale Erwartungen enthalten.*

Dabei handelt es sich z.B. um Annahmen wie:

- „Sie zickt immer rum."
- „Auf ihn kann ich mich sowieso nicht verlassen."
- „Er versteht mich sowieso nicht."
- „Sie macht immer alles kompliziert."
- „Sie nörgelt nur."
- „Er tut sowieso nichts im Haushalt."

Somit hat man also folgende Situation (vgl. Abbildung 3):

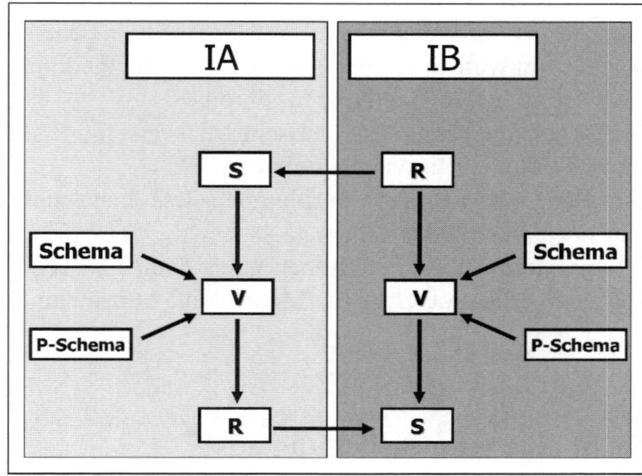

Abbildung 3: Gekoppelte Verarbeitungsmodelle bei Interaktionspartnern mit Partnerschemata

Und jeder Interaktionspartner weist dann aufgrund des P-Schemas „hyperallergische" Reaktionen auf: Eine Kleinigkeit, eine an sich unbedeutende Reaktion, kann bei jedem der Partner ein Schema triggern, damit (schnell) einen Hochschaukelungsprozess auslösen (der im Extremfall bis zu aggressiven Handlungen führen kann, siehe Abbildung 3; vgl. Simpson et al., 2008):

- Sie sagt: „Du könntest mal den Müll runterbringen."
- Dies aktiviert bei ihm das Schema: „Sie zickt immer rum und sie bevormundet mich."
- Also denkt er: „Ich will nicht von ihr bevormundet werden. Soll sie den Mist doch alleine machen."
- Und er sagt: „Du immer mit Deinem Genörgel! Bring den Müll doch alleine runter."
- Das löst bei ihr das Schema aus: „Er tut nie was im Haushalt, immer muss ich alles machen."
- Also sagt sie: „Das ist mal wieder typisch für Dich! Du machst nie was! Du könntest ja auch mal selbst darauf kommen!"
- Das aktiviert bei ihm das Schema: „Sie kritisiert mich ständig! Ich kann ihr nichts Recht machen."
- Also sagt er: „Du nörgelst doch sowieso nur an mir rum! Mach doch Deinen Quatsch alleine!" (Rennt aus dem Zimmer und knallt die Tür.)
- Das aktiviert bei ihr das Schema: „Ich werde von ihm nie respektiert! Ich bin doch bloß die Putzfrau!"
- Also rennt sie ihm nach und brüllt: „Von mir aus kannst Du sofort ausziehen! Ich habe von Dir sowieso die Nase voll! Du machst doch sowieso, was Du willst." usw. usw.

Sehr deutlich wird:
- Jeder Interaktionspartner eines Paares weist paarspezifische Schemata auf, die durch Kleinigkeiten getriggert werden und dann schnell zu voreingenommenen Interpretationen und zu dysfunktionalen Handlungen führen.
- Aufgrund dieser Schemata gibt es systematische Missverständnisse (manchmal auch „gezielte", d.h. absichtliche Missverständnisse).
- Aufgrund dieser Schemata reagieren problembelastete Paare nicht mehr aufeinander, sondern nur noch anhand der Schemata.
- Aufgrund der hyperallergischen Reaktionen ist es dann sehr schwierig, noch über das Problem zu reden oder eine effektive Meta-Ebene einzunehmen.

3.4 Was macht eine gute Beziehung aus?

Betrachtet man die oben beschriebenen Definitionsmerkmale von Beziehung, dann kann man daraus ableiten, was *eine gute Beziehung prinzipiell ausmacht*:
- IA und IB gestalten ihre Beziehung so, dass beide von der Beziehung profitieren und zwar so, dass sie mit der Beziehung besser dran sind als ohne.
- Sowohl IA als auch IB können in der Beziehung relevante Motive befriedigen: Nicht alle und nicht alle in gleichem Ausmaß, aber doch so (in der Summe), dass sie denken, dass die Befriedigung so gut ist, dass sie besser ist, als wenn man allein oder mit einem anderen Partner zusammen wäre.
- Die Wünsche und Erwartungen, die IA und IB aneinander haben, werden zu einem großen Teil vom jeweils anderen erfüllt.
- IA und IB interagieren miteinander, sie tun viel gemeinsam, suchen Interaktionen miteinander.
- Die Kommunikation von IA und IB ist gut:
  - Sie reden miteinander, sie sagen sich, was sie wollen, denken, fühlen usw., sie hören sich gegenseitig zu und versuchen, sich zu verstehen.
  - Sie reden über relevante Themen, darüber, was sie bewegt, darüber, was passiert, was getan werden muss u.ä.
- IA und IB realisieren ein hohes Maß an emotionaler Selbstöffnung: Sie geben einander Aufschluss über eigene Schemata, Motive, Ängste, Vermeidungsziele usw. Dieser Faktor ist für eine hohe Beziehungszufriedenheit sehr wesentlich (vgl. Antill & Cotton, 1987; Burke et al., 1976; Davidson et al., 1983; Hansen & Schuldt, 1984; Hendrick, 1981; Fischer, 1986; Webb, 1972).
- IA und IB können sich gegenseitig gut verstehen: Sie verstehen, was der andere meint, will, fühlt, denkt und das ist die Basis für gegenseitiges Akzeptieren und gegenseitigen Respekt. Dieser Aspekt ist für Partnerschaften zentral (vgl. Laurenceau et al., 1998, 2005; Manne et al., 2004; Mitchell et al., 2008; Reis & Shaver, 1988).
- IA und IB verhandeln bei strittigen Punkten miteinander, sie vermeiden keine relevanten Themen, setzen sich offen auseinander und sind in der Lage, *tragfähige Kompromisse* auszuhandeln.

- Aufgrund positiver Interaktion und Kommunikation haben IA und IB eine hohe *Wichtigkeit* füreinander: Beide haben den Eindruck, dass der andere in ihrem Leben eine wichtige Rolle spielt (und spielen soll).
- IA und IB übernehmen beide Pflichten und Verantwortung in der Beziehung und zwar so, dass beide die Verteilung als gerecht empfinden.
- Die Annahmen, die IA und IB über den jeweils anderen ausbilden, sind überwiegend (wenn auch natürlich nicht durchweg) positiv. Man kann den anderen (noch) schätzen, akzeptieren und respektieren.
- Die biographischen Schemata, die IA und IB in die Beziehung einbringen, sind in der Beziehung kommunizierbar: Beide wissen von den Schemata des anderen genug, um das Denken, Fühlen und Handeln des anderen verstehen und akzeptieren zu können.

Wir nehmen an, dass eine Beziehung, in der diese Bedingungen in der beschriebenen Weise gegeben sind, recht gut funktionieren und eine ganze Zeit lang stabil bleiben würde: Die Partner können reden, verhandeln, sich verstehen; sie können auch offen und eventuell heftig streiten, vertragen sich aber wieder und finden konstruktive Lösungen. Sie befriedigen gegenseitig ihre Bedürfnisse und stellen somit jeweils einen sehr attraktiven Partner dar.

3.5 Was macht eine problematische Beziehung aus?

Entsprechend kann man nun bestimmen, was eine problematische Beziehung ausmacht. Man sollte sich dabei aber darüber im Klaren sein, dass es schwieriger ist, eine problematische Beziehung zu definieren als eine gute. Der Grund dafür ist ziemlich trivial: Es gibt nicht viele Möglichkeiten, eine gute Beziehung zu führen, dazu müssen wahrscheinlich immer bestimmte Bedingungen gegeben sein. Es gibt aber prinzipiell *viele Gründe für Probleme*: Daher sind die Freiheitsgrade hier viel höher. *Eine Beziehung kann auf sehr viele unterschiedliche Weisen problematisch sein*. Daher werden wir hier auch meistens mehrere Gründe angeben, wie oder auf welche Weise eine Beziehung problematisch sein kann.

- IA und IB gestalten ihre Beziehung so, dass beide den Eindruck haben, nicht mehr von der Beziehung zu profitieren: Sie denken, dass sie allein oder mit einem anderen Partner besser dran wären. Damit ist auch die Motivation reduziert, noch etwas für die Beziehung zu tun bzw. man hat den Eindruck, „dass der Zug abgefahren ist“.
- Für IA und/oder IB ergibt sich der Eindruck, dass wesentliche Bedürfnisse in der Beziehung nicht mehr ausreichend befriedigt werden können. Wenn sich dazu nicht an anderer Stelle ein Ausgleich schaffen lässt, baut sich (mehr oder weniger) langsam Unzufriedenheit auf. Diese macht sich dann in anderen Handlungen bemerkbar (z.B. unfreundlicher sein, gereizt sein, nörgeln oder nicht-mehr-reden-wollen): Durch diese Aktionen verschlechtert sich die Beziehung weiter, erst langsam und dann zunehmend schneller, zum Schluss exponentiell.
- Die Wünsche und Erwartungen, die IA und IB aneinander haben, werden enttäuscht. Die Beziehung wird dann langsam von einem Ort der Befriedigung zu einem Ort der Frustration.

- Aus diesen Gründen sind sich IA und IB auch kaum noch wichtig: Möglicherweise besteht sogar schon eine gegenseitige Aversion (= negative Wichtigkeit), die IA und IB noch weiter auseinandertreibt.
- Gemeinsame Interaktionen finden kaum noch statt: Man pflegt keine gemeinsamen Hobbys mehr, hat keine gemeinsamen Interessen mehr, unternimmt kaum mehr etwas miteinander. Damit geht langsam eine gemeinsame „Lebensbasis" verloren.
- Die Kommunikation ist gestört. Man redet kaum noch miteinander, kann sich gegenseitig kaum noch zuhören und versteht sich auch kaum noch. Man teilt dem anderen auch nicht mehr mit, was einen bewegt, belastet, was man möchte oder nicht möchte. Oder man geht davon aus, dass der andere einem „telepathisch" die Wünsche von den Augen ablesen können sollte und hält es nicht für nötig, sich dem anderen mitzuteilen.
- Eine emotionale Selbstöffnung zwischen den Partnern findet nicht mehr statt: Diese wird vielmehr systematisch vermieden.
- Damit verstehen sich IA und IB nicht mehr und verlieren damit langsam die Basis für gegenseitige Akzeptanz.
- Da beide Partner in der Beziehung aber Individuen bleiben, die sich weiterentwickeln, die ihre Motive und Ziele ändern, ihre Ansichten modifizieren usw., verpassen IA und IB gegenseitig ihre Entwicklungen und kennen sich nach einiger Zeit nicht mehr („leben sich auseinander").
- Man beginnt, brisante Themen zu *vermeiden* und Konflikten aus dem Weg zu gehen: Damit nimmt man sich die Möglichkeit, Probleme zu klären und damit macht man jede Problemlösung unmöglich.
- Oder aber man fokalisiert die Kommunikation auf (tatsächliche oder vermeintliche) Probleme: Man streitet nur noch, nörgelt nur noch aneinander rum, kritisiert sich gegenseitig, gibt sich negatives Feedback.
- Das Paar ist nicht mehr in der Lage zu verhandeln: Man ist nicht mehr bereit, den ersten Schritt zu machen, dem anderen entgegenzukommen, Kompromisse zu machen. Vielmehr fordert man vom anderen, ohne diesem dafür etwas anzubieten. Diese Positionen können völlig „verhärten", sodass keinerlei Fortschritte mehr erzielt werden können.
- IA und/oder IB übernehmen zu wenige Pflichten in der Beziehung: Man übernimmt zu wenig Verantwortung, tut zu wenig, „drückt" sich vor Aufgaben u.a. Damit wird die Beziehung nicht mehr reziprok: Einer der Partner wird unzufrieden und ist nicht mehr bereit, den Zustand zu tolerieren.
- IA und/oder IB entwickeln negative, ungünstige Partner-Schemata, die dazu führen, dass die Person(en) häufig „getriggert" reagieren, was die Beziehung weiter verschlechtert. Solche Schemata führen auch dazu, dass sich Streits sehr schnell und sehr heftig „aufschaukeln" können.
- IA und/oder IB weisen (hochgradig) ungünstige biographische Schemata auf, die aber in der Beziehung nicht geklärt wurden und die vom jeweils anderen Partner auch nicht verstanden werden, wodurch sie sich in der Beziehung ungebremst negativ auswirken können.

3.6 Was heißt das für eine Paartherapie?

Dass es zahlreiche, sehr unterschiedliche Problemquellen für Partnerschaftsprobleme gibt, bedeutet für eine Paartherapie, dass es immer als Erstes wesentlich ist, mit dem Paar zusammen zu analysieren, welche Probleme genau bei dem Paar vorliegen: Also muss als Erstes *geklärt* werden, was genau das Problem des Paares ist und wie es „funktioniert". Hier wird schon ein wichtiges therapeutisches Prinzip deutlich: *Klären vor Lösen.*

- Entsprechend der verschiedenen Problembereiche ergeben sich verschiedene Aufgaben für eine Paartherapie:
- Die Kommunikation von IA und IB muss verbessert werden: Es muss sichergestellt werden, dass beide sich gegenseitig zuhören, beim Thema bleiben, aufeinander eingehen. Denn das ist die Voraussetzung für alle weiteren Aktionen.
- IA und IB müssen dazu gebracht werden, bei der Analyse des Problems aktiv mitzuwirken, was bedeutet, dass sie bereit sind, eigene Anteile an dem Problem zuzugestehen und zu analysieren.
- IA und IB müssen dazu veranlasst werden, die tatsächlich relevanten Themen anzusehen, sich den Konflikten und Problemen zu stellen: Sie müssen aufhören zu vermeiden, Nebenschauplätze aufzumachen, Euphemismen zu produzieren o.a., sondern bereit sein, „Dinge auf den Punkt zu bringen" oder vom Therapeuten auf den Punkt bringen zu lassen.
- IA und IB müssen bereit sein, sich gegenseitig zu sagen, was sie möchten, was sie stört, beeinträchtigt, ärgert usw.
- IA und IB müssen lernen, sich gegenseitig wieder zu verstehen, um zu wissen, „wer der andere ist" und so die Basis für gegenseitiges Akzeptieren und Respekt wieder aufzubauen.
- Und IA und IB müssen bereit sein, über Probleme zu reden, zu verhandeln und Kompromisse zu machen. Dies beinhaltet also die Bereitschaft, nicht nur zu fordern, sondern auch auf einzelne Aspekte zu verzichten und dem anderen entgegenzukommen.
- Kompromisse beinhalten Vereinbarungen über die Befriedigung von Bedürfnissen, über die Realisation von Zielen, über die Umsetzung von Absichten usw.
- IA und IB müssen versuchen, wieder Gemeinsamkeiten zu entwickeln, gemeinsame Interessen, Hobbys, Ziele usw.
- IA und IB müssen Phasen der Kommunikation einrichten, in denen sie sich austauschen, Probleme besprechen, verhandeln, über den Alltag sprechen, sich gegenseitig kennenlernen.
- Insbesondere muss das Ausmaß an emotionaler Selbstöffnung zwischen den Partnern angeregt und vertieft werden.
- IA und IB müssen dadurch ihre Partnerschemata verstehen, prüfen und revidieren, um zu verstehen, wie Missverständnisse und das Hochschaukeln entstehen und um zu lernen, wie sie dies beides vermeiden können.
- Und schließlich sollten IA und IB ihre relevanten biographischen Schemata kennenlernen und verstehen, um ihr Denken, Fühlen und Handeln gegenseitig besser zu verstehen und sich besser akzeptieren und respektieren zu können.

- Ziel der Maßnahmen ist es letztlich, dass IA und IB füreinander wieder wichtig werden: Sie sollen den jeweils anderen wieder als eine Bereicherung für ihr Leben ansehen und den Wunsch haben/entwickeln, dass der andere an ihrem Leben teilnimmt.

Aus unseren Ausführungen resultiert auch, dass man Paartherapie nicht auf ein Kommunikationstraining reduzieren kann. Dadurch, dass die Kommunikation besser wird, hat man zwar eine Vorbedingung geschaffen, aber man muss mehr tun:

- Man muss erreichen, dass die Partner über relevante Probleme aktiv verhandeln und aktiv Kompromisse wollen. Dazu sind spezifische therapeutische Anleitungen nötig.
- Man muss erreichen, dass die Partner sich „brisanten" Themen stellen, Konflikte klären und aktiv angehen. Auch dazu sind gezielte Prozesssteuerungen durch den Therapeuten erforderlich.
- Und man sollte erreichen, dass die Partner sich mit Partner-Schemata und relevanten biographischen Schemata befassen und sich diesbezüglich besser verstehen. Dafür sind spezifische Klärungsinterventionen des Therapeuten erforderlich.

Durch Interventionen und Strategien der *Klärungsorientierten Psychotherapie*, angewandt auf Paarprobleme, können die beschriebenen Prozesse in sehr guter Weise angeregt werden (vgl. Sachse, 1992a, 1992b, 1993, 1996a, 1996b, 1999a, 2001b, 2003a, 2003b, 2005, 2007a, 2008a; Sachse et al., 2009a, 2009b; Sachse & Sachse, 2009; Sachse & Takens, 2003).

Die Interventionen, die Therapeuten in der KOP zur Verfügung stehen wie Verbalisieren und Explizieren, konkretisierende und vertiefende Fragen, konfrontative Interventionen, Techniken der Steuerung, der Beziehungsgestaltung und dem Umgang mit schwierigen Interaktionssituationen sind bestens geeignet, um bei Paaren z.B.

- Inhalte zu klären, zu präzisieren und zu konkretisieren;
- Konflikte klar herauszuarbeiten;
- relevante Schemata zu klären;
- gegenseitiges Zuhören und Verhandeln anzuleiten;
- gegenseitiges Verstehen zu ermöglichen;

aber auch um

- Vermeidungen effektiv zu bearbeiten;
- Klienten mit wesentlichen Inhalten zu konfrontieren;
- Inhalte zu zentralisieren und zu ent-euphemisieren;
- Hochschaukelungen zu verhindern u.a.

Dies zeigt, dass das Instrumentarium der Klärungsorientierten Psychotherapie gut geeignet ist, den oben angegebenen Katalog von Aufgaben einer Paartherapie zu lösen.

3.7 Paartherapie: Ein dynamischer und komplexer Prozess

Zum Abschluss dieses Kapitels wollen wir noch kurz auf einige wesentliche Aspekte von Paartherapie eingehen, die für alle Formen von Paartherapie gelten und die ein Therapeut unbedingt beachten sollte, wenn er sich auf Paartherapie einlässt. Diese Aspekte haben vor allem mit der sehr hohen Dynamik von Paartherapie zu tun, die Therapeuten vor sehr schwierige Aufgaben stellen kann. Und sie haben mit der enormen Komplexität von Paartherapie zu tun, die ein Therapeut niemals unterschätzen sollte.

Auch wenn es sehr einfach klingt: Paartherapie ist allgemein gesprochen eine spezielle Therapieform, die dazu dient, die in einer Partnerschaft bestehenden Probleme und Störungen zu analysieren und zu mildern bzw. zu beseitigen *und* die dazu dient, dem Paar Interaktionsformen zu vermitteln, die geeignet sind, eine gute und stabile Partnerschaft zu entwickeln.

Im Prozess wird aber jedem Therapeuten sehr schnell klar, dass Paartherapie *eine hochkomplexe Aufgabe* ist.

Dies liegt daran,

- dass der Therapeut sich nicht nur auf eine Person einstellen muss, sondern auf zwei *und* auch *auf deren Interaktion*;
- dass der Therapeut den Prozess zeitgleich stark steuern *und* Inhalte von zwei Personen *und* deren Interaktion verarbeiten muss *und* Interventionen planen und umsetzen muss *und* wie ein guter Schachspieler möglichst einige Züge vorausdenken muss;
- dass Paare oft nicht einfach Inhalte erzählen, sondern sich auch in der Therapie schnell hochschaukeln und der Therapeut oft „Dompteuraufgaben“ hat, um den Prozess zu steuern.

Paartherapie ist ein *hoch dynamisches Geschehen*: Die Partner kommen oft (heftig) zerstritten, hören sich nicht mehr zu, schaukeln sich schnell gegenseitig auf, sind (hochgradig) verärgert u.ä. *Und damit kann ein Therapeut zunächst einmal nicht davon ausgehen, dass man zu Therapiebeginn „ruhig und vernünftig“ miteinander reden kann*: Denn es ist oft das Problem des Paares, dass sie genau das nicht mehr können. Also muss der Therapeut vielfach dysfunktionale Interaktionen erstmal unterbrechen, das Hochschaukeln stoppen, Regeln der Kommunikation einführen und durchsetzen; er muss damit erst die *Voraussetzungen* für eine ruhige und vernünftige „Verhandlung“ schaffen! Therapeuten müssen daher in der Lage sein, Klienten zu unterbrechen, sie zu stoppen, sie zu konfrontieren u.ä.; sie müssen hochgradig *prozessdirektiv* sein können!

Oft lassen sich vertieftes Verstehen, besseres Zuhören und aufeinander Eingehen erst dann herstellen, wenn die brennenden, hoch aktuellen Konflikte „entschärft“ sind: Daher ist sehr oft in der Paartherapie „Konflikt-Entschärfung“ und ein Aufbau elementarer positiver Verhaltensweisen der erste notwendige Schritt (vgl. Sheras & Koch-Sheras, 2008).

Was Therapeuten auch beachten müssen ist, dass Paartherapie ein noch viel *dynamischerer Prozess* ist als Einzeltherapie: Wenn ein Therapeut glaubt, ein Problemthema „definiert“ zu haben, dann wird plötzlich deutlich, dass es doch ganz anders heißt, als man gedacht hatte:

- Wenn ein Therapeut glaubt, dass er ein Problem gelöst hat und dass nun „Frieden“ herrschen kann, tauchen ganz plötzlich neue Probleme und Unzufriedenheit bei einem Partner auf.

- Wenn ein Therapeut glaubt, die Kommunikation laufe ruhig, kann ein Inhalt plötzlich heftige emotionale Reaktionen bei einem der Partner auslösen.
- Wenn ein Therapeut glaubt, es gäbe nun eine Perspektive, kann ein Partner plötzlich die Beziehung grundlegend infrage stellen usw.

Ganz viel kann sehr unerwartet passieren, viele brisante Inhalte triggern viele brisante Schemata, was zu heftigen Emotionen führen kann, viele „alte Verletzungen" aktivieren kann usw.: Der Prozess ist nicht berechenbar und in keiner Weise planbar (und daher auch nicht zu manualisieren!). Für den Prozess und dessen Steuerung benötigt ein Therapeut *Expertise: Er muss schnell verstehen und analysieren, was genau passiert und muss flexibel und konstruktiv darauf reagieren können.* Und: Ein Paartherapeut braucht eine vergleichbar hohe Frustrationstoleranz, denn oft brechen genau dann neue Krisen auf, wenn man als Therapeut glaubt, man sei „über den Berg".

Andererseits hat die Dynamik aber auch wieder Vorteile: Da ein Therapeut durch Interventionen in ein System hineinwirkt, bewirkt er, wenn er überhaupt einen Effekt erzielt, relativ viel und er bewirkt es relativ schnell. Nur leider sind die Veränderungen nicht völlig berechenbar und vor allem verlaufen sie nicht linear.

Was noch deutlich werden sollte, ist: In Paartherapien geht es um *Beziehung*: Es geht um Beziehungsthemen und die Kommunikation läuft (vor allem zu Beginn der Therapie) extrem stark *auf der Beziehungs- und nicht auf der Inhaltsebene*. Es wird oft nur *scheinbar* auf Inhaltsebene kommuniziert, im Grunde liegt aber den Inhaltsthemen meist eine Beziehungsproblematik zugrunde. Dies ist jedoch oft „verdeckt": Sie wird nicht offen thematisiert, sondern implizit, „zwischen den Zeilen". Auch darauf muss sich ein Therapeut einstellen.

Vielfach wird auch offen oder verdeckt manipuliert (Sachse, 1999b, 2001a, 2001b, 2004a, 2004b, 2004c, 2006d, 2007b, 2007c, 2008b): Ein Partner versucht, den anderen durch intransparente Strategien dazu zu bringen, etwas zu tun oder zu lassen und diese Strategien können beide Partner auch gegenüber dem Therapeuten anwenden. Auch damit muss der Therapeut rechnen.

Ziel der Paartherapie ist es, die Beziehung, die zwei Individuen miteinander haben, wieder so weit zu verbessern, dass sie tragfähig ist, d.h. *dass beide Partner den Eindruck haben, dass sie durch die Beziehung mehr gewinnen als ohne die Beziehung* und dass sie durch die Beziehung nicht stärker belastet oder gestresst sind als ohne die Beziehung.

4 Zentrale Problembereiche in Partnerschaften

Wie einfach und problemlos wäre das Leben doch ohne die Liebe – und wie öde!
William von Baskerville

Wir wollen uns nun etwas ausführlicher mit Faktoren beschäftigen, die, wenn sie gut funktionieren, zu einer guten Partnerschaft beitragen und die, wenn sie nicht gut funktionieren, Probleme in Partnerschaften erzeugen können.

Der Grundgedanke hierbei ist, dass Aspekte, die eine gute und stabile Partnerschaft bedingen und solche, die zu Paarproblemen beitragen, oft inhaltlich identisch sind. *Sie haben nur umgekehrte Vorzeichen*. Zum Beispiel: Eine gute Kommunikation, die Fähigkeit zu verhandeln und Kompromisse zu finden und eine hohe Reziprozität fördern eine Beziehung; eine schlechte Kommunikation, mangelnde Fähigkeiten zu Verhandlungen, fehlende Kompromissbereitschaft und mangelnde Reziprozität wirken sich negativ aus.

Es lässt sich eine Reihe relevanter Faktoren spezifizieren, die sich je nach Ausprägung positiv oder negativ auf eine Paarbeziehung auswirken. Therapeuten sollten diese Faktoren aus zwei Gründen kennen:

- Erstens hilft die Kenntnis dieser Faktoren den Therapeuten, die in einer Partnerschaft existierenden Probleme schnell und zuverlässig zu erkennen: Denn wenn ein Therapeut weiß, an welchen zentralen „Stellen" einer Beziehung es welche Probleme geben kann, dann verfügt er über eine wertvolle *Heuristik*. Er hat eine Art Suchmodell, mit dessen Hilfe er Probleme aufspüren kann. Dies ist besonders wichtig, wenn man bedenkt, dass Paare oft Konfliktthemen systematisch vermeiden und die relevanten Problemaspekte aus diesem Grund oft gar nicht mehr ohne Weiteres erkennbar sind. Daher ist es für Therapeuten sehr hilfreich, bestimmte relevante Aspekte systematisch „abzuklopfen", um zu sehen, ob diese in einer bestimmten problematischen Paarbeziehung relevant sind.
- Die Kenntnis dieser Aspekte ist für Therapeuten aber auch wichtig, um zu wissen, welche Interaktionsformen der Therapeut bei einem Paar systematisch *fördern* sollte, damit dieses Paar eine positive Entwicklungschance erhält.

Als relevante Faktoren für eine gute oder eine problematische Beziehung, bei denen ein Therapeut systematisch prüfen sollte, „wie es in der jeweiligen Beziehung damit steht", sehen wir:

1. Reziprozität
2. Kompromissbereitschaft
3. Kommunikation

4. Beziehungsmotive
5. Schemata
6. Macht und Status
7. Bereitschaft zum Verzeihen
8. Zuneigung, Zärtlichkeit und Sexualität
9. Getroffene Vereinbarungen
10. Gemeinsamkeiten
11. Streitkultur

Auf diese Punkte werden wir im Folgenden genauer eingehen.

4.1 Reziprozität

Nach unserer Erfahrung ist *Reziprozität* die zentrale psychologische Einzel-Variable, um eine stabile und eine gute Partnerschaft vorherzusagen (vgl. Notarius & Markman, 1996; Schindler, 2000).

Reziprozität bedeutet„Ausgeglichenheit", d.h.

- dass beide Partner den Eindruck haben, in etwa gleichem (oder ausreichendem) Ausmaß von der Beziehung zu profitieren *und*
- dass beide Partner den Eindruck haben, etwa gleich viel (oder nicht zu viel) in die Partnerschaft zu investieren bzw. für die Partnerschaft zu tun.

Es ist also der Eindruck, nicht vom anderen ausgebeutet zu werden, nicht zu kurz zu kommen, nicht zu wenig zu bekommen.

Damit ist Reziprozität kein objektives Maß: Es bedeutet, dass man *subjektiv* die Beziehung als ausgeglichen empfindet und das kann man auch dann, wenn man objektiv mehr für die Beziehung tut als der andere. Man kann mehr oder weniger aus der Beziehung ziehen als der Partner, wenn man das jedoch nicht so sieht *oder wenn man das ok findet*, ist die Reziprozität *nicht* verletzt.

Es ist auch nicht erforderlich, dass zu jedem Zeitpunkt in der Beziehung Reziprozität herrscht: Es kann durchaus Zeiten geben, in denen jemand weniger für die Beziehung tut und mehr bekommt (z.B. wenn einer der Partner eine Prüfung machen muss, besondere Belastungen hat o.ä.) und der andere das in Ordnung findet. Wichtig ist, dass es sich über die Zeit wieder ausgleicht. Reziprozität ist damit etwas, was über einen längeren Zeitraum hinweg hergestellt wird, sodass sich die Beziehung immer wieder ausbalanciert.

Mangelnde Reziprozität über lange Zeit führt in der Regel bei dem benachteiligten Partner unvermeidlich zu kummulierender Unzufriedenheit und ist eine Quelle für Dauerkonflikte, die dann immer stärker eskalieren. Dabei ist es offenbar schlimmer, wenn jemand das Gefühl hat, er muss mehr für die Beziehung tun (mehr Verantwortung übernehmen, mehr Aufgaben erfüllen etc.), als wenn er das Gefühl hat, weniger aus der Beziehung zu ziehen als der andere.

Aus diesem Grunde ist es auch in der Paartherapie nötig, immer solche Kompromisse zu finden, die *nicht* gegen die Reziprozitätsregel verstoßen, denn ansonsten programmiert man Konflikte vor.

Therapeutisch ist es wesentlich, Kompromisse zu schaffen, die das Ungleichgewicht beseitigen, zumindest langsam und schrittweise. Natürlich macht man hier als Therapeut schnell die Erfahrung, dass die Partner, die bisher mehr von der Beziehung profitieren, nicht ohne Weiteres bereit sind, auf ihre „Sonderrechte" zu verzichten. *Dann ist es notwendig, diesem Partner klarzumachen, dass er tatsächlich Sonderrechte hat und dass dies tatsächlich zu einem Beziehungsproblem führt:* Will er das Beziehungsproblem beseitigen, bleibt es ihm nicht erspart, auf Sonderrechte zu verzichten.

Wichtige therapeutische Fragen nach Reziprozität sind:

- Empfindet ein Partner (oder beide Partner) die Beziehung als unausgeglichen?
- Hat ein Partner den Eindruck, der andere profitiere mehr von der Beziehung?
- Hat ein Partner den Eindruck, der andere habe „Sonderrechte"?
- Hat ein Partner den Eindruck, er habe mehr Pflichten, tue mehr in und für die Beziehung?
- Falls ja: Wie groß ist das Ausmaß an Unzufriedenheit schon?

4.2 Kompromissbereitschaft

Es ist notwendig, in einer Beziehung Kompromisse zu machen: Beziehung ist ein Joint Venture, das zwei Personen deshalb eingehen, weil sie hoffen, von dem Zusammenleben stärker zu profitieren als vom Single-Dasein. „Beziehung" funktioniert somit nur dann gut, wenn *beide* dieses Ziel auch erreichen, d.h. wenn *beide* den Eindruck haben, dass sie von der Beziehung stärker profitieren als vom Single-Dasein.

Gehen zwei eine Beziehung ein, dann gehen sie aus diesen Gründen miteinander eine Symbiose (in einem positiven, biologischen, nicht in einem psychoanalytisch-negativen Sinne) ein. „Symbiose" bedeutet hier, dass beide Individuen von der Zusammenarbeit profitieren, nicht, dass sie „verschmelzen" oder ihre Individualität bzw. ihre Identität verlieren. Sie nehmen ihre Motive, ihre Schemata, ihre Eigenarten mit in die Beziehung. Das bedeutet, dass in einer Beziehung zwei Individuen eine Vereinbarung treffen, sich so zu ergänzen, dass sie beide etwas davon haben.

Und natürlich kann das nur dann funktionieren, wenn beide Kompromisse machen: Wenn *ich* etwas von der Beziehung haben will, dann wird der andere es mir nur dann geben, wenn ich bereit bin, ihm etwas zu geben: *Also muss es Bereiche geben, in denen ich zurückstecke, mich dem anderen anpasse, auf meine Bedürfnisse verzichte*: Nur dann kann ich auch Bereiche haben, in denen ich etwas vom anderen bekomme, in denen der andere etwas für mich tut und sich zurücknimmt!

Zwei Personen in einer Partnerschaft werden nie völlig gleiche Bedürfnisse, Ziele, Wünsche, Ansichten haben. Wenn man aber den Bedürfnissen von IA folgt, dann verletzt man unter Umständen die von IB: Also ist es notwendig, in einer Beziehung tragfähige Kompromisse zu machen. Kompromisse, mit denen beide leben können und die, obwohl beide dabei auf etwas verzichten, beiden noch mehr ge-

ben, als würden sie alleine leben. Das heißt:
Ohne Kompromisse ist keine tragfähige Beziehung möglich!

Wichtig ist zu verstehen, was ein Kompromiss ist (vgl. Abbildung 4). Ein Kompromiss bedeutet immer,

- dass ich vom Partner etwas bekomme, was *ich* möchte,
- und dass ich bereit bin, dem Partner dafür etwas zu geben, was *er* möchte.

Dabei kann man sich in einem Inhaltsbereich in der Mitte treffen (①) oder man bekommt etwas im Bereich A, gibt dafür aber etwas im Bereich B ab (②):

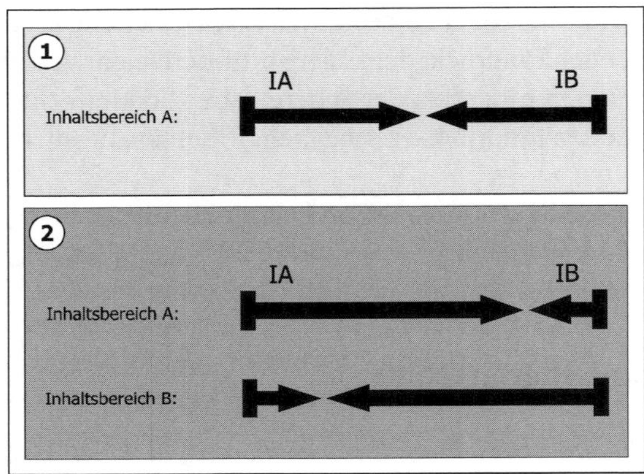

Abbildung 4: Arten von Kompromissen

Die Kernidee von Kompromissen ist immer: Wenn ich von Partner IB etwas bekomme, was ich will, und IB dafür auf etwas verzichten muss, dann muss ich dafür IB (an anderer Stelle) etwas geben, was IB will und auf das ich dann verzichten muss.

Stelle ich jedoch z.B. eine Forderung („Ich will ein halbes Jahr nach England gehen."), IB will das aber nicht und ich lasse mich dann auf drei Monate runterhandeln, dann ist *das* kein Kompromiss: Denn auch die drei Monate will IB nicht. Es wäre nur dann ein Kompromiss, wenn ich IB für diese drei Monate einen Ausgleich anbieten würde.

Man mache sich klar: Lässt sich IA von Maximalforderungen runterhandeln, so hat er damit noch keinen „Kompromiss" gemacht! (So argumentieren Partner aber manchmal und darauf darf man nicht reinfallen!)

Es gibt somit nur dann eine gute Beziehung,

- wenn ich bereit bin, dem anderen in Bereichen entgegenzukommen *und*
- wenn der andere bereit ist, mir in Bereichen entgegenzukommen.

Weder opfere ich mich in einer Beziehung auf, noch verschmelze ich mit dem anderen, noch kann ich verlangen, dass der andere sich aufopfert (denn sonst geht die symbiotische in eine parasitäre Beziehung über).

Eine Beziehung ist für mich dann ok, wenn für mich wichtige Bedürfnisse in ihr befriedigt werden; das aber impliziert, dass ich als Individuum mit eigener Identität weiterexistiere und diese Identität in die Beziehung einbringe. Damit ist und bleibt Beziehung ein Vertrag zwischen zwei Individuen: Beide können immer wieder prüfen, ob sie mit dem Vertrag zufrieden sind, können Neuverhandlungen fordern oder können sich dazu entschließen, den Vertrag zu kündigen. Da sie das können, muss man sagen, dass die Individuen *vor* der Beziehung kommen: Sie bestimmen, ob eine Beziehung überhaupt stattfindet und wie sie aussehen soll. Gehen jedoch zwei Individuen eine Beziehung ein, dann müssen sie sich dazu entschließen, damit auf Teile ihrer Autonomie und auf die Realisierung von Aspekten ihres Selbst zu verzichten, um Kompromisse mit dem Partner zu ermöglichen.

Beziehungen existieren somit in einem Spannungsfeld zwischen dem Individuum mit seinen Wünschen und Eigenarten und dem Kompromiss, der die Beziehung überhaupt erst ermöglicht.

Tragfähige Kompromisse machen den Kern von Beziehungen aus. Beziehungen sind dann stabil, wenn die Partner Vereinbarungen treffen, die sie beide akzeptieren und an die sie sich deshalb beide halten. Die Beziehung kriselt dann, wenn es keine tragfähigen Kompromisse (mehr) gibt.

Eine stabile Beziehung ist aber noch nicht identisch mit einer *guten* Beziehung: Eine Beziehung ist dann *gut*, wenn die Paare *solche* Kompromisse finden, die zu einer *Zufriedenheit beider Partner* führen! Sie können sich damit auf solche Kompromisse einigen, bei denen *beide* den Eindruck haben, es werden in der Beziehung wichtige Motive befriedigt und es werden Motive stärker befriedigt als im Single-Dasein oder mit einem anderen Beziehungspartner! In diesem Fall möchten wir eine Beziehung als „gut" bezeichnen.

Dementsprechend gibt es Beziehungen, die zwar stabil, aber nicht gut sind. Denn Paare einigen sich manchmal zwar auf Kompromisse, die sie akzeptieren, wodurch die Beziehung durchaus stabil wird. Leider führen diese Kompromisse aber nicht zu einer Zufriedenheit. Dies kann z.B. geschehen, wenn Paare deshalb zusammenbleiben, weil beide Angst vor Trennung haben. Die Beziehung ist stabil, nicht weil sie gut ist, sondern weil sie vor Angst schützt.

Dies führt zu wichtigen Erkenntnissen: Paare können sich auf alle denkbaren Kompromisse einigen, sogar auf solche, die skurril sind und die nicht zu einer beiderseitigen Zufriedenheit führen, aber wenn es gelingt, dass sie sich einigen, dann bleibt die Beziehung auch stabil. Und: Wenn Paare sich auf solche Kompromisse einigen *wollen*, obwohl diese nicht zu einer guten Beziehung führen, dann ist das natürlich die Entscheidung des Paares. Ein Therapeut kann dem Paar Konsequenzen einer solchen Entscheidung aufzeigen, muss aber letztlich eine solche Entscheidung akzeptieren.

Natürlich ist es aber ein Ziel der Paartherapie, Kompromisse zwischen dem Paar auszuhandeln, die von beiden akzeptiert werden, sodass die Beziehung stabil sein kann, *und* solche Kompromisse auszuhandeln, die zu einer *guten* Beziehung führen!

Therapeutisch wichtige Fragen zur Kompromissfähigkeit sind:

- Weist ein Partner eine zu geringe Kompromissbereitschaft auf?
- Ist dem Partner dies klar? Sind ihm die Konsequenzen klar?
- Aus welchen Gründen ist seine Kompromissbereitschaft gering?
- Lassen sich die Gründe klären und aufheben?

4.3 Kommunikation

Kommunikation bedeutet im Wesentlichen, miteinander zu reden: Sich Zeit zu nehmen, miteinander zu sprechen, einander zuzuhören, aufeinander einzugehen und einander zu verstehen. Kommunikation erweist sich als wesentlicher Faktor für eine gute Beziehung (vgl. Hooley & Hahlweg, 1989; Karney & Bradbury, 1995; Rehman & Holtzworth-Munroe, 2007; Rogge et al., 2006; Winkler & Doherty, 1983).

Kommunikation betrifft zum einen das *Was* und zum anderen das *Wie* des miteinander Redens.

Im Hinblick auf das *Was* der Kommunikation ist es wichtig, über zentrale Beziehungsthemen reden zu können und auch tatsächlich zu reden:

- Es ist wichtig, dem anderen zu sagen, *was man möchte*: Welche Wünsche und Bedürfnisse man hat, was man möchte und vor allem, was man *vom anderen* möchte. Ein stark verbreiteter Fehler ist hier die „Telepathie-Annahme", nämlich der Glaube, der Partner könne und sollte einem die Wünsche vom „Stirn-Display" ablesen können, oft nach der Devise: „Wenn er mich wirklich lieben würde, dann wüsste er, was ich möchte!" (vgl. Sachse & Sachse, 2006). Nur verwandelt Liebe Menschen in alles Mögliche, nur nicht in Telepathen.
- Es ist aber auch wichtig, dem anderen zu sagen, *was einen stört*: Was man nicht möchte, was einen kränkt oder ärgert, was man ändern möchte. Auch das können Interaktionspartner nicht erraten. Viele Personen vermeiden dies aber, weil sie Konflikte fürchten: Fürchten, der Partner könnte ärgerlich werden oder die Beziehung könne sich verschlechtern.
- Es ist von großer Bedeutung, *verhandeln* zu können: Also offen über Wünsche und Probleme zu reden, darüber zu sprechen, welche Lösungsideen man hat, sich klar zu machen, dass man Kompromisse finden muss und dann im echten Sinne darüber zu verhandeln, wie der Kompromiss aussehen sollte.

Was das *Wie* der Kommunikation betrifft, so sollte man

- den Partner ausreden lassen,
- den Partner respektvoll behandeln,
- sich bemühen, sich selbst klar auszudrücken,
- sich bemühen, den anderen zu verstehen,
- „Ich-Botschaften" senden, keine Unterstellungen machen, keine Beleidigungen aussprechen, keine Drohungen und keine Kränkungen.

In gestörten Partnerschaften ist aber mit all dem kaum noch zu rechnen: Weder hört man dem Partner zu, noch kann man verhandeln; weder drückt man Wünsche aus, noch klärt man Probleme: Vielmehr macht man viele Unterstellungen, macht pausenlos „Du-Botschaften", die aber dann mit hoher Wahrscheinlichkeit wieder Schemata triggern usw.

Dem Therapeuten sollte allerdings deutlich sein, dass Kommunikation einerseits eine wichtige Grundlage und Voraussetzung ist für die Aufrechterhaltung einer guten Beziehung, *dass aber andererseits eine gute Kommunikation auch von bestimmten Faktoren abhängt*. Man kann *dann* gut kommunizieren,

- wenn man den anderen gut versteht, seine Wünsche, Schemata, Abneigungen usw. kennt,

- wenn man den anderen akzeptiert und respektiert und *gewillt* ist, auf den anderen einzugehen und sich auf ihn einzustellen,
- wenn man auch vom anderen ein Eingehen, ein Verständnis, Respekt usw. erwarten kann,
- *wenn man keine aktuellen Konflikte, keine ungelösten Probleme, keine massiven Spielstrukturen hat.*

Kommunikation ist daher *nicht die zentrale* Schaltstelle einer Beziehung, sondern *nur eine wichtige Bedingung*: Und die Realität der Kommunikation hängt nicht nur vom Können (und damit vom Training!) der Partner ab: Vielmehr kann man in der Paartherapie eine gute Kommunikation nur dann herstellen, wenn man auch andere Bedingungen parallel bzw. *vorher* schafft: Denn Partner werden auch bei bestem Training nicht gut kommunizieren, wenn sie emotional geladene Konflikte haben, sich nicht respektieren, sich nicht verstehen, sich nicht mehr mögen u.ä.

Deshalb muss klar sein, dass ein Training von Kommunikation wichtig für eine Paartherapie sein wird, aber niemals alles, ja nicht einmal *das* zentrale Agens sein kann: Denn schafft man in der Therapie nicht die *Bedingungen für eine gute Kommunikation*, dann reicht ein reines Training auf keinen Fall aus!

Fragen des Therapeuten nach partnerschaftlicher Kommunikation sind z.B.:

- Sprechen die Partner überhaupt noch miteinander?
- Nehmen sie sich für Gespräche Zeit?
- Worüber kommunizieren sie?
- Worüber kommunizieren sie *nicht*, welche Themen werden inzwischen systematisch vermieden?
- Wie kommunizieren sie?
- Können sie einander zuhören (ohne sich ständig zu unterbrechen)?
- Verstehen sie überhaupt, was der andere sagt und meint?
- Bemühen sie sich überhaupt um ein solches Verstehen?
- Produzieren sie Missverständnisse? Wenn ja: Wie?
- Schaukeln sie sich schnell gegenseitig hoch? Wenn ja: Wie machen sie das?

Problematisch wird die Situation auch dann, wenn ein Partner sich nicht mehr traut, das mitzuteilen, was er möchte: Weil er befürchtet, missverstanden zu werden oder dass es daraufhin zu Konflikten kommt. Dann können in der Beziehung unter Umständen wichtige Bedürfnisse nicht mehr befriedigt werden, was schnell dazu führen kann, dass ein Partner mit der Beziehung unzufrieden wird.

Mangelnde Kommunikation hat insgesamt den Effekt, dass die Partner sich kaum noch gegenseitig kennenlernen: Und wenn sie sich persönlich weiterentwickeln, sich wechselseitig darin aber nicht teilhaben lassen, dann ist die Gefahr sehr groß, dass sie sich „auseinanderleben“.

Aktuelle und Dauerkonflikte wirken sich fast immer nachteilig auf die Kommunikation aus: Man hat den Eindruck, dass man schnell gegenseitig getriggert reagiert, dass man sich nicht zuhören will und sich nicht einigen kann: Also fängt man an, Kommunikation zu vermeiden.

Andererseits fördert aber die Verschlechterung von Kommunikation auch wieder Konflikte.

Damit entwickeln sich dann Kreisläufe, bei denen man nach einiger Zeit Ursache und Wirkung nicht mehr unterscheiden kann.

Das Gleiche gilt aber auch für positive Kommunikation (vgl. Abbildung 5 links): Gute Kommunikation fördert Verstehen und Vertrauen und das fördert wiederum Kommunikation.

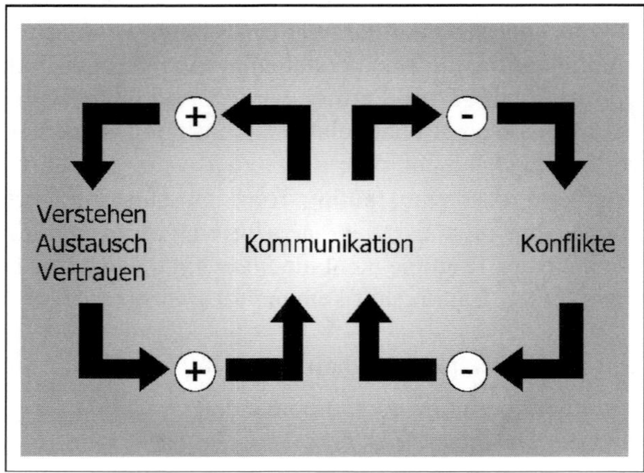

Abbildung 5: Positive und negative Aufschaukelung in Kommunikationen

Letztendlich kann Kommunikation Ursache oder Wirkung sein: Die Störung der Kommunikation kann die Ursache weiterer Beziehungsprobleme sein oder andere Probleme verursachen die Kommunikationsprobleme.

Haben zwei Partner ein Dauerkonflikt-Thema, das sie vermeiden, dann resultiert daraus ein Kommunikationsproblem, auch dann, wenn die Partner früher gut kommuniziert haben und dies eigentlich können. Umgekehrt führt aber die Unfähigkeit, einander zuzuhören und sich gegenseitig zu verstehen, meist zu Problemen, zu Missverständnissen, gegenseitigen Frustrationen, mangelnder Abstimmung usw.

Daher muss man therapeutisch sagen:

Die Verbesserung der Kommunikation ist bedeutsam. Häufig sind die Kommunikationsprobleme aber die *Folge* anderer Probleme, wodurch diese Probleme dann primärer therapeutischer Ansatzpunkt werden.

In aller Regel haben Paare auch noch weit mehr Probleme als solche der Kommunikation, wodurch es therapeutisch *meist nicht ausreicht*, Kommunikation zu trainieren. Damit ist die Verbesserung der Kommunikation in der Paartherapie nur *eine* relevante Maßnahme neben anderen.

Kommunikation sollte aber in der Paartherapie in jedem Fall verbessert werden, entweder durch direktes Training oder dadurch, dass andere Probleme gelöst und damit die Ursachen von Kommunikationsproblemen beseitigt werden. Denn zweifellos ist eine gute Kommunikation in einer guten Partnerschaft wichtig: Man muss sich austauschen, um sich abzustimmen, man muss miteinander reden, um Kompromisse zu finden, man muss sich gegenseitig verstehen, um sich aufeinander zubewegen zu können.

Im Alltag ist es auch wichtig, sich Zeit zu nehmen, über scheinbar triviale Alltagsprobleme zu reden: Um sich gegenseitig zu unterstützen, um über den anderen informiert zu sein, seine Belange, seine Motive, seine Absichten, seine Ängste usw. Nur dadurch kann man Nähe herstellen, Vertrauen schaffen, Solidarität zeigen usw.

4.4 Beziehungsmotive

Wir unterscheiden sechs zentrale Beziehungsmotive, die Personen in ganz unterschiedlichen Stärken aufweisen können:
- Anerkennung
- Wichtigkeit
- Verlässlichkeit
- Solidarität
- Autonomie
- Grenzen/Territorialität

In der Regel ist bei *jeder Person* eines oder mehrere dieser Beziehungsmotive hoch in der Motivhierarchie. d.h., die Person weist damit ein mehr oder weniger stark ausgeprägtes Beziehungsmotiv auf, das sie befriedigt haben möchte.

Und das heißt auch, dass eine Person u.a. deshalb eine Beziehung aufnimmt, um dieses Beziehungsmotiv in der und durch die Beziehung befriedigt zu bekommen. Und damit ist sie auch nur dann in der Beziehung zufrieden, wenn der Partner dieses Beziehungsmotiv hinreichend befriedigt.

Da Unzufriedenheit und Probleme in Beziehungen durch die Frustration der zentralen Beziehungsmotive verursacht werden können, wollen wir im Folgenden auf die sechs Beziehungsmotive, auf Rückmeldungen, die diese befriedigen, und auch auf solche, die zu Frustration führen, eingehen.

4.4.1 Anerkennung

Hat ein Partner ein starkes Anerkennungsmotiv, dann hat er das Bedürfnis, vom anderen positives Feedback über seine Person zu erhalten: Er will hören (und erleben!), dass er ok ist, dass er liebenswert ist, dass er positive Eigenschaften hat, dass er gute Fähigkeiten hat, intelligent und erfolgreich ist usw.

Hat man einen Partner mit hohem Anerkennungsmotiv, dann ist es gut, ihm solches Feedback zu geben.

Und man sollte grundsätzlich daran denken, dass Feedback nicht „Information“, sondern „Futter“ ist. Man sollte *nicht* davon ausgehen, dass der Partner das alles ja sowieso schon weiß und man es ihm daher nicht mehr sagen muss; nein, man sollte vielmehr davon ausgehen, dass der Partner „hungrig“ ist nach diesem Feedback und dass er (genau wie beim Essen) nach dem Feedback auch ziemlich schnell erneut hungrig wird. Also muss er immer wieder von Neuem gefüttert werden!

Besonders beziehungsschädlich ist hier negatives Feedback: Dem Partner zu signalisieren, er sei nicht ok, nicht liebenswert, ein „Nichtskönner“, ein Versager, eine Niete, wirkt sich toxisch auf die Beziehung aus.

4.4.2 Wichtigkeit

Eine Person mit hohem Wichtigkeitsmotiv möchte hören, dass sie für eine andere Person eine große Bedeutung hat, dass es der anderen Person wichtig ist, mit ihr zusammen zu sein, dass man ihr Aufmerksamkeit gibt, sie ernst nimmt, ihr zuhört, sich mit ihr auseinandersetzt, sie wahrnimmt usw.

Hat man einen Partner mit hohem Wichtigkeitsmotiv, dann sollte man ihm deutlich machen:

- Ich verbringe gerne Zeit mit Dir.
- Du bist mir wichtig.
- Du bist eine Bereicherung für mein Leben.
- Ich höre Dir aufmerksam zu.
- Ich nehme Dich wahr.
- Ich respektiere Dich.
- Ich nehme Dich ernst.
- Ich setze mich mit Dir auseinander.

Als Partner frustriert man dieses Motiv, wenn man z.B.

- dem Partner nicht zuhört, ihn unterbricht oder etwas anderes tut, während er spricht;
- den Partner nicht ernst nimmt;
- keine Zeit für ihn hat;
- ihm keine Aufmerksamkeit schenkt;
- oder sogar ihm deutlich macht, dass er stört oder lästig ist;
- deutlich macht, dass andere wichtiger sind, mehr Aufmerksamkeit erhalten, mehr Respekt bekommen;
- deutlich macht, dass andere interessanter sind, man lieber mit anderen zusammen sein will.

Ignoriert man als Partner ein Wichtigkeitsmotiv, dann erntet man Ärger und kummulierende Unzufriedenheit. Es kann zu Beziehungskrisen und zu Beziehungsabbrüchen kommen.

4.4.3 Verlässlichkeit

Hat ein Partner ein starkes Verlässlichkeitsmotiv, wünscht er sich das Gefühl, dass die Beziehung über längere Zeit Bestand haben wird.

Eine Person mit hohem Verlässlichkeitsmotiv möchte Signale vom Partner, die anzeigen,

- dass die Beziehung verlässlich ist;
- dass der Partner die Absicht hat, in der Beziehung zu bleiben, und diese nicht infrage stellt;
- dass Beziehungen belastbar sind, dass Krisen und Konflikte die Beziehung nicht infrage stellen.

Belastet wird die Beziehung dann, wenn ein Partner

- ständig damit droht, die Beziehung zu verlassen;
- deutlich macht, dass er sich nicht wirklich für die Beziehung entschieden hat;
- deutlich macht, dass jede Krise die Beziehung infrage stellt.

4.4.4 *Solidarität*

Solidarität ist ein wesentliches Beziehungsbedürfnis und oft eine starke Motivation, überhaupt eine Partnerschaft einzugehen. Solidarität ist das Bedürfnis, vom Partner Hilfe zu bekommen, wenn man Hilfe braucht, vom Partner Unterstützung zu bekommen, wenn man Unterstützung braucht, vom Partner Schutz zu bekommen, wenn man angegriffen wird. Solidarität ist das Bedürfnis danach, dass der Partner an der eigenen Seite steht und einen nicht im Stich lässt. Der Eindruck, Hilfe und Unterstützung vom Partner zu erfahren, wirkt sich deutlich positiv auf eine Partnerschaft aus (vgl. Barry et al., 2009; Davila & Kashy, 2009; Kurdek, 2005; Pasch & Bradbury, 1998).

Partner in Beziehungen haben aber relativ häufig den Eindruck, dass ihr Solidaritätsmotiv enttäuscht wird (Frauen haben diesen Eindruck anscheinend häufiger als Männer): Sie haben den Eindruck, dass ihr Partner sie im Stich lässt, z.B. weil er auf einen Kongress fährt, obwohl sie krank ist, dass er sich nicht um sie kümmert, obwohl sie Zuspruch braucht, dass er sie nicht verteidigt, obwohl sie Schutz benötigt.

Diese Eindrücke führen zu starken Frustrationen und zu dem Eindruck, „allein gelassen zu werden“. Dauern diese Frustrationen an, führen sie zu massiver Unzufriedenheit und damit zu Dauerkonflikten.

Eine sehr heikle Verletzung der Solidarität besteht darin, dass man den Partner vor anderen kritisiert oder bloßstellt: So empfand es z.B. ein Mann als extrem unsolidarisch, dass seine Frau sich vor Freunden über dessen Potenz-Schwäche beklagte: Er empfand dies als sehr persönliches Problem und hatte die Erwartung, dass seine Frau ihn nicht damit vor anderen bloßstellte.

4.4.5 *Autonomie*

Das Motiv nach Autonomie ist das Bedürfnis danach, auch in Beziehungen noch eigene Entscheidungen treffen zu können: Man will über wesentliche Aspekte des eigenen Lebens selbst entscheiden und nicht vom Partner determiniert werden. Zum Beispiel will man entscheiden, was man anzieht, welche Freunde man hat, mit wem man sich trifft usw.

Autonomie-Bedürfnisse führen in Partnerschaften schnell zu Konflikten, da jede Partnerschaft als ein Joint Venture natürlich *immer* eine Autonomie-Einschränkung impliziert und man hier Kompromisse machen muss: Eine Person kann dabei aber mehr Autonomie fordern, als die andere zu geben bereit ist. In krassen Fällen kann einer der Partner ein hohes Ausmaß an Autonomie fordern (womit er faktisch den Partner aus seinen Lebensbereichen ausschließt), während der andere Partner den Wunsch hat, „alles gemeinsam zu machen und zu entscheiden“: Dann ist ein heftiger Konflikt vorprogrammiert.

Häufig gibt es hier Vertrauensprobleme: Weil IB kein ausreichendes Vertrauen zu IA hat, gewährt IB zwar „offiziell“ IA ein gewisses Maß an Autonomie („Du kannst Dich mit Deinen Freunden treffen.“), spioniert dann aber IB nach, ob dieser nicht „heimlich eine Geliebte“ hat. Auch dies kann schnell eine Quelle massiver Auseinandersetzungen werden.

4.4.6 Grenzen und Territorien

Viele Menschen haben ein mehr oder weniger starkes Motiv nach Territorialität und Grenzen: Sie möchten ein eigenes Territorium, eine eigene, persönliche Domäne definieren, die ihre ist, in der sie bestimmen und um die herum sie eine Grenze definieren; und sie möchten darüber bestimmen, wer diese Grenzen überschreiten darf und wer nicht.

Da die beiden Partner auch in einer Beziehung Individuen bleiben, nehmen sie dann auch derartige Bedürfnisse in die Beziehung mit: Und dann wollen sie auch in der Beziehung Domänen mit Grenzen definieren, die *ihre* Domänen sind, bei denen sie auch bestimmen, ob und wann der Partner diese Domänen betreten darf. Dies ist auch so lange kein Problem, solange man darüber einen Konsens erzielen kann; es kann aber zu einem (gravierenden) Problem werden, wenn man keinen Konsens erzielt.

So kann z.B. ein Partner sein Zimmer, seinen Schreibtisch und seine Post zu seiner Domäne erklären: Dann will er nicht, dass sein Zimmer (ohne Erlaubnis) betreten, sein Schreibtisch aufgeräumt oder seine Post gelesen wird – auch nicht von seinem Partner. Hat der Partner dagegen Vorstellungen „wir haben keine Geheimnisse voreinander“ oder „was seins ist, ist auch meins“ o.ä., dann wird er die vom Partner gesetzten Grenzen nicht akzeptieren. Entsprechend wird er den Schreibtisch aufräumen („den kann man ja nicht so lassen“), die Post öffnen („es könnte ja auch für mich wichtig sein“) u.ä. Diese Aktionen können nun den anderen Partner (massiv) verärgern und so zu Dauerkonflikten führen.

Auch dieses Thema muss dann in der Paartherapie offen verhandelt werden und es müssen Kompromisse gefunden werden. Dabei müssen beide Partner begreifen, dass persönliche Domänen zu den völlig normalen Bedürfnissen von Menschen gehören und man nicht sinnvoll fordern kann, ein Partner dürfe nun keine mehr haben: Man muss psychologisch verstehen, dass Personen auch in Beziehungen Individuen bleiben und durch das Eingehen von Beziehungen ihre Bedürfnisse nicht an der Garderobe abgeben. Sie nehmen ihre individuellen Bedürfnisse in die Partnerschaft mit und sie müssen dort Bedingungen finden oder schaffen, dass sie diese Bedürfnisse in angemessener Weise auch weiter realisieren können. Also kann die Frage nicht sein: Eigene Domäne oder nicht? Sondern die zu verhandelnde Frage kann nur sein, welche die eigene Domäne genau sein soll und wie groß sie sein soll, denn die eigene Domäne schließt den Partner aus Bereichen aus und hier muss natürlich auch der Partner entscheiden, was er zu akzeptieren bereit ist.

Auch hier ist es eine Frage des Vertrauens: Denn ein Partner kann dem anderen eine eigene Domäne dann leicht zugestehen, wenn er dem anderen vertraut und davon ausgeht, dass dieser diese Domäne nicht gegen den anderen verwenden wird. Ist einer der Partner jedoch (hochgradig) misstrauisch und hat aus diesem Grund einen starken Wunsch nach Kontrolle, dann wird er dem anderen eine eigene Domäne nur sehr schwer zugestehen können bzw. er wird die Grenzen ständig überschreiten (und damit (massive) Konflikte provozieren).

4.4.7 Fazit

Da eine Person eine Beziehung u.a. aufnimmt, um ihre zentralen Beziehungsmotive befriedigt zu bekommen, und da eine dauerhafte Frustration wichtiger Motive Unzufriedenheit mit der Beziehung erzeugt, ist es in der Paartherapie von großer Bedeutung zu analysieren,

- welches die zentralen Beziehungsmotive der beiden Partner sind,
- ob jeder Partner seine zentralen Beziehungsmotive befriedigt bekommt.

Ist das nicht der Fall, dann resultiert bei dem Partner, der zu wenig Befriedigung erhält, über kurz oder lang Unzufriedenheit: Er wird unzufrieden mit der Beziehung, was dazu führen kann, dass er nun von sich aus negative Handlungen ausführt wie Nörgeln, Kritisieren des Partners, Verweigerung usw., die wiederum neue Konflikte erzeugen.

Hat einer der Partner konsistent über längere Zeit den Eindruck, wichtige Beziehungsmotive werden vom Partner nicht befriedigt, dann kann die Frage entstehen, wozu man die Beziehung überhaupt noch fortsetzen soll bzw. ob man mit einem anderen, neuen Partner nicht besser bedient wäre.

Paartherapie hat u.a. die Aufgabe zu klären,

- wer welche Bedürfnisse befriedigt haben will,
- wie man solche Kompromisse erreichen kann, dass jeder der Partner zufrieden werden kann.

Wichtige therapeutische Fragen zu Beziehungsmotiven sind:

- Was sind die zentralen Beziehungsmotive der beiden Partner?
- Ist jedem Partner klar, welche Beziehungsmotive er selbst hat?
- Ist jedem Partner klar, welche Beziehungsmotive der andere hat?
- Können beide darüber reden?
- Werden die zentralen Motive der Partner vom jeweils anderen befriedigt?
- Wenn nein, warum nicht?

4.5 Schemata

4.5.1 Der Schema-Begriff

Schemata sind Strukturen, in denen sich Interpretationen von Erfahrungen quasi „verdichtet“ ablegen: So entsteht in der Biographie, z.B. aus dem Feedback, nicht gut zu sein, Erwartungen nicht zu erfüllen und aus den Erfahrungen zu scheitern und dies über einen längeren Zeitraum, das Schema „ich bin ein Versager“.

Schemata weisen bestimmte Inhalte auf in Form von Annahmen („ich bin unfähig“), Kontingenzerwartungen („Wenn man unfähig ist, wird man abgelehnt und ist allein.“) und Bewertungen („Allein zu sein ist furchtbar.“; vgl. Sachse, 1992a, 2003a; Sachse et al., 2008).

Schemata weisen jedoch bestimmte Funktionen auf:

- Sie werden durch bestimmte Situationen automatisch und sehr schnell aktiviert; wir sprechen hier von einem „Triggern“ von Schemata.

- Sind sie aktiviert, determinieren sie die weitere Informationsverarbeitung und führen zu Interpretationen, Emotionen und Affekten, aus denen dann bestimmte Handlungen resultieren.
- Sie führen deshalb zu „hyper-allergischen Reaktionen": Aufgrund von Schemata können Personen schon bei minimalen situativen Auslösern heftig (emotional) reagieren.
- Sie haben eine hohe *Änderungsresistenz*: Die Person kann Schemata kaum selbst verändern und bekommt die Wirkung von Schemata auch nur schwer unter Kontrolle.

Wir (Sachse et al., 2008, 2009a, 2009b) unterscheiden drei Gruppen von Schemata:

- *Dysfunktionale Schemata (Selbst-Schemata und Beziehungsschemata)*
  Selbst-Schemata enthalten negative Aussagen über die eigene Person (z.B. „ich bin ein Versager", „ich bin nicht wichtig"),
  Beziehungsschemata enthalten Aussagen darüber, wie Beziehungen funktionieren bzw. was man in Beziehungen zu erwarten hat („in Beziehungen wird man abgewertet", „in Beziehungen wird man nicht respektiert").
- *Kompensatorische Schemata (Norm- und Regel-Schemata)*
  Norm-Schemata determinieren Regeln für einen Selbst, also „ich muss"- oder „ich darf nicht"-Aussagen („ich muss erfolgreich sein", „ich muss die Wichtigste sein").
  Regelschemata oder Regelsetzer-Schemata enthalten Regeln für andere in Form von Forderungen, von denen man erwartet, dass andere sich daran halten („ich will von meinem Partner rund um die Uhr Aufmerksamkeit", „ich will respektvoll behandelt werden").
- *Partner-Schemata*
  Partner-Schemata sind Annahmen, die speziell auf einen Interaktionspartner bezogen sind („sie nörgelt immer rum", „man kann sich nicht auf ihn verlassen") und die in Partnerschaften durch längere Erfahrungen mit dem Partner entstehen bzw. aus den Interpretationen dieser Erfahrungen resultieren.

Im Folgenden werden wir darauf eingehen, welche Rolle die drei Schema-Arten für ein Paarproblem haben können.

4.5.2 Dysfunktionale Schemata

Jede Person erwirbt in ihrer Biographie eine Reihe von Schemata und viele davon führen zu Handlungen, die sich im Erwachsenenleben (auch ohne Beziehungen) als nachteilig erweisen und Kosten produzieren – die also dysfunktional sind.

Und diese Schemata bringen sie in eine Partnerschaft mit, woraus dann Probleme in der Partnerschaft resultieren, z.B. wenn das Schema bei IA zu Handlungen führt, die IB nicht gefallen. IB erwartet dann, dass IA sein Verhalten ändert, das aber genau kann IA gar nicht ohne Weiteres und damit kann es zu Konflikten kommen. Zum Beispiel ist er aufgrund eines Schemas der Art „ich bin ein Versager" massiv kritikempfindlich; sie findet das aber stark störend und will nicht ständig Rücksicht nehmen. Also fordert sie von ihm, seine Empfindlichkeit zu reduzieren, aber da diese auf ein Schema zurückgeht, kann er dies nicht. Und so kann es ein Dauerstreitthema werden, das die Beziehung belastet.

Ganz brisant wird der Fall, wenn beide Partner Schemata aufweisen, die *inkompatibel* sind. In diesem Fall kann IA aufgrund seines Schemas etwas tun, was IB aufgrund ihres Schemas massiv verletzt o.ä. Dann reagiert IB aufgrund des Schemas und der resultierenden Verletztheit in einer Weise, die IA wiederum kränkt. Und schon schaukelt sich ein negativer Interaktionsprozess aufgrund von Schemata, die sich gegenseitig „triggern", hoch. Aufgrund dieser ständigen Hochschaukelungen bilden sich dann zusätzlich negative Partner-Schemata aus und verstärken den Prozess weiter negativ.

Therapeutisch können solche Schemata bei einer Person nur durch intensive Einzeltherapie aufgearbeitet werden, was in der Paartherapie den Therapeuten veranlassen kann, dem Partner (meist in einem Einzelgespräch) eine Einzeltherapie zu empfehlen.

In der Paartherapie kann man jedoch ein dysfunktionales Schema von IA sinnvoll dadurch bearbeiten, dass man es so klärt, *dass IB dieses Schema und seine biographischen Ursachen versteht*: Dadurch versteht IB auch,

- dass IA sein Handeln nicht ausführt, um IB zu ärgern, sondern weil er das Schema hat;
- dass das Schema IA nicht viel Handlungsspielraum lässt und er es nicht unter Kontrolle hat;
- dass IB die Handlungen von IA deshalb nicht persönlich nehmen muss und es auch keinen Sinn macht, IA Vorwürfe zu machen oder IA unter Druck zu setzen.

Durch ein höheres Verständnis von IB für IA kann der Konflikt entschärft werden und Hochschaukelungsprozesse können so effektiv unterbrochen werden.

4.5.3 Kompensatorische Schemata

Norm-Schemata wirken in solchen gegenseitigen Hochschaukelungs- und Selbstbestätigungsprozessen ähnlich wie dysfunktionale Schemata: Hat IA ein Schema von „ich muss erfolgreich sein", dann kann er viel arbeiten, was IB stark stört, woraufhin IB Druck auf IA ausübt, sein Verhalten zu ändern, was IA aber nicht kann. Daraufhin wird das Schema von IB „ich will die Wichtigste sein" getriggert, denn sie hat nun den Eindruck, für IA ist Arbeit wichtiger als sie: Sie reagiert beleidigt und mit Forderungen, die nun wiederum IA ärgern und er fordert, dass IB ihre Ansprüche reduziert, was IB aber nicht kann: Und wiederum sind Dauerkonflikte, Hochschaukelungen und die Entwicklung negativer Partner-Schemata vorprogrammiert.

Besonders brisant sind allerdings Regelsetzer-Schemata, also Schemata, in denen eine Person spezifiziert, was genau eine andere Person zu tun hat, z.B. ein Schema (von IB):

- Ich will von meinem Partner rund um die Uhr volle Aufmerksamkeit
- und wenn er das nicht tut, dann mache ich Szenen oder bestrafe ihn.

Leider sind derartige Schemata nicht selten und sie führen zu hochgradig „beziehungstoxischem Handeln“: Denn sollte IA mal IB nicht volle Aufmerksamkeit schenken, dann kann IB sehr sauer reagieren, Szenen machen, schreien usw., also diverse Arten von Strafreizen setzen, um IA „auf Kurs zu bringen“. Derartige überzogene Forderungen zusammen mit entsprechenden Strafreizen ärgern Interaktionspartner relativ schnell und führen damit zu Konflikten.

Mit Regelsetzer-Schemata eines Partners muss der Therapeut diesen in der Paartherapie *konfrontieren*: Denn in der Regel fällt den Klienten dieses Verhalten nicht selbst auf, sondern sie müssen darauf aufmerksam gemacht werden, und da sie nur ungern darauf aufmerksam gemacht werden, wirkt das entsprechende Therapeuten-Handeln konfrontativ.

Der Therapeut muss den Klienten darauf aufmerksam machen,

- dass er in seinem Interaktionsverhalten Regeln setzt,
- dass diese Regeln sehr hohe, überzogene Forderungen an den Partner enthalten,
- dass er glaubt, dazu berechtigt zu sein, solche Forderungen zu stellen und den Partner zu strafen, wenn er diese nicht erfüllt,
- dass diese Forderungen deshalb überzogen und problematisch sind, da man damit in jeder Beziehung mit hoher Wahrscheinlichkeit Probleme bekommen würde,
- dass sie aber in der augenblicklichen Beziehung schon deutliche Probleme und Kosten verursachen
- und dass der Klient davon abrücken und bereit sein sollte, *Kompromisse* zu machen, *falls* er eine Verbesserung der Beziehung wirklich will
- und dass er massive Probleme erzeugen und eventuell die Beziehung aufs Spiel setzen würde, wenn er sein Handeln nicht ändert.

Auch hier kann der Therapeut (wiederum in einem Einzelgespräch) dem Partner eine Einzeltherapie vorschlagen, um seine Regelschemata therapeutisch zu bearbeiten.

4.5.4 Partner-Schemata

Partner-Schemata müssen vom Therapeuten bei beiden Partnern aufgedeckt werden: Auch hier werden die Partner diese Schemata nicht einfach so formulieren (sie wissen oft nicht einmal, dass sie solche Schemata haben), sondern der Therapeut muss diese Schemata *explizieren*. Und diese explizierten Schemata müssen dann in der Paartherapie bearbeitet werden: Es muss beiden klar werden,

- wie die Schemata heißen,
- wie sie entstanden sind,
- dass sie durch Missverständnisse, Hochschaukelungen, Interpretationen usw. entstanden sind,
- dass sie hochgradig dysfunktional sind und zu weiteren Missverständnissen, Hochschaukelungen usw. beitragen.

Ist dies klar, dann müssen diese Schemata geprüft werden und im Dialog muss klar werden, dass die Schemata nicht stimmen: Sie ist keine „nervige Zicke“, sondern sie hatte

Gründe, so zu handeln, Gründe, die aus ihren Schemata resultieren, aber auch Gründe, die aus dem aktuellen Konflikt resultierten. Dies sollte er erkennen und damit davon abgehen, sie negativ zu bewerten.

> Manchmal entwickeln Therapeuten schon aus der Interaktion mit den Partnern oder durch Analyse der Probleme Hypothesen über die dysfunktionalen und kompensatorischen Schemata der Partner. Das ist hilfreich für den Prozess.
> In der Paartherapie geht es dann darum, dass ein Therapeut mit einem Partner dessen Schemata herausarbeitet (je nach Phase der Therapie unterschiedlich weit): Es muss dem Therapeuten aber völlig klar sein, dass es *in der Paartherapie beim Herausarbeiten des Schemas mit IA nicht zentral darum geht, dass IA dieses Schema klar wird* (obwohl das natürlich auch hilfreich ist). *Es geht vielmehr immer darum, dass das Schema IB klar wird: Sinn der Klärung ist immer, dass der Partner das Schema des anderen besser versteht, damit er damit das Denken, Fühlen und Handeln des Partners besser versteht!*

4.6 Macht und Status

Probleme von Macht und Status gibt es sehr häufig in gestörten Partnerschaften. Dabei geht es um Fragen wie:
- Wer darf was bestimmen?
- Wer ist wofür zuständig?
- Wer muss wobei gefragt werden?
- Wer darf welche Entscheidungen treffen?
- Wer hat mehr Einfluss?
- Wer hat in der Beziehung den höchsten Status?

Eine Beziehung funktioniert nur dann gut, wenn Fragen von Status und Macht durch Konsens gut geregelt sind, wenn Einigkeit darüber besteht, wer für welche Bereiche zuständig ist, wer welche Entscheidungen allein treffen kann und über welche Entscheidungen verhandelt werden muss – und wenn beide Partner sich an diese Absprachen halten.

Hier müssen die Machtverhältnisse keineswegs gleich verteilt sein: Einer der Partner kann ohne Weiteres den höheren Status oder die größere Macht haben – vorausgesetzt, dies ist Konsens! Falls nicht, *drohen Macht- und Status-Kämpfe* – und das ist so ziemlich das Übelste, was einem in Beziehungen passieren kann.

Vor allem deshalb, *weil die meisten dieser Auseinandersetzungen nicht offen, sondern indirekt, implizit, verdeckt geführt werden*. Wenn unklar ist, wer was bestimmen darf, herrscht oft eine geladene, aggressive Atmosphäre, in der dann über alles Mögliche gestritten wird: Darüber, wohin man in den Urlaub fährt, wo welche Bilder aufgehängt werden sollen, wer die Kinder wie erzieht usw. Dabei geht es *scheinbar* um die jeweiligen Inhalte; tatsächlich sind die jeweiligen Inhalte aber völlig irrelevant. Es geht vielmehr ausschließlich darum auszuloten, wer was bestimmen darf. Und dieses Thema wird dann an allen möglichen Inhalten ausgetragen. Das heißt, dass es tatsächlich gar nicht um die Frage „Wohin fahren wir in den Urlaub?“ geht, sondern um die Frage: „Wer von uns *bestimmt*, wohin wir in den Urlaub fahren?“. Das Gleiche gilt dann bei allen anderen Themen.

Da das Macht- und Status-Thema in der Regel auf Nebenschauplätzen ausgetragen wird und die Partner sich z.T. auch Mühe geben, die relevanten, aber brisanten Themen zu vermeiden, ist es für Therapeuten gar nicht leicht zu erkennen, *worum es eigentlich geht, welche Aspekte eines Streits oder Themas nebensächlich und welche zentral sind.*

Da solche Streits die Beziehung aber vergiften, ist es extrem wichtig, dass der Therapeut schnell erkennt, ob es bei einem Paar um ein solches Thema geht, *und dass der Therapeut dieses Thema explizit macht und dann offen auf die Tagesordnung setzt.*

Dementsprechend *gehört zu den wichtigsten Kompetenzen von Paartherapeuten, die impliziten, verdeckten, aber hoch relevanten Themen schnell zu erkennen und explizit auf den Punkt zu bringen!*

Ein ganz häufiges Unterproblem von Macht und Status betrifft die *Festsetzungen von Standards*.

Ein Beispiel: Sie sagt ihm: „Räum mal die Küche auf.“ – Er räumt dann die Küche auf, macht dies aber nach der Devise: „I do it my way.“ – d.h. er legt dieser Aktion *seine* Standards und *seine* Vorstellungen zugrunde. Damit ist sie dann aber nicht zufrieden, weil sie möchte, dass er das Ganze nach *ihren* Standards und Vorstellungen abgewickelt – und schon gibt es Zoff!

In diesem Fall ist es somit wichtig, einen Konsens darüber zu finden, wer die Standards bestimmt: Ist ein Kompromiss tragfähig, der beinhaltet, dass *er* die Arbeit macht und dass *er* damit dann auch bestimmen darf, wie sie gemacht wird? Oder ist er bereit, sich *ihren* Standards anzupassen und sich dann daran zu halten? Ohne einen solchen Konsens ist Streit vorprogrammiert!

Probleme von Macht und Status müssen in der Paartherapie dringend verhandelt werden und beide Partner müssen einsehen, dass es *unabdingbar* ist, hier tragfähige Kompromisse zu machen.

Therapeutische Fragen zu Macht und Status sind z.B.:

Streitet sich das Paar oft über anscheinend „nebensächliche“ Themen?

Geht es dabei wirklich um das Thema? Ist das Thema beiden wichtig oder ist es für beide nebensächlich?

Hat der Therapeut den Eindruck, dass es eigentlich um die Frage geht „Wer hat Recht?“ oder „Wer darf was bestimmen?“

Sind Fragen von Macht und Status in der Beziehung offen thematisierbar? Wird das Thema eher vermieden?

Gibt es beim Paar klare Vereinbarungen darüber, wer was darf, wer wen fragen muss usw.? Oder sind solche Vereinbarungen unklar?

4.7 Bereitschaft zum Verzeihen

In jeder Beziehung wird einer der Partner früher oder später etwas tun, was den anderen verletzt. Schon deshalb, weil auch in einer Beziehung jeder Partner ein Individuum bleibt mit Wünschen und Bedürfnissen, von denen einige den Wünschen und Bedürfnissen des anderen widersprechen. Mit hoher Wahrscheinlichkeit wird daher der Tag kommen, an dem einer der Partner etwas tut, was dem anderen heftig missfällt, ihn verletzt, kränkt o.a.

Die häufigste der massiven Verletzungsquellen ist „Fremdgehen": Intime oder sexuelle Kontakte eines Partners mit einem Außenstehenden (vgl. Buunk, 1980; Greeley, 1994; Laumann et al., 1994; Plack & Kröger, 2008; Wiedermann, 1997).

Ist einer der Partner stark verletzt oder gekränkt, dann ist es wichtig, dass Prozesse der Wiederannäherung in Gang kommen, sodass der gekränkte Partner dem anderen vergeben kann. Diese Bereitschaft zum Verzeihen wird in der amerikanischen Literatur als „Forgiveness" bezeichnet (vgl. Enright et al., 1991; Fincham & Beach, 2002; Fincham et al., 2002, 2006, 2007; Gordon & Baucom, 2003; Gordon et al., 2004, 2009; Kearns & Fincham, 2004). Man muss sich darüber im Klaren sein, dass man nach einem solchen Ereignis nur dann eine Chance hat, die Beziehung wieder auf ein *gutes* Funktionsniveau zu bringen, wenn der verletzte Partner

- dem anderen irgendwann vergeben kann und damit keine Vorbehalte mehr hat, dem Verletzer nicht mehr ständig Vorwürfe macht und keine „Ausgleichsforderungen" mehr stellt und
- dem anderen irgendwann wieder vertrauen kann, sodass er den Partner nicht mehr kontrollieren muss, nicht mehr ständig misstrauisch ist und die Verlässlichkeit der Beziehung ständig infrage stellt.

Denn ansonsten vergiftet der verletzte Partner die Beziehung durch

- ständiges Misstrauen, ständiges Hinterfragen, Ausfragen, Anschuldigungen und Verdächtigungen und/oder
- ständige Kontrollen und/oder
- ständige Vorhaltungen, Nörgeleien, Vorwürfe und/oder
- ständiges Hinweisen auf Verletzungen, Kränkungen und deren Folgen.

Im Grunde steht ein verletzter Partner vor der Wahl zwischen (nur!) zwei Alternativen:

- Er verzeiht dem Partner und baut wieder Vertrauen auf: Dadurch schafft er die Möglichkeit, dass die Beziehung sich wieder positiv entwickeln kann, *oder*:
- er verzeiht dem Partner nicht und ruiniert dadurch langsam aber sicher die Beziehung.

Im zweiten Fall kann (und sollte) man sich besser trennen, um zu verhindern, dass man die Beziehung in langsame Argonie treibt.

Verzeihen ist leichter für Partner, die Beziehung nicht als „Leibeigenschaft" und Fremdgehen nicht als „Staatsverbrechen" betrachten, sondern als etwas, das man zwar be- und verarbeiten muss, das eine Bedrohung darstellen kann, die man klären muss, das man aber auch verstehen und deshalb auch verzeihen kann.

Sollte ein Partner tief verletzt sein, dann ist dies nicht Gegenstand der Paartherapie, sondern sollte in einer Einzeltherapie aufgearbeitet werden.

Kann ein Partner dem anderen auch kleinere Verfehlungen nicht verzeihen, dann sprechen wir vom „Rabattmarken-Kleber“: Ein Partner merkt sich akribisch alle „Verfehlungen“ des anderen und wirft sie diesem dann bei jeder passenden Gelegenheit wieder vor, so als würde er dann eine Tapetenrolle mit allen verzeichneten Missetaten ausrollen.

Ein solches Verhalten ist auf die Dauer ein gutes Verfahren, eine Beziehung zu ruinieren. Und damit muss man in der Paartherapie den Partner, der ein solches Verhalten realisiert, auch unbedingt konfrontieren.

Relevante therapeutische Fragen sind:

- Zeigt ein Partner eine große Schwierigkeit, dem anderen zu verzeihen?
- Ist ihm klar, dass er damit ein Beziehungsproblem erzeugt?
- Sollte der Therapeut ihm Einzeltherapie anraten?
- Kann das Vertrauen wieder aufgebaut werden, kann Bereitschaft zum Verzeihen entwickelt werden?

4.8 Zuneigung, Zärtlichkeit und Sexualität

4.8.1 Zuneigung

Eine wesentliche Frage, die sich ein Therapeut in der Paartherapie stellen und die er beantworten sollte, ist, ob es noch Zuneigung zwischen den Partnern gibt (vgl. Bierhoff & Grau, 1997; Revenstorf, 2000). Dazu gehören Fragen wie:

- Mögen sich die Partner noch?
- Freuen sie sich gelegentlich noch aufeinander?
- Sind sie (zumindest manchmal) noch gerne zusammen?
- Signalisieren sie sich gegenseitig noch Zuneigung?

Oder gibt es schon Aversionen zwischen ihnen:

- Gehen sie sich aus dem Weg?
- Finden sie die Anwesenheit des anderen belastend, unangenehm, störend?
- Empfinden sie negative Gefühle dem anderen gegenüber?
- Sind sie erleichtert, wenn der andere abwesend ist?

Um eine gute Beziehung aufzubauen, ist es wesentlich, dass es zumindest noch Reste von Zuneigung gibt: Durch gegenseitiges, vertieftes Verstehen, Verbesserung der Kommunikation, Aufbau gemeinsamer Aktivitäten u.a. kann man in der Therapie durchaus Zuneigung wieder verstärken. Man sollte sich aber als Therapeut über eine Trivialität im Klaren sein: Was nicht mehr existiert, kann man auch nicht fördern (Null x Unendlich = Null): Ist keine Zuneigung mehr vorhanden oder gibt es sogar schon deutliche Aversionen, ist unserer Erfahrung nach nicht mehr damit zu rechnen, dass man durch eine Paartherapie eine gute Beziehung etablieren kann. Man kann vielleicht eine stabile Beziehung (eine Art „Wohngemeinschaft“) etablieren, aber das ist unseres Erachtens nach kein sinnvolles Ziel einer Paartherapie: Aus psychologischer Sicht kommt für uns eine Rettung von Beziehung um jeden Preis auf keinen Fall infrage.

Sollte man als Therapeut den Eindruck haben, die gegenseitige Zuneigung reicht nicht für die Entwicklung einer guten Beziehung aus, dann darf ein Therapeut genau dies *als Frage* thematisieren: Er fragt dann beide Partner, ob sie glauben, dass sie mit dem Grad an Zuneigung, das sie aufbringen können, noch eine gute Beziehung führen können. Der Therapeut sollte den Klienten niemals etwas *raten*: Der Therapeut macht aber durchaus als psychologischer Experte auf relevante Aspekte aufmerksam, wirft Fragen auf oder zeigt mögliche Konsequenzen von Entscheidungen auf. Dies kann der Fall sein, wenn es deutliche Aversionen zwischen den Partnern gibt: Hier kann ein Therapeut aufzeigen, wozu dies in der Beziehung führen kann und die Frage aufwerfen, ob die Partner den Eindruck haben, dass sie dies verhindern können und, wenn nicht, ob sie diese Konsequenzen wirklich wollen. Paare machen sich oft Illusionen darüber, was sich „von selbst bessern" wird oder was sie aushalten können: Und es ist eine wichtige Aufgabe des Therapeuten, solche Illusionen zu hinterfragen.

4.8.2 Zärtlichkeit

Normalerweise haben Personen ein Bedürfnis nach Zärtlichkeit; und da man dieses Bedürfnis nicht als Single befriedigen kann, gehört zu einer guten Beziehung der Austausch von Zärtlichkeiten (vgl. Swenson, 1972). Daher ist es in der Paartherapie eine wichtige Frage, ob es noch den Austausch von Zärtlichkeiten gibt oder ob dies überhaupt nicht mehr stattfindet.

Es sind Fragen wie:

- Nimmt man sich noch in den Arm?
- Streichelt man sich gegenseitig noch, massiert man sich o.ä.?
- Gibt es Phasen, in denen man schmusen kann, Körperkontakt hat?
- Genießt man dies oder empfindet man es unter Umständen als „Pflichterfüllung" oder aversiv?

Mangelnde Zärtlichkeit kann darauf zurückgehen, dass einer oder beide Partner das Interesse daran verloren haben; oft aber wirken sich Dauerkonflikte nachteilig auf diesen Bereich aus: Streitet man sich ständig oder man hat akute Konflikte, dann ist oft die Atmosphäre für Zärtlichkeit verdorben.

Günstig ist es in jedem Fall für die Verbesserung der Beziehung, wenn es bei beiden Partnern noch ein *Bedürfnis* nach Zärtlichkeit gibt, sodass es eine Chance gibt, eine wesentliche Quelle gegenseitiger Befriedigung in der Partnerschaft wieder zu aktivieren.

4.8.3 Sexualität

Sexualität ist ein Bereich, der bei den meisten Personen ein wesentliches Bedürfnis darstellt, das gut in einer Beziehung gegenseitig befriedigt werden kann (vgl. Frank et al., 1978; Hauch, 2000; Henderson-King & Veroff, 1994; Hahlweg, 1986; Kochenstein, 2000; Kröger, 2006; Kröger et al., 2007; Schröder et al., 1994; Uzler, 2007).

Sexualität ist jedoch ein kritisches Bedürfnis, weil das Bedürfnis nach Sexualität mit einem Partner in der Regel nicht stabil bleibt. Zu Beginn einer Beziehung haben zwei Partner meist eine starke sexuelle Anziehungskraft aufeinander. Nach etwa einem Jahr, wenn die Hormone langsam abklingen, lässt das sexuelle Bedürfnis meist langsam nach und wird meist über die nächsten Jahre hinweg schwächer.

Wichtig ist daher nicht die Frage, ob es zwischen den Partnern sexuelle Aktivitäten gibt, sondern die Frage, ob die Partner eine Diskrepanz erleben zwischen den tatsächlichen sexuellen Aktivitäten und den gewünschten:

- Haben sie den Eindruck, dass es genug sexuelle Aktivität gibt oder gibt es zu wenig oder zu viel?
- Haben sie den Eindruck, dass die Art der sexuellen Aktivitäten sie befriedigt oder haben sie Wünsche, die in der Partnerschaft nicht realisierbar sind oder werden sie zu Handlungen veranlasst, die sie nicht wollen?
- Empfinden sie die Sexualität mit dem Partner als erfüllend und befriedigend oder lässt die Sexualität sie unbefriedigt zurück?
- Empfinden sie die Sexualität als „Pflichterfüllung“ oder gar aversiv?
- Vermeidet ein Partner sexuelle Kontakte?
- Ist Sexualität (Häufigkeit, Art u.a.) ein Dauerkonfliktthema?

Biologisch gesehen scheint es so zu sein, dass Menschen keine monogame Spezies sind: Die Raten, in denen Männer *und* Frauen „fremdgehen“, zeigen deutlich, dass sexuelle Versuchungen außerhalb einer bestehenden Partnerschaft ein verbreitetes und gravierendes Problem darstellen.

Wichtig ist auch zu sehen, dass Paartherapie *keine Sexualtherapie* ist: In der Paartherapie gibt ein Therapeut keine Anleitungen zur besseren Sexualität (dazu verweist er das Paar an einen Sexualtherapeuten), sondern er klärt, ob Sexualität gut funktioniert und ob psychologische Gründe (z.B. Konflikte etc.) Sexualität erschweren oder verhindern und versucht, diese Gründe auszuräumen.

4.9 Getroffene Vereinbarungen

Viele Paare haben sich zu Beginn der Partnerschaft auf Regeln und Vereinbarungen geeinigt: Darüber, wer was macht, wer was darf, wer wofür zuständig ist usw. Die meisten dieser Vereinbarungen *werden aber gar nicht explizit getroffen*: Man setzt sich *nicht* hin, redet darüber und trifft bewusst und rational Vereinbarungen. Die meisten solcher Vereinbarungen „ergeben“ sich in der Interaktion: Jemand macht etwas, der andere protestiert nicht und schon spielt sich etwas ein. *Damit sind die meisten Vereinbarungen implizit*: Sie existieren ohne explizite Absprache.

Man muss aber berücksichtigen, dass beide Partner sich als Individuen über die Jahre weiterentwickeln: Durch Beruf, Freunde, neue Hobbies usw. entwickeln sich bei beiden andere Motive, neue Interessen, neue Einstellungen, neue Lebensziele usw. Und das hat *notwendigerweise* zur Folge, dass die Partner *neue* Vereinbarungen brauchen: Sie müssten im Grunde von Zeit zu Zeit ihre Beziehung und ihre Grundlagen reflektieren, abstimmen, was sie wollen, was ihnen wichtig ist und was sie voneinander erwarten. *Im Grunde müsste sich mit der Entwicklung der beiden Individuen auch die Beziehung mit-entwickeln!*

Dies setzt aber *Beziehungsarbeit* voraus: Man muss über Beziehung reden, neu verhandeln, sich neu abstimmen, neue Kompromisse aushandeln. Dazu muss man aber kommunizieren, sich mitteilen, sich zuhören, sich auseinandersetzen. Und das nicht nur einmal, sondern immer wieder von Neuem.

Tut man das nicht, kann man sich ohne große Probleme voneinander wegbewegen, man kann sich, wie man so sagt, „auseinanderleben“: Irgendwann sind die eingangs geschlossenen Kompromisse und Vereinbarungen nicht mehr tragfähig, nicht mehr funktional.

Und besonders fatal ist es dann, wenn ein Partner noch an den alten Vereinbarungen festhält, der andere aber durch seine individuelle Entwicklung diese Vereinbarungen nicht mehr akzeptieren kann: In diesem Fall kann es dann sein, dass der, der an den Regeln festhalten will, dem anderen einen „Bruch der Absprachen“ vorwirft und ihm damit dann auch gleich die Schuld für die Probleme zuweist.

Therapeutisch relevante Fragen sind:

- Geht ein Partner von derartigen alten „Absprachen“ aus?
- Will er, dass der Partner sich auch heute noch daran hält? Macht er dem Partner den Vorwurf, „Absprachen gebrochen zu haben“?
- Wurden solche Absprachen explizit ausgehandelt?
- Wurden sie erneut verhandelt und „erneuert“?

4.10 Gemeinsamkeiten

4.10.1 Gemeinsame Interessen und Ziele

Es ist für eine Paarbeziehung hilfreich, gemeinsame Interessen und Ziele zu haben; denn hat man die, erspart es einem Konflikte und es ermöglicht, gute Entscheidungsfindungen und das Treffen gemeinsamer Entscheidungen.

Besonders hilfreich sind hier *übereinstimmende Lebensziele*: Haben beide das Lebensziel, Kinder und ein Haus zu haben, ziehen beide an einem Strang – und zwar an derselben Seite! Man ist sich einig, Geld zu sparen, man ist sich einig, auf andere Dinge zu verzichten usw.

Hat man dagegen *konfligierende Lebensziele*, kann man einen Dauerkonflikt haben: Er will Geld für ein Haus sparen, sie möchte Geld für Urlaub und ein „gutes Leben“ ausgeben; sie will Kinder, aber ihn stören Kinder bei seiner Karriere usw. In solchen Fällen kann der Konflikt im Ernstfall darauf hinauslaufen, dass man sich selbst durch eine Beziehung mehr schadet als einem die Beziehung nützt – und dann kann man durchaus (in einer Einzeltherapie) über den Sinn von Trennung nachdenken.

Solange man es schafft, auch bei unterschiedlichen Zielen gute Kompromisse zu schaffen, ist das Problem entschärft; ist das aber nicht möglich, dann können die unterschiedlichen Ziele schnell zu einem Dauerkonflikt-Thema werden.

Als Therapeut sollte man sich deshalb fragen:

- Haben die beiden Partner gemeinsame Interessen/Ziele?
- Hatten sie solche Ziele und lassen sie sich reaktivieren?

- Führen Unterschiede zu Konflikten und warum und wie wirken sich diese Konflikte aus?
- Lassen sich tragfähige Kompromisse entwickeln?
- Müssen die Partner unter Umständen Aspekte ihrer internalen Konflikte erst in Einzeltherapie klären?

4.10.2 Gemeinsame Hobbys und Aktivitäten

Das Pflegen gemeinsamer Hobbys und das Verfolgen gemeinsamer Aktivitäten ist wichtig, denn dadurch interagiert man auf eine entspannte und befriedigende Weise miteinander: Man lernt sich kennen, lernt sich schätzen, hat Spaß miteinander, schafft Nähe und Verbundenheit. Daher ist dies in einer guten Beziehung wichtig: Ein guter, entspannter, befriedigender Austausch ist von großer Bedeutung, um sich gegenseitig deutlich zu machen, dass man sich mag, sich schätzt, sich respektiert, sich zuhört, sich akzeptiert, also um wichtige Beziehungsmotive zu befriedigen.

Daher sollte ein Therapeut eruieren:

- Haben die beiden Partner gemeinsame Interessen?
- Verbringen sie noch Zeit mit gemeinsamen Aktivitäten?
- Wie empfinden sie dies?
- Sind solche Zeiten angenehm bzw. „Auszeiten" von Streit und Konflikten?
- Gab es mal gemeinsame Interessen, die man wieder aktivieren kann?

4.11 Streitkultur

Für eine stabile und gute Beziehung ist es wesentlich, eine *Streitkultur* zu haben. Mit Streitkultur meinen wir,

- dass das Paar offen relevante Konfliktthemen ansprechen kann,
- dass das Paar sich auch offen über relevante Aspekte streiten kann,
- dass dieser Streit auch durchaus heftig und emotional geführt werden kann,
- dass jedoch keiner eingeschnappt reagiert, Kommunikation verweigert oder sabotiert,
- sondern dass man sich nach dem Streit sachlich und gutwillig miteinander verständigen
- und tragfähige Kompromisse aushandeln kann.

Es gibt zwei extreme Lösungen, die massiv von einer konstruktiven Streitkultur abweichen:

1. *Dauerstreit:* Man thematisiert Probleme und streitet sich, ist aber nicht in der Lage, konstruktiv zu kommunizieren und Kompromisse auszuhandeln. Dann wird der Streit zu einem Dauerstreit, der letztlich nicht beigelegt werden und leicht eskalieren kann.

2. *Konfliktvermeidung:* Man streitet gar nicht mehr, nicht, weil es keine Konflikte gäbe, sondern weil man die Auseinandersetzung über Konflikte systematisch vermeidet. Was man schafft, ist eine Pseudo-Harmonie; man geht Konflikten zwar aus dem Weg, erreicht aber keine Befriedigungen mehr und lebt mit permanenter und oft steigender Unzufriedenheit.

In einem normalen Alltag wird es immer so sein, dass er Probleme schafft und Bedingungen erzeugt, auf welche die Partner aufgrund ihrer unterschiedlichen Motive und Schemata diskrepant reagieren. Damit sind Auseinandersetzungen und Streitigkeiten *normal. Keinen* Streit zu haben, ist ein Zeichen einer gestörten Beziehung.

5 Grundlegende Aspekte der Paartherapie

5.1 Ziele der Paartherapie

Das erste Ziel einer Paartherapie ist immer die Verbesserung der Beziehung. Der Therapeut kann jedoch im Verlauf der Therapie bemerken, dass die Beziehung so stark gestört bzw. zerstört ist, dass eine Wiederannäherung unmöglich bzw. eine signifikante Verbesserung der Beziehung nicht mehr zu erreichen ist. Dann ändert sich das Ziel in: Erreichen einer möglichst gütlichen Trennung (vgl. Krabbe, 1992; Schindler, 2000; Weinmann-Lutz & Lutz, 2006).

5.2 Indikation zur Paartherapie

Als Paartherapeut sollte man eine Paartherapie nur dann angehen, wenn es dafür eine klare Indikation gibt. Diese Indikation ist gegeben,

- wenn beide Partner den Eindruck haben, dass die Partnerschaft problematisch ist und/oder sie mit der Partnerschaft unzufrieden sind,
- wenn beide Partner sich entschlossen haben, daran zu arbeiten, die Partnerschaft zu verbessern und dies auch wollen,
- beide aber den Eindruck haben, dass sie es ohne Hilfe des Therapeuten nicht können.

Paartherapie bedeutet, dass beide Partner mit Hilfe des Therapeuten klären, ob es ihnen gemeinsam gelingt, tragfähige und gute Kompromisse zu finden, Missverständnisse zu beseitigen, Kommunikation zu verbessern usw. Alle diese Ziele setzen voraus, dass *zwei* Partner unter der Moderation eines Therapeuten, also im Paartherapie-Setting, *verhandeln*.

Es muss aber klar sein, dass bestimmte Fragestellungen gar *keine* Indikation für eine Paartherapie aufmachen. Fragt sich einer der Partner z.B., ob er die Beziehung überhaupt fortsetzen soll oder ob er sich besser für einen anderen Partner entscheiden soll, dann dürfen diese Fragen *niemals* Gegenstand der Paartherapie werden. *Solche Fragestellungen lassen sich sinnvoll nur in einer Einzeltherapie klären*. Nur hier kann ein Partner *für sich* (ohne dass jemand mithört), in Ruhe klären, was er eigentlich will und wofür er sich entscheiden soll. Hat er sich dann dafür entschieden, zumindest den Versuch zu machen, die Partnerschaft wieder zu beleben, *dann* ist eine Indikation für eine Paartherapie gegeben.

Paartherapie kann nur dann und erst dann stattfinden, wenn beide Partner sich entschlossen haben, an einer Verbesserung/Rettung ihrer Partnerschaft (versuchsweise) zu arbeiten!

5.3 Zugang zur Paartherapie

Es gibt zwei Möglichkeiten, wie im ambulanten Setting eine Paartherapie zustande kommt:

1. Eine Paartherapie entwickelt sich aus einer Einzeltherapie.
2. Die beiden kommen explizit zu einer Paartherapie.

Die meisten Paartherapien in der ambulanten Praxis entwickeln sich unserer Erfahrung nach aus einer Einzeltherapie: In dieser wird irgendwann klar, dass es Paarprobleme gibt und dass diese nur unter Einbezug des Partners bearbeitet und gelöst werden können. In diesem Fall kann der Therapeut eine Paartherapie vorschlagen. Dann sollte sich zunächst der Klient entscheiden, ob er selbst eine Paartherapie will. Will er dies, schlägt er dies seinem Partner vor und dieser entscheidet, ob er ebenfalls eine Paartherapie will oder nicht. Stimmt er zu, dann macht er mit dem Therapeuten einen Termin aus.

In jedem Fall erhält der dazukommende Partner zunächst einen (oder mehrere) Einzeltermin(e). Dies tut der Therapeut, um dem Partner deutlich zu machen, dass dieser ebenfalls Gelegenheit erhalten soll, dem Therapeuten seine Problemsicht zu schildern. Der Therapeut nutzt den Einzeltermin, um sich ein Bild von dessen Problemsicht zu machen, um eine Beziehung zu diesem Partner aufzubauen, um diesem deutlich zu machen, dass er als neutraler Moderator fungieren wird und dass er keineswegs „die Interessen des Klienten vertreten wird". Der Therapeut schätzt ab, ob der Partner ausreichend Vertrauen zum Therapeuten haben kann und ob der Partner sich auf die Paartherapie einlassen kann – falls ja, macht er dann den ersten Termin für die Paarsitzung aus.

Ein Therapeut sollte allerdings auch nur dann Paartherapie aus einer Einzeltherapie heraus machen, wenn er sich die neutrale Moderatorrolle auch wirklich zutraut. Hat er den Eindruck, dass er durch die Einzeltherapie voreingenommen oder solidarisch ist oder sein könnte, sollte er es nicht tun. In diesem Fall sollte der Therapeut die Paartherapie an einen Kollegen geben.

Kommt ein Paar direkt zu einer Paartherapie, macht ein Therapeut immer erst Einzeltermine: Die Stunde wird geteilt und der Therapeut spricht getrennt mit jedem Partner einzeln. Unter Umständen macht der Therapeut sogar vor dem Paargespräch noch weitere Einzelstunden aus. Wir raten den Therapeuten dringend dazu, niemals direkt in eine Paarsituation einzutreten! Denn Paare können hoch dysfunktionale Interaktionen aufweisen, sich extrem heftig und schnell aufschaukeln und deshalb ist es sinnvoll, sich als Therapeut niemals ohne gute Vorbereitung einer solchen Situation auszusetzen!

Die Vorgespräche mit jedem der Partner einzeln haben eine Reihe von Vorteilen:

- Der Therapeut kann sich in Ruhe ein Bild von der jeweiligen Problemsicht der Klienten machen.

- Der Therapeut kann erkennen, wo die Partner Übereinstimmungen und Abweichungen in ihrer Problemsicht haben.
- Der Therapeut kann sich ein Bild machen von den Schemata und Interaktionsweisen der Einzelnen.
- Damit kann der Therapeut schon antizipieren, mit welchen Schwierigkeiten er in der Paarsituation zu rechnen hat.
- Der Therapeut kann die Sitzungen nutzen, um zu jedem Partner eine Beziehung aufzubauen, was dann in der Paarsituation von großem Vorteil ist.
- Der Therapeut kann jedem Partner seine Rolle und die Regeln in Ruhe vermitteln.

Ein Therapeut vermittelt dem Klienten zu Beginn der Einzelgespräche

- elementare Regeln, seine Rolle u.a. und
- dass alles, was der Klient dem Therapeuten mitteilt, auch Gegenstand der Paartherapie werden kann, dass man also nichts erzählen soll, was „geheim" ist. Der Therapeut als Moderator soll nicht zu einem Geheimnisträger werden, weil er sich dadurch wieder mit einem der Klienten solidarisiert bzw. der Klient dies so auffassen kann.

Man muss sich darüber klar sein, dass man auch innerhalb der Paartherapie immer wieder Einzeltermine mit beiden Partnern vereinbaren kann (Paartherapie definiert sich hier durch Ziele und Themen der Therapie, nicht durch das Setting!). Man kann auch nach mehreren Stunden Paartherapie jeden Partner wieder einzeln treffen, z.B. um diesem ohne Zuhörer Aspekte deutlich zu machen, um ihm eine Einzeltherapie zu empfehlen, um unklare Schemata, Motive u.a. mit ihm zu klären. Tut man dies, sollte man auf Ausgleich achten: Selbst wenn man im Grunde nur mit einem der Partner einen Einzeltermin bräuchte, sollte man auch mit dem anderen einen machen.

5.4 Ein oder zwei Therapeuten

Unserer Erfahrung nach ist Paartherapie durch einen *guten* Therapeuten, der den Anforderungen der Therapie gewachsen ist *und* der es schafft, seine Schemata und Bewertungen zurückzustellen, ohne Probleme zu machen. Es ist daher keineswegs erforderlich, dass Paartherapie durch zwei Therapeuten durchgeführt wird. In Supervisionen zeigt sich sogar häufig, dass zwei Therapeuten deutlich schlechter sein können als einer. Dies liegt daran, dass eine durch zwei Therapeuten durchgeführte Therapie nur dann gut funktioniert, wenn

- beide Therapeuten gut miteinander harmonieren, keine Querelen oder Konflikte haben,
- beide Therapeuten gut, schnell und effektiv miteinander kommunizieren können,
- beide Therapeuten sich prinzipiell und in diesem Fall hinsichtlich des therapeutischen Vorgehens einig sind,
- beide Therapeuten Absprachen darüber haben, wer was macht und sie sich gegenseitig nicht ins Gehege kommen.

Das klappt allerdings nur selten.

5.5 Kommunikationsachsen

In der Paartherapie gibt es drei Kommunikationsachsen (vgl. Bodenmann, 2004):

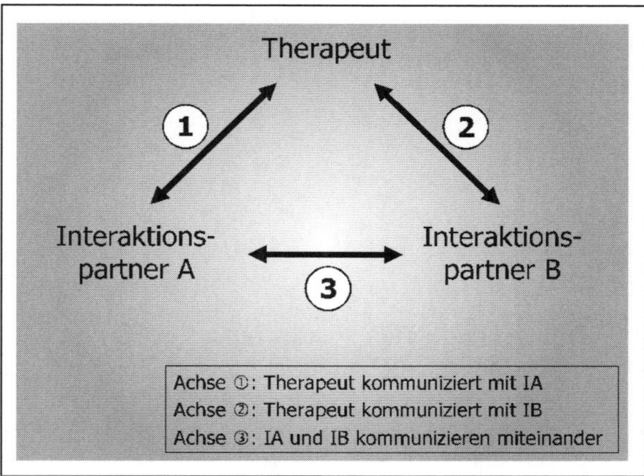

Abbildung 6: Kommunikationsachsen in Paartherapien

Arbeitet der Therapeut mit einem der Partner, dann ist nur *eine* dieser Achsen „aktiv" (1 oder 2).

Wenn der Therapeut z.B. mit IA ein Schema klärt, mit IA eine Problemliste erstellt, die Sichtweise von IA zu einem Konflikt erarbeitet o.a. (ganz allgemein sprechen wir hier von „Arbeit" mit einem Klienten), dann ist Achse 1 aktiv und es sind beide anderen Achsen „still"; IB spricht *nicht* mit dem Therapeuten und IA und IB kommunizieren in diesem Fall auch *nicht*.

Arbeitet der Therapeut mit IB, dann ist die Achse 2 aktiv und die beiden anderen Achsen sind „still".

Regt der Therapeut die Kommunikation zwischen IA und IB an, dann interagieren diese über die Achse 3.

Der Therapeut muss jedoch immer alle drei Achsen im Blick haben. Selbst wenn er mit IA arbeitet, muss er beachten, wie sich IB ihm gegenüber verhält: Wird IB nervös, will er unbedingt etwas sagen, ärgert er sich über den Therapeuten o.Ä.? Und der Therapeut muss im Blick haben, wie IA und IB miteinander umgehen: Macht IB Kommentare, während er mit IA arbeitet, eventuell auch nonverbal (z.B. „mit den Augen rollen" o.Ä.)?

Damit muss der Therapeut *immer alle drei Achsen beachten* und entscheiden, ob er seine Strategie ändern muss: Wenn er mit IA arbeitet und IB unruhig wird, muss er entscheiden, ob er sich nun IB zuwenden soll; wenn IB Kommentare macht, muss er entscheiden, ob er IB stoppen soll usw.

6 Therapeutischer Umgang mit schwierigen Interaktionssituationen

6.1 Grundideen

Die Grundidee der Klärungsorientierten Paartherapie (KOPT) ist, dass Paarprobleme hoch komplexe Probleme sind, die sich nicht auf einen einzigen Ursachenfaktor zurückführen lassen. Vielmehr gibt es eine Reihe von Problemvariablen, die alle miteinander interagieren und so ein hoch komplexes und für jedes Paar einzigartiges Geflecht von Zusammenhängen erzeugen.

Dies wurde für den Faktor „Kommunikation" bereits erwähnt: Gestörte Kommunikation kann ein *Ursachenfaktor* dafür sein, dass Paare sich auseinanderleben, dass sie nicht mehr über relevante Aspekte verhandeln und dass dies wiederum weitere Probleme nach sich zieht.

Gestörte Kommunikation kann aber auch *Folge* sein, wenn inhaltliche Konflikte dazu führen, dass Partner sich gegenseitig verärgern, Problemaspekte systematisch meiden u.a.

Sehr wahrscheinlich hilft hier ein systemtheoretisches Verständnis mehr als ein lineares Monokausalmodell: Die Faktoren beeinflussen sich alle gegenseitig und wirken sowohl als Ursachen als auch als Folgen.

Eine notwendige Konsequenz dieser Sichtweise ist die, dass man eine Paarproblematik erst einmal verstehen und rekonstruieren muss, bevor man weiß, an welchen Stellen und wie man therapeutisch eingreifen kann: Das bedeutet, man muss das Problem erst klären und verstehen, bevor man Lösungen erarbeiten kann. Dies entspricht genau dem Grundsatz der Klärungsorientierten Psychotherapie: *Klären vor Lösen!*

Nun ist ein Paarproblem anders als das Problem eines Einzel-Klienten: Ein Paarproblem ist dynamisch, es schaukelt sich schnell auf, es kann sich relativ schnell verschlimmern und verändern. Aus diesem Grund kann ein Paartherapeut nicht, wie in der Einzeltherapie, erst in Ruhe klären und dann an einer Lösung arbeiten: Vielmehr ist es hier nötig, schnelle Schritte einzuleiten (vgl. Abbildung 7).

Sobald geklärt ist, was ein Konflikt ist oder wie ein (Teil-)Aspekt des Problems funktioniert, kann man schon erste (vorläufige) Lösungen dafür erarbeiten; ist dies getan, kann man die Klärung vertiefen, also versuchen zu verstehen, wie das Problem auf einer tieferen Ebene funktioniert, wie es mit anderen Problemen zusammenhängt usw.; wenn man hier weitergekommen ist, kann man versuchen, erneut in der Lösung weiterzukommen usw.

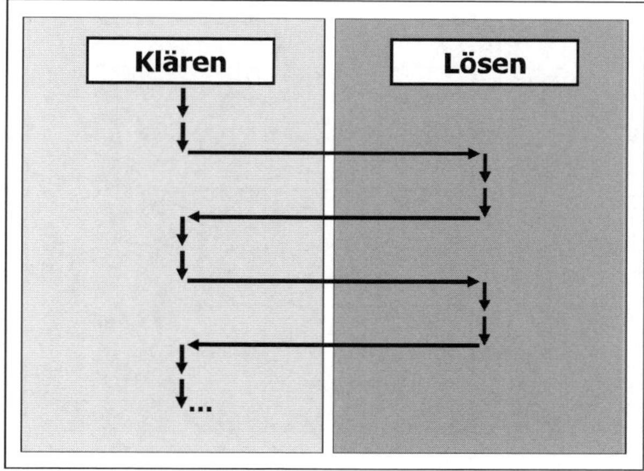

Abbildung 7: Schnelle Folge von Klären und Lösen bei akuten Paarkonflikten

Ein solches Vorgehen ist vor allem zu Therapiebeginn nötig: Wenn die Partner massive aktuelle Konflikte haben, sich stark hochschaukeln und sich überwiegend negatives Feedback geben, sind Konfliktentschärfungen angesagt: Die Partner triggern sich gegenseitig so stark, dass man gar nicht in der Lage ist, Probleme in Ruhe und gründlich zu klären. Vielmehr muss man als Erstes die Beziehung verbessern, indem man

- aktuelle Konflikte entschärft,
- Hochschaukelungen unterbricht,
- erste Kompromisse bildet,
- die Interaktion positiviert.

> Sind Paarkonflikte aktuell und „triggern" sich die Partner stark, dann sollten sich Klärungs- und Lösungsaspekte relativ schnell abwechseln: Man versucht, Missverständnisse aufzudecken, Erwartungen zu klären etc. und versucht dann, darauf vorläufige Lösungen zu entwickeln, um die Konflikte aktuell „zu entschärfen": Erst dann entwickelt sich wieder die gegenseitige Bereitschaft, einander zuzuhören und aufeinander einzugehen.

Je „entspannter" die Beziehung ist, desto länger kann man dann klären (vgl. Abbildung 8).

Je stärker ein Therapeut die aktuellen Konflikte entschärft hat, desto gründlicher kann er dann Aspekten „auf den Grund" gehen: Wesentlich ist es nach unserer Auffassung, Konflikte nicht nur oberflächlich zu klären, sondern zu verstehen, was genau einem Konflikt zugrunde liegt. Schritt für Schritt kann dann die Klärung vertieft werden.

Ist das Problem z.B. eine mangelnde Kompromissbereitschaft, dann ist es auch hier wesentlich, genau zu verstehen, was dieser zugrunde liegt.

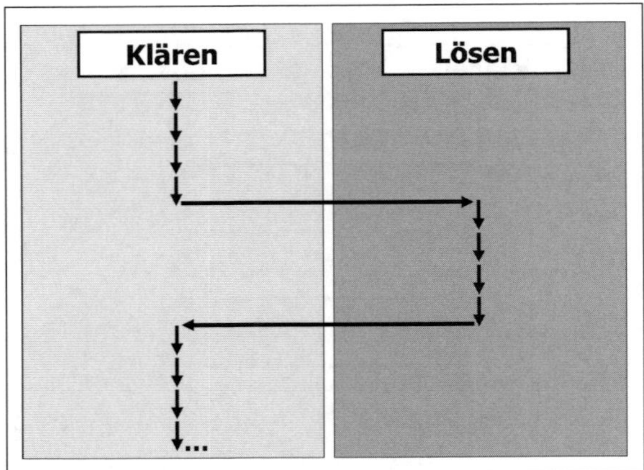

Abbildung 8: Lassen aktuelle Konflikte nach, können Klärungs- und Lösungsphasen länger werden

Und häufig liegen auch hier (ähnlich wie in der Klärungsorientierten Psychotherapie) den Problemen letztlich dysfunktionale Schemata zugrunde (Selbst- und Beziehungsschemata oder kompensatorische Schemata).

Zu Therapiebeginn kann man die relevanten Problemaspekte meist nur relativ oberflächlich klären und man sollte dann auf der Basis des jeweiligen Verstehens schon versuchen, (vorläufige) Kompromisse zu machen (um die Beziehung positiv voranzubringen). Für eine grundlegende und dauerhafte Verbesserung der Beziehung sollte die Klärung aber bis zu den relevanten Schemata führen, denn damit

- schafft man eine sehr grundlegende Basis für tieferes gegenseitiges Verstehen,
- schafft man eine Basis für gegenseitiges Akzeptieren und gegenseitigen Respekt,
- schafft man eine Basis für gute Verhandlungen und sehr tragfähige Kompromisse.

Das aber bedeutet, dass es in der *zentral um die Verbesserung des gegenseitigen Verstehens und gegenseitigen Akzeptierens* geht. Die Partner sollen lernen zu verstehen, was der Partner meint, was ihn bewegt, was ihm wichtig ist, was er möchte und nicht möchte und dass sie verstehen, warum ihn dies bewegt, warum ihm Aspekte wichtig sind usw. Die Verbesserung der Kommunikation ist nur ein Schritt auf dem Weg zu einem tieferen gegenseitigen Verstehen.

6.2 Beziehungskredit

Wie in der Einzeltherapie, so benötigt auch in der Paartherapie der Therapeut Vertrauen, um seine Aufgabe als Moderator ausführen zu können: Beide Partner müssen der Person und der Kompetenz des Therapeuten vertrauen. Wir bezeichnen dieses Vertrauen als „Beziehungskredit“ (Sachse, 2006b). Die Bezeichnung „Beziehungskredit“ soll deutlich machen, dass der Therapeut es schafft, tragfähige Beziehungen zu beiden Partnern aufzubauen, innerhalb derer er sich auch konfrontative Interventionen „leisten“ kann.

Unseres Erachtens baut ein Therapeut in der Paartherapie Beziehungskredit auf, indem er beide Partner

- respektvoll behandelt,
- akzeptierend behandelt,
- empathisch versteht,
- gleich behandelt.

Am meisten Beziehungskredit baut ein Therapeut jedoch über seine Kompetenz auf, indem er

- die Prozesse von vornherein konstruktiv steuert,
- Probleme schnell versteht und strukturiert,
- unangenehme Themen ohne Bewertung „auf den Punkt bringt“,
- schnell konstruktive Verhandlungen zwischen den Partnern anregt,
- schnell Ressourcen aktiviert und Konflikte entschärft etc.

Durch seine gezielten therapeutischen Handlungen und deren Effekte baut ein Therapeut so im „Paar-System“ deutlich schneller Beziehungskredit auf als in einer Einzeltherapie. Und deshalb kann er sich auch deutlich schneller konfrontative Interventionen leisten als in Einzeltherapien.

6.3 Interventionen aus der Klärungsorientierten Psychotherapie

Ein Therapeut kann in der KOPT viele Interventionen aus der Klärungsorientierten Psychotherapie übernehmen.

Ein wichtiger Aspekt ist hierbei eine starke Prozesssteuerung: Der Therapeut ist der Experte, *er* bestimmt, über was und in welcher Weise gearbeitet wird. *Prozesssteuerung* bedeutet, dass ein Therapeut viele Prozessdirektiven verwendet: Er sagt einem Partner z.B.: „Bleiben Sie bitte beim Thema X.“, oder; „Mir ist X noch unklar, ich möchte noch mal darauf zurückkommen.“, oder „Bitte sagen Sie uns genau, was Sie mit X meinen.“.

Prozessdirektivität bedeutet auch, dass der Therapeut

- Partner bei einem Thema hält,
- Partner auf ein Thema zurückbringt,
- Partnern genau sagt, worauf sie achten, was sie tun oder nicht tun sollen.

Der Therapeut kann auch sogenannte *„synthetische Interventionen“* realisieren:

- Paraphrasieren,

- Verbalisieren,
- Explizieren.

Dabei bringt der Therapeut Inhalte „auf den Punkt“, arbeitet die zentralen Aspekte heraus, formuliert sie klarer, schärfer, präziser und beseitigt Euphemismen.

Bei Explizierungen macht der Therapeut „implizite“ Bedeutungen klar: Er formuliert das, was ein Partner meint, aber noch nicht (präzise) sagen kann (vgl. Sachse & Sachse, 2009): Damit werden oft Themen deutlich, die bisher nicht deutlich waren, damit werden Aspekte erkennbar, die bisher nicht erkennbar waren, dadurch werden Konflikte schärfer sichtbar und Inhalte präziser. Daher spielen Explizierungen in der therapeutischen Arbeit eine sehr zentrale Rolle.

Ein Therapeut formuliert auch z.B. Konflikt-Themen, die *beide Partner* nicht präzise formulieren können, stellvertretend präzise: Der Therapeut formuliert das, „worum es eigentlich geht“, er bringt Inhalte „auf den Punkt“, er beseitigt Euphemismen und verschärft damit die Bedeutungen. Damit macht ein Therapeut nicht nur deutlich, was ein einzelner Partner meint, er macht auch deutlich, welche Themen zwischen *beiden* wesentlich sind. Da Klienten viele Themen vermeiden und verschleiern, ist dies von extrem großer Bedeutung: Man kann in der Therapie nicht warten, bis ein Partner mal die wirklich relevanten Themen anspricht. In aller Regel muss *der Therapeut* diese explizit machen!

Ein Therapeut verwendet auch *analytische Interventionen*: Er stellt Verständnisfragen, konkretisierende Fragen und vertiefende Fragen. Er steuert damit die Aufmerksamkeit und die Bearbeitung von IA und IB auf relevante Themen; er hält beide Partner beim Thema oder führt sie auf das Thema zurück. Fragen steuern den Aufmerksamkeits- und Bearbeitungsprozess von Klienten, da sie mit einer Frage Informationen darüber erhalten,

- welche Informationen wichtig waren,
- auf welche Informationen sie nun achten sollten,
- welchen Fragestellungen sie nun folgen sollten.

Aus diesem Grunde sind Fragen auch dann wesentlich, wenn Klienten sie noch gar nicht beantworten können oder wollen: Sie sind in jedem Falle *Marker*, die dem Klienten zeigen, wo der Prozess nun weitergehen sollte.

Der Therapeut verwendet auch *Konfrontationen*, also Interventionen, die Partner auf Aspekte aufmerksam machen, die sie nicht sehen oder nicht sehen möchten: Damit werden oft auch solche Themen deutlich, von denen die Partner lieber hätten, dass man sie meidet. Nur ist es in der Therapie nicht sinnvoll, Themen zu vermeiden, denn es gilt: Wenn man ein Problem lösen will, muss man es erst klären; wenn man ein Problem klären will, muss man sich ihm stellen. Also kann der Therapeut nicht akzeptieren, dass relevante Themen vermieden werden.

6.4 Das Anleiten von Klärungsprozessen

Eine wichtige Aufgabe des Therapeuten besteht darin, bei jeweils einem Partner (der andere soll dabei aufmerksam zuhören), Klärungsprozesse anzuleiten: Dabei geht es, wie in der Klärungsorientierten Psychotherapie, um die Klärung relevanter Verarbeitungsprozesse, aber vor allem um die Klärung von Schemata (vgl. Sachse, 1992a, 2003a; Sachse et al., 2009a, 2009b): Es können Partner-Schemata geklärt werden, wesentlich ist aber vor allem die Klärung biographischer Schemata.

Die Klärung ist dabei kein Selbstzweck, sondern Sinn der Klärung ist es, herauszuarbeiten, warum der Klient Handlungen des anderen so interpretiert, wie er sie interpretiert, warum er darauf ärgerlich, „allergisch", gekränkt reagiert und deutlich zu machen, warum er so handelt, wie er handelt.

Klärt der Therapeut mit IA, dann arbeitet der Therapeut z.B. heraus, dass IA ein Schema hat der Art „ich bin nicht wichtig" und dass IA deshalb sehr allergisch reagiert, wenn IB ihm nicht zuhört, sich nicht mit ihm auseinandersetzt, ihn ignoriert u.a. Und es wird dabei klar, dass IA Handlungen von IB sehr schnell als „Ignorieren" u.a. interpretiert und daraufhin Dinge tut, die dann wiederum IB verletzen.

> Führt ein Therapeut in der Paartherapie Klärungsprozesse mit IA durch, dann geht es natürlich auch darum, dass IA seine Schemata versteht. Er versteht dann, wie und warum er Handlungen von IB so interpretiert, wie er interpretiert, warum er empfindlich reagiert und warum er so handelt. Anders als in einer Einzeltherapie ist dieser Erkenntnisprozess in der Paartherapie aber nicht der zentrale Aspekt. Vielmehr geht es bei Klärung mit IA in der Paartherapie darum, dass *IB* die Schemata von IA versteht, dass *IB* versteht, warum IA so reagiert und handelt, damit *IB* besser nachvollziehen kann, warum IA auf sein Handeln allergisch reagiert und damit sich *IB* dann, wenn er dies verstanden hat, besser auf IA einstellen kann.
> Man kann also sagen: Zentrales Ziel der Klärung von Inhalten mit einer Person ist in der Paartherapie, dass die andere Person die Inhalte von IA besser versteht.

Da in der Paartherapie die Klärung mit IA im Wesentlichen auf *IB* gerichtet ist, müssen die Klärungsprozesse mit IA in der Regel auch nicht so tief gehen wie in einer Einzeltherapie: Meist genügt es für IB schon zu verstehen, dass IA ein solches Schema hat und hilfreich ist es oft auch, wenn IB versteht, wie das Schema von IA in der Biographie entstanden ist. Denn dann kann IB gut verstehen, warum IA so reagiert und dass IB „eigentlich gar nicht gemeint ist", wenn IA auf einen an sich „harmlosen Spruch" sauer reagiert.

6.5 Modellbildung

Wie in der Einzeltherapie muss der Therapeut ein Modell bilden (vgl. Becker & Sachse, 1998; Sachse, 2006e); dieses Modell ist aber natürlich deutlich komplexer als in der Einzeltherapie. Der Therapeut muss nämlich ein Modell über jeden einzelnen Partner bilden mit Fragen wie:

- Wie ist die Problemsicht des Partners?

- Welche dysfunktionalen biographischen Schemata und Paar-Schemata weist der Partner auf?
- Auf welche Stimuli reagiert der Partner allergisch?
- Welche Erwartungen hat er an die Beziehung?
- Wo wird der Partner durch die Beziehung enttäuscht, frustriert?
- Wo wird der Partner durch den anderen gekränkt, verletzt?
- Wo zeigt der Partner selbst dysfunktionale Verhaltensweisen, die den Partner triggern können?
- Realisiert der Partner Spielverhalten, intransparent-manipulative Strategien?
- Wie stark ist der Partner motiviert, die Beziehung zu halten?
- Wie stark ist der Partner bereit, in der Therapie mitzuarbeiten?
- Wie ist die Beziehung des Partners zum Therapeuten?
- Respektiert der Partner den Therapeuten, wird er bereit sein, sich an Regeln zu halten?
- Wird der Partner versuchen, den Therapeuten in Spiele zu verwickeln?

Der Therapeut muss aber auch ein Modell über die Interaktion der Partner bilden, mit Fragen wie:

- Welches sind relevante Konfliktthemen in der Partnerschaft?
- Worum geht es eigentlich?
- Besteht noch eine Basis zwischen den Partnern?
- Wo fehlt ein Konsens und warum kommt dieser nicht zustande?
- Wie schaukeln sich die Partner gegenseitig auf?

Das Modell gibt die Ansatzpunkte für die Therapie vor, erleichtert dem Therapeuten aber auch ein schnelles und gezieltes Intervenieren im Prozess.

6.6 Steuerung des Interaktionsverhaltens

Natürlich benötigt ein Therapeut für eine Paartherapie Interventionen, welche über die Strategien einer Einzeltherapie deutlich hinausgehen. Eine Kategorie von Interventionen sind solche, die nicht die Inhalte oder die Inhaltsbearbeitung steuern, sondern das Interaktionsverhalten der Partner, und die *verhindern, dass in der Therapie dysfunktionale Interaktion stattfindet.* Dies ist notwendig, da die Partner, wie ausgeführt, vor allem zu Therapiebeginn oft stark getriggert sind und sich gegenseitig hochschaukeln, in der Therapie aber beide Partner andere und konstruktivere Erfahrungen machen sollen als im Alltag. Die Partner sollen sich in der Therapie

- nicht beleidigen, nicht abwerten, nicht beschimpfen,
- keine Vorwürfe und keine Schuldzuweisungen machen,
- keine Du-Botschaften geben,
- usw.

Um das alles zu verhindern, muss ein Therapeut hier „Dompteurfunktionen" ausüben, er muss also direktive Interventionen realisieren, die das Interaktionsverhalten der Partner steuern.

So muss er z.B. IA, der seine Frau unterbricht, ebenfalls unterbrechen: „Ich weiß, Herr X, es ist schwierig, Ihrer Frau zuzuhören und nichts dazu zu sagen. Aber wie ich schon sagte, sollten Sie hier anders miteinander reden als zuhause. Daher bitte ich Sie, Ihre Frau ausreden zu lassen."

Solche Arten von Steuerungen sind vor allem zu Therapiebeginn häufig nötig; ein Therapeut muss sich hier trauen, dysfunktionale Interaktionsweisen der Partner schnell und effektiv zu blockieren und er muss das schnell tun, da die Hochschaukelungen aufgrund einer Reihe „hyperallergischer Schemata" und einem im Alltag angewöhnten, dysfunktionalen Interaktionsstil oft in Sekunden massiv werden können. Hierzu führt ein Therapeut Regeln ein. Da die Partner selbst dann, wenn sie prinzipiell bereit sind, sich an diese Regeln zu halten, dies meist nicht schaffen, muss ein Therapeut Blockierungen, Regel-Erläuterungen usw. immer wieder machen. Wie bei einem Dompteur ist es hierbei wichtig, zum einen schnell zu reagieren, um Hochschaukelungen möglichst frühzeitig zu blockieren, und zum anderen stark genug und mit ausreichender Autorität zu intervenieren, sodass die Partner den Therapeuten ernst nehmen und sich von ihm unterbrechen lassen; gleichzeitig erläutert der Therapeut, warum er bestimmte Interventionen macht und warum er Aktionen eines Partners blockiert, er macht dabei deutlich, dass es ihm immer darum geht, dass die Partner profitieren; vor allem muss der Therapeut dabei freundlich und persönlich akzeptierend sein, sodass die Partner sich nicht gekränkt, bevormundet oder beleidigt fühlen. Das heißt, dass der Therapeut, nachdem er einen Partner *unterbrochen* hat (wenn nötig auch massiv), indem er lauter wird, nonverbal mit der Hand Stoppsignale sendet, mit dem Körper nach vorn kommt u.ä., sofort erläutert, was er tut und warum. Der Therapeut kann auch Verständnis zeigen: „Ich weiß, dass es schwer fällt, sich nicht aufzuregen. Aber denken Sie daran, wir wollen hier, dass Sie anders miteinander umgehen. Deshalb möchte ich Sie nochmals bitten, sich an die Regel zu halten. Nur dann kommen wir weiter." Oder: „Ich weiß, dass es schwer ist, anders als im Alltag miteinander umzugehen: Aber gerade deshalb möchte ich Sie hier unterbrechen und Sie bitten, sich an die Regeln zu halten. Denn sonst können wir unsere Ziele nicht erreichen."

Zusammenfassend heißt das: Auf der Inhaltsebene äußert sich der Therapeut klar und deutlich und bleibt *gleichzeitig* auf der Beziehungsebene zugewandt.

6.7 Einführen von Regeln

In der Paartherapie muss ein Therapeut Interaktions- und Kommunikationsregeln einführen, damit er dafür sorgen kann, dass die Interaktion zwischen den Partnern anders und konstruktiver verläuft als im Alltag. Da die Partner sich im Alltag aber nicht an diese Regeln halten und sich mit Stichworten sehr schnell gegenseitig hochschaukeln, kann der Therapeut diese Regeln nicht einfach verkünden und davon ausgehen, dass die Partner sich daran halten. Vielmehr wird es notwendig sein, immer wieder auf diese Regeln hinzuweisen und sie durchzusetzen, hierbei schnell, direktiv und sehr deutlich zu intervenieren und dabei unmissverständlich deutlich zu machen, dass *der Therapeut* die Regeln der Therapie bestimmt (dies gehört zu der beschriebenen „Dompteurfunktion" des Therapeuten.

Therapeuten haben oft Bedenken, Klienten zu unterbrechen und stark zu steuern, weil sie glauben, dies könnte die therapeutische Beziehung belasten. Hierbei ist es hilfreich, sich Folgendes klar zu machen:

- Der Therapeut unterbricht *dysfunktionale* Interaktionen und das ist den Klienten auch klar.
- Der Therapeut unterbricht nicht nur, sondern *er bietet immer* nach dieser Unterbrechung eine konstruktivere Alternative an!

Natürlich reagieren die Klienten auf Unterbrechungen erst mal irritiert und gestört (das ist ja auch das Ziel); bietet der Therapeut aber sofort etwas Konstruktives an, hat die Unterbrechung keine Abbuchung von Beziehungskredit zur Folge; die Klienten merken mit der Zeit, dass die Interaktion sich verbessert, was eine Erhöhung des Beziehungskredits zur Folge hat. Der Therapeut kann durch Unterbrechungen also sogar Beziehungskredit *aufbauen*. Hierzu dienen auch die Kommentare des Therapeuten zu den Unterbrechungen und die damit verbundene Transparenz: „Entschuldigen Sie bitte, aber bitte stoppen Sie Ihren Streit! Wir wollen verhindern, dass Sie hier so miteinander reden wie im Alltag! Und Sie merken ja, dass es keinen Sinn hat! Also halten Sie sich bitte an die Regeln!“ Und dann gibt er ein alternatives Vorgehen vor. Damit ist die Paartherapie deutlich regelgeleiteter als eine Einzeltherapie.

6.8 Moderatorfunktion des Therapeuten

Die Hauptfunktion des Therapeuten ist eine *Moderator-Funktion*: Der Therapeut *vermittelt* zwischen den Partnern, er sorgt dafür, dass sie sich zuhören, dass sie kommunizieren, dass sie relevante Konflikte bearbeiten und dafür, dass ihre Interaktion nicht so verläuft wie im Alltag.

Dabei bleibt der Therapeut neutral: Er verbündet sich nicht mit einem der Partner und solidarisiert sich auf keinen Fall mit einer Seite. Natürlich muss der Therapeut hin und wieder einen der Partner stärker unterstützen oder stärker schützen; es kann auch notwendig sein, sich mit einem der Partner eine Zeit lang stärker und länger zu beschäftigen. Der Therapeut versucht aber, dies immer wieder auszugleichen: Beide Partner sollen den Eindruck haben, dass sie gleich behandelt werden und zwar sowohl in gleichem Maße gefördert, als auch in gleichem Maße konfrontiert! Der Therapeut darf sich deshalb von den Partnern *nicht* in Solidarisierungsspiele verwickeln lassen, *nicht* die Partei eines Partners ergreifen; natürlich kann es sein, dass der Therapeut als *Experte* zu den Aktionen eines der Partner Stellung nimmt: Dies kann leicht als Solidarisierung missverstanden werden. Daher ist es in solchen Fällen wichtig, dass der Therapeut sein Vorgehen transparent macht, kommentiert, warum er es tut und was es bedeutet und was nicht.

Da der Therapeut die Regeln der Therapie bestimmt, legt er auch fest, wie in der Therapie kommuniziert und interagiert wird. Der Therapeut ist auch der Gesprächsleiter; *er* bestimmt, wer gerade reden darf und wer zuhört, wer jetzt im Prozess gerade was machen und was unterlassen soll! Hier ist wieder eine hohe Prozessdirektivität von Seiten des Therapeuten gefragt. Der Therapeut gibt klare Anweisungen und Aufgaben an die Partner und sorgt dafür, dass diese auch ausgeführt werden.

Probleme mit seiner Moderatorrolle bekommt ein Therapeut z.B. dann, wenn er in die Strategie eines Partners „eingebunden" wird: Er klärt z.B. etwas mit einem Partner und kommt zu einer Erkenntnis und der andere sagt: „Toll, dass Sie ihn endlich dazu gebracht haben, das zuzugeben." *Solche Statements darf ein Therapeut auf keinen Fall unkommentiert lassen!* Vielmehr kann er hier sagen: „Frau X, es ist gerade etwas deutlich geworden und es kommt *mir* nun darauf an zu gucken, was das für Ihre Beziehung bedeutet. Ich möchte nicht, dass wir dies zum Nachteil Ihres Mannes auslegen, sondern gucken, welchen Vorteil dies *für die Beziehung* hat."

Therapeuten müssen aber damit rechnen, dass sie für Strategie und Taktik des Partner-Krieges funktionalisiert werden: Sie müssen dies auf jeden Fall schnell erkennen und *deutlich* machen, dass sie sich nicht funktionalisieren lassen (den anderen nicht abwerten, sich nicht solidarisieren, keine Schuld zuweisen usw.) und stattdessen betonen, was sie möchten und worum es ihnen geht!

Der Therapeut sollte hier seine eigenen Schemata und Bewertungen weitgehend zurückstellen und aus dem Prozess „raushalten": Er sollte verhindern, dass seine eigenen Vorlieben und Ansichten seine Verarbeitung und Handlung beeinflussen, denn ansonsten sitzt er schnell in Plausibilitätsfallen fest oder solidarisiert sich doch mit einem der Partner!

6.9 Einbringen von Experten-Wissen

Der Therapeut ist in der Paartherapie zwar Moderator; er ist und bleibt aber auch ein Experte für Psychotherapie, für Psychologie und für Paarprozesse. Das bedeutet, dass der Therapeut das, was das Paar tut oder das, was einzelne Partner tun, auch als Experte bearbeitet (*nicht* als Person, das heißt *nicht* aufgrund seiner eigenen Präferenzen und Schemata, sondern als neutraler Fachmann). Als Experte kann der Therapeut jederzeit Stellung nehmen: Er kann deutlich machen, dass er bestimmte Verhaltensweisen für konstruktiv und sinnvoll, bestimmte jedoch für destruktiv und toxisch hält. Und wenn er als Experte zu dem Schluss kommt, dass sich das Verhalten eines Partners aus psychologischen Gründen mit hoher Wahrscheinlichkeit beziehungstoxisch auswirken wird, dann kann er dies diesem Partner auch als Information bzw. als Hinweis mitteilen. Damit kann er dem Partner zu bestimmten Verhaltensweisen raten und von anderen abraten. Es ist aber wichtig, dass immer impliziert ist, dass der Partner den Hinweis berücksichtigen kann, aber natürlich nicht muss.

Der Therapeut ist in Bezug auf die Beziehung zu den Partnern zwar *neutral* (er verbündet oder solidarisiert sich nicht mit einem), auf *Inhaltsebene* kann der Therapeut als Experte aber Verhaltensweisen als positiv oder negativ, konstruktiv oder destruktiv usw. kennzeichnen.

Wenn ein Therapeut z.B. erkennt, dass ein Partner im Rahmen einer akzentuierten Persönlichkeit oder Persönlichkeitsstörung überhöhte Forderungen stellt, die sehr wahrscheinlich in Beziehungen dysfunktional sind, dann kann vom Therapeuten als

Experten sogar erwartet werden, diesen Eindruck dem Partner (im Einzelgespräch) mitzuteilen. Er kann ihm sagen, dass seine Vorstellungen überzogen und problematisch sind und dass es sinnvoll sein könnte, seine Schemata (oder Spielstrukturen) in einer Einzeltherapie zu bearbeiten. Denn als Experte nimmt er an, dass dieser Partner mit seinen Schemata und Verhaltensweisen nicht nur in der vorliegenden Beziehung Probleme erzeugt, sondern mit hoher Wahrscheinlichkeit auch in jeder Folgenden. Deshalb sollte *er* seine Strukturen ändern und nicht vom anderen Partner extremes Entgegenkommen erwarten.

6.10 Unterbrechen und Transparentmachen von Hochschaukelungsprozessen

In der ersten Phase der Paartherapie hat es ein Therapeut vor allem mit den schnellen, dysfunktionalen Hochschaukelungsprozessen zu tun. Aufgrund der negativen Partnerschemata können sich die Interaktionspartner auch in der Therapiesitzung in Sekunden gegenseitig „triggern" und so innerhalb von Sekunden in heftigen Streit geraten („Du drückst Dich schon wieder! Du bringst jetzt sofort den Müll runter oder Du lernst mich kennen!").

Auch biographische Schemata können schnell zu hyperallergischen Reaktionen und dann zum Hochschaukeln führen: Harmlose Statements und sogar harmlos *gemeinte* Statements können leicht aufgrund der Schemata (fehl-)interpretiert werden, damit schnell zu heftigen Reaktionen führen, die dann wieder entsprechende Prozesse beim Partner auslösen. Dies gilt für jede Person, besonders aber für Klienten mit Persönlichkeitsstörungen, die in Partnerschaften und damit in einer Paartherapie von sehr großer Bedeutung sind.

Partner erzeugen also aufgrund ihrer Schemata *Missverständnisse*. Aber natürlich muss man hier auch mit der Möglichkeit „gezielter Missverständnisse" rechnen: Ist man sauer auf den anderen und will man ihm eins auswischen, dann kann man auch mal ein wirklich harmlos gemeintes Statement gezielt falsch interpretieren, als scheinbare Legitimation dafür, sich aufregen und den anderen „abstrafen" zu dürfen!

Für gestörte Partnerschaften gilt: Die Partner reagieren nicht mehr aufeinander, sondern sie reagieren nur noch aufgrund ihrer Schemata, wodurch Missverständnisse und Hochschaukeln sehr wahrscheinlich sind. Es ist dann kaum noch möglich, auf der Inhaltsebene zuzuhören, sondern nur noch auf der Beziehungsebene. Und es kumulieren in der Partnerschaft negative Prozesse, da

- Hochschaukelungsprozesse eine dysfunktionale Art der Interaktion darstellen,
- die Partnerschaft und die Kommunikation für beide Partner durch solche Prozesse aversiv wird,
- dysfunktionale Schemata sich stark durch solche Prozesse verstärken.

Für die Paartherapie heißt das: Gestörte Paare bringen ihre biographischen, ihre Partnerschafts-Schemata und ihre Art der Interaktion und Kommunikation in die Paartherapie ein. Es besteht also ein relativ großes Risiko, dass die Klienten – wenn sie nicht aktiv vom Therapeuten daran gehindert werden – in der Therapie negative Erfahrungen machen.

In der Paartherapie sollte aber, genauso wie in der Einzeltherapie, ein zentrales therapeutisches Prinzip herrschen: Klienten sollten in der Therapie andere und konstruktivere Erfahrungen machen als im Alltag. Deshalb sollte ein Therapeut in der Paartherapie von Anfang an solche Hochschaukelungsprozesse nicht zulassen und solche dysfunktionalen Prozesse effektiv unterbinden. Denn lässt er solche Prozesse in der Paartherapie zu, dann besteht die akute Gefahr,

- dass die Therapie selbst für beide Partner aversiv wird,
- dass beide Partner die Therapie nicht für effektiv halten,
- dass beide Partner den Therapeuten nicht für kompetent halten.

Man könnte einwenden, es sei aus diagnostischen Gründen günstig, Hochschaukelungsprozesse direkt zu beobachten; dies ist aber nicht nötig, da man aus den Schilderungen der Partner sehr gute Information für eine therapeutische Modellbildung gewinnt: Man kann die Schemata, die Verarbeitungsprozesse, die Missverständnisse usw. sehr gut im Klärungsprozess gemeinsam mit den Klienten rekonstruieren, sodass man keine direkte Beobachtung des dysfunktionalen Handelns benötigt.

Wir möchten den Klienten vielmehr durch eine hohe Prozesssteuerung des Therapeuten von Anfang an vermitteln:

- Hier in der Therapie werden die dysfunktionalen Stile der Beziehung nicht stattfinden.
- Also ist die Therapie ein Schon- und Freiraum, in dem anders interagiert wird als zu Hause.
- Damit werden von Anfang an andere Interaktionserfahrungen als im Alltag gemacht.
- Also kann die Therapie effektiv sein, weil sie neue Wege vermittelt.

Dementsprechend ist eine zentrale Aufgabe des Therapeuten in der Paartherapie, die *dysfunktionalen Interaktions- und Kommunikationsweisen des Paares* zu blockieren.

Dies gehört ebenfalls zu der Dompteuraufgabe des Therapeuten: Er muss sehr direktiv und konfrontativ sein und er muss unter Umständen *schnell* und energisch einschreiten, um dysfunktionale Prozesse schon in stato nascendi abzufangen.

6.11 Einstellungen und Kompetenzen des Therapeuten

Nicht jeder Therapeut kann, unserer Erfahrung nach, eine Paartherapie durchführen. Daher möchten wir vorab einige hilfreiche Einstellungen und notwendige Kompetenzen von Therapeuten spezifizieren.

Ein Therapeut, der Paartherapie macht, sollte unseres Erachtens nach eine *positive Einstellung Beziehungen gegenüber haben*: Er sollte Beziehungen als wichtig wahrnehmen, als etwas, das die meisten Menschen brauchen und anstreben, und er sollte eine bestehende Beziehung als etwas Wertvolles betrachten, als etwas, das sich unter bestimmten Bedingungen zu bewahren und damit zu bearbeiten und „zu therapieren“ lohnt. Nur in einem solchen Fall ist zu erwarten, dass ein Therapeut auch die nötige Mühe auf sich nimmt, die eine Paartherapie erfordert.

Andererseits sollte ein Therapeut eine *Beziehung aber auch nicht als etwas „Unauflösliches" wahrnehmen*, denn ansonsten könnte er versuchen, Beziehungen „um jeden Preis" zu retten: „Beziehung" ist kein Selbstzweck (und dient auch keinem Fremdzweck wie dem Erhalt von Staat oder Kirche), sondern sie dient dazu, das Leben angenehmer und leichter zu machen. Deshalb ist eine bestimmte Beziehung nur so lange sinnvoll, wie sie dies auch tut; geht man mal versuchsweise davon aus, dass man nur ein Leben hat, und zwar das vor dem Tod, dann macht es wenig Sinn, eine Beziehung zu führen, die einem das Leben sauer macht. Also sollte ein Therapeut in der Lage sein, auch an einer Trennung von Partnern arbeiten zu können.

Ein Therapeut sollte aber auch *keine romantischen Vorstellungen haben*, dass es eine ideale, problemfreie und „paradiesische" Partnerschaft gibt: Nie passen zwei Individuen vollständig „aufeinander", noch kann es in Beziehungen konfliktfrei, völlig harmonisch oder problemlos abgehen: Beziehung ist harte Arbeit, bedeutet das Austragen von Konflikten, das Durchhalten von Kompromissen und damit auch den Verzicht auf Befriedigungen und Ziele. Es ist also für eine Paartherapie hilfreich, wenn Therapeuten eine realistische Vorstellung von Beziehungen aufweisen.

Für Therapeuten ist Paartherapie, wie ausgeführt, eine hochkomplexe Aufgabe.

Paartherapie ist nicht nur doppelt komplex, verglichen mit Einzeltherapie, weil man nicht nur einen, sondern gleichzeitig zwei Klienten vor sich hat; sie ist vielmehr dreimal so komplex wie Einzeltherapie, weil man außer den zwei Klienten auch noch *deren* Interaktion im Auge behalten und regulieren muss.

Wie deutlich wurde, ist die Komplexität auch wegen der großen Dynamik deutlich höher: Es passieren viel mehr unerwartete Aktionen der Partner, es gibt viel mehr emotionale Beteiligung und die Partner schaukeln sich extrem schnell auf: All das erfordert vom Therapeuten eine hohe Wachsamkeit, schnelle Verarbeitungen sowie schnelles und sicheres Handeln!

Der Therapeut hat in der Paartherapie eine Fülle von Aufgaben, die er parallel bewältigen muss, komplexe Aufgaben auf der Seite der Informationsverarbeitung und komplexe Aufgaben auf Seiten der Handlung.

Diese Komplexität wird Therapeuten auch sehr schnell deutlich (einer unserer Ausbildungskandidaten brachte es auf den Punkt in dem Satz: „Ich mache Paartherapie, wenn ich bei Ebay ein zweites Gehirn ersteigern kann.").

Dementsprechend braucht ein Therapeut für die Durchführung einer Paartherapie ein sehr hohes Expertise-Niveau. Er muss in der KOPT:

- Ein Modell über jeden einzelnen Interaktionspartner entwickeln: Was sind die relevanten Schemata von IA, welche Paar-Schemata hat IA, was erwartet IA von IB, welche Bedürfnisse hat IA, wie sieht IA das Problem usw.; das Gleiche gilt für IB.
- Ein Modell von der Interaktion von IA und IB entwickeln: Wie gehen IA und IB miteinander um, welche Missverständnisse gibt es, wie schaukeln sie sich gegenseitig hoch, wo liegt die Störung der Kommunikation usw.
- Mit jeweils einem Partner kommunizieren und arbeiten: Muss mit diesem Aspekte klären, diesem Aspekte erklären usw. (wir nennen diesen Partner den arbeitenden Partner (aP)).
- Dafür sorgen, dass der andere Partner schweigt und zuhört, während er mit aP arbeitet (wir nennen diesen Partner den zuhörenden Partner (zP)).

- Dafür sorgen, dass die Partner miteinander kommunizieren, sich jeweils verständlich machen bzw. dem anderen zuhören.
- In der Lage sein, schnell und direktiv in dysfunktionale Interaktionen von IA und IB einzugreifen und sich „Autorität zu verschaffen“.
- In der Lage sein, Klärungsprozesse anzuleiten, Verhandlungen zu führen, Kompromisse zu finden.
- In der Lage sein, verdeckte Konflikte zu erkennen, Probleme „auf den Punkt zu bringen“ und explizit zu machen, interaktionelle Spiele zu entdecken und aufzudecken.

Voraussetzung für diese Aufgaben ist, dass der KOPT-Therapeut in der Lage ist,

- psychologisch zu denken und zu analysieren,
- schnell zu denken und zu handeln,
- mit hoher Komplexität umzugehen und Ambiguitäten auszuhalten,
- sowohl hoch empathisch als auch hoch konfrontativ zu sein,
- sich nicht zu solidarisieren und eigene Schemata zurückzustellen (gute Selbsterfahrung!),
- ein hohes Maß an Freundlichkeit und gleichzeitig ein hohes Maß an Autorität auszustrahlen.

7 Prinzipien und Regeln der Paartherapie

In der KOPT gelten bestimmte Prinzipien, nach denen sich die Therapie ausrichtet und die auch die Klienten kennen sollten. Zudem müssen sich die Partner an bestimmte Regeln halten, damit die Therapie effektiv abläuft.

7.1 Prinzipien

Wir möchten hier einige Prinzipien explizieren, auf denen die KOPT basiert: Therapeuten arbeiten nach diesen Prinzipien und machen auch den Paaren diese Prinzipien *transparent*, d.h. der Therapeut erläutert (entweder standardmäßig oder bei Bedarf) diese Prinzipien, um Klienten „auf eine einheitliche Linie" zu bringen. Die Klienten sollen wissen, worum es geht, was von ihnen erwartet wird und was sie tun müssen, wenn sie ihre Beziehung wieder in Schwung bringen wollen.

7.1.1 Zu dem Problem gehören immer zwei

Der Therapeut geht immer davon aus, dass *beide* Partner an dem Beziehungsproblem einen Anteil haben: Der Anteil, den beide daran haben, muss nicht unbedingt gleich sein, aber er ist auch nicht 100% zu 0%. Jeder Partner tut etwas dazu, dass die Kommunikation nicht klappt, dass man sich nicht einigen kann u.a.

Und das impliziert,

- dass *beide* Partner *davon ausgehen müssen*, dass sie Teil des Problems sind und dass sie etwas zu dem Problem beitragen;
- dass *beide* Partner zur Klärung und Lösung von Problemen aktiv beitragen müssen;
- dass kein Partner davon ausgehen kann, er habe kein Problem oder habe keinen Anteil an dem Problem;
- dass kein Partner passiv an der Paartherapie teilnehmen kann.

Und der Therapeut muss somit unter Umständen einem Partner auch klarmachen:

- Wenn der Partner ein Beziehungsproblem hat, dann hat ER auch eins;
- und wenn er kein Problem hat, dann hat er keine Beziehung;
- und er hat zwei Möglichkeiten: Entweder er arbeitet aktiv mit oder die Therapie scheitert.

Das Postulat, dass zu dem Problem zwei gehören, hat wiederum wichtige Folgerungen für die Paartherapie:

- Beide Partner müssen aktiv zu der Therapie beitragen.
- Beide Partner müssen aktiv an der Analyse des Problems mitarbeiten.
- Beide Partner müssen aktiv an der Veränderung des Problems mitarbeiten *und*
- beide Partner müssen sich im Therapieprozess entgegenkommen, also bereit sein, Kompromisse zu machen!

7.1.2 Kompromisse sind nötig

Der Therapeut muss den Partnern verschiedene Punkte unmissverständlich klarmachen:

1. Eine Paartherapie kann nur dann funktionieren kann, wenn jeder bereit ist, *sich zu bewegen*:
   - Wenn jeder bereit ist, seine eigenen Positionen zu reflektieren, zu hinterfragen und zu verändern;
   - wenn jeder bereit ist, sich auf den anderen zuzubewegen und auf Forderungen und Positionen zu verzichten.
2. Sowohl die Paartherapie als auch die Partnerschaft funktionieren nur dann, wenn beide bereit sind, *Kompromisse* zu machen:
   - Wenn sie bereit sind zu verhandeln,
   - wenn sie bereit sind, zugunsten einer gemeinsamen Lösung auch Abstriche zu machen,
   - wenn sie bereit sind, auf Forderungen zu verzichten, wenn sie dadurch auf der anderen Seite etwas gewinnen.
3. Daraus folgt:
   - Wer sich nicht bewegt, sabotiert die Therapie.
   - Wer keine Kompromisse macht, gefährdet die Beziehung.

Damit kann und sollte ein Therapeut gegebenenfalls einen der Partner (oder beide) konfrontieren.

7.1.3 Zukunftsorientierung

Es ist wichtig, dem Paar relativ schnell klarzumachen, dass es *nicht* die Aufgabe der Therapie ist, aufzuarbeiten, wer wann was falsch gemacht hat oder über welche Prozesse es zu den Problemen gekommen ist. Ein Therapeut ist kein Historiker und eine historische Analyse ist nicht die Aufgabe der Paartherapie. Ein Therapeut ist auch kein Kriminalist und gegenseitige oder einseitige *Schuldzuweisungen* sind therapeutisch sinnlos. Außerdem lässt es sich in aller Regel – schon wegen der hohen Komplexität der Prozesse, der Tatsache, dass beide Partner in komplexer Weise verwickelt sind und wegen des schlechten und völlig voreingenommenen menschlichen Gedächtnisses – sowieso nicht mehr rekonstruieren; schon gar nicht genau oder gar valide! Historische Analysen sind nur insoweit sinnvoll, um zu zeigen, was man vermeiden sollte, weil es dysfunktional ist, oder um Schemata zu rekonstruieren – aber auf keinen Fall, um Verantwortung und Schuld zu rekonstruieren!

Die Paartherapie sollte daher *zukunftsorientiert* sein: Die entscheidende Frage ist, wie man die Beziehung verbessern kann und was beide Partner *in Zukunft* tun können, um dies zu erreichen! Auf diese Devise sollte der Therapeut die Partner festlegen: Es geht nicht um die Analyse der Vergangenheit: Dies tut man nur, wenn man verstehen muss, was genau das Problem ist (*nicht*, wie es entstanden ist!); hat man das Problem verstanden, ist die Frage, wie man es beheben kann.

7.1.4 Offenheit

Es muss beiden Partnern klar sein, dass es wichtig ist, in der Therapie offen über alles zu sprechen: Alle müssen offen machen (und offen machen *können*), was sie möchten, was sie stört, was sie ändern wollen und was sie nicht wollen. Ohne Offenheit ist die Therapie sinnlos.

Offenheit bedeutet aber auch, dass die *wirklich problematischen Themen auf den Punkt gebracht werden*. Da Paare aber oft konfliktreiche Themen systematisch vermeiden und sich stattdessen über Albernheiten streiten, muss oft der *Therapeut* die *eigentlichen Themen explizit machen*: Der Therapeut muss deutlich machen, dass man sich nicht über Bilder streitet, sondern dass es um Aufmerksamkeit und Respekt geht; dass man sich nicht um Kindererziehung streitet, sondern dass es um Macht und Status geht.

Und ganz oft ist es der *Therapeut*, der Themen aufmacht, Konflikte so benennt, wie man sie benennen muss, der Aspekte „auf den Punkt bringt“, der Euphemismen „rausspült“ und Klarheit schafft: Es muss aber beiden Partnern klar werden, *dass* der Therapeut dies tut und tun *muss*, wenn man über die wirklichen Probleme offen kommunizieren will.

7.2 Regeln

Ein Paartherapeut sollte Regeln in der Therapie einführen, an die sich die Partner halten sollten; und er sollte dafür sorgen, *dass* die Partner sich daran halten (siehe unten). Diese Regeln ergeben sich z.T. aus den beschriebenen Prinzipien und werden entweder durch den Therapeuten standardmäßig am Beginn jeder Stunde explizit benannt (Basisregeln) oder er führt sie ein, wenn er sie für relevant hält (Regeln bei Bedarf).

7.2.1 Basisregeln

Die folgenden Regeln betrachten wir als Basisregeln, d.h. ein Therapeut sollte sie zu Beginn der ersten Stunden immer erneut benennen, er kann sie dabei erläutern und kommentieren, aber nicht mit den Klienten diskutieren.

Die erste und grundlegendste Regel, die ein Therapeut den Klienten deutlich macht, ist, dass der Therapeut in der Paartherapie davon ausgeht:

Zu einem Interaktionsproblem gehören immer zwei.

Das impliziert, dass beide Partner einen Anteil an dem Problem haben (nicht unbedingt in gleichem Ausmaß); jedoch trägt jeder Partner dazu bei, dass ein Problem sich überhaupt herausbilden kann und aufrechterhalten bleibt. Und da beide Partner einen Anteil an dem Problem haben, folgt daraus auch:

> Beide Partner müssen sich aktiv an der Paartherapie beteiligen. Beide Partner müssen aktiv an der Klärung der Probleme *und* an der Problemlösung mitwirken!

Eine weitere Regel ist:

> Beide Partner müssen in der Beziehung Kompromisse machen und in der Paartherapie neue Kompromisse aushandeln! Beide Partner müssen sich deshalb bewegen!

Damit ist aber auch klar, dass eine Haltung eines Klienten im Sinne von „ich habe mit dem Problem nichts zu tun" oder „meine Frau muss sich verändern, dann ist das Problem gelöst", nicht akzeptabel ist: Der Therapeut muss im ersten Schritt versuchen, dem Klienten klar zu machen, dass diese Haltung dysfunktional ist; gibt der Klient sie jedoch nicht auf, bleibt schließlich nur die Alternative, die Paartherapie abzubrechen. Den Partnern muss klar werden, dass die Paartherapie scheitern wird, wenn sie sich nicht an diese Regeln halten.

7.2.2 Regeln bei Bedarf

Die folgenden Regeln besprechen wir nicht standardmäßig vor jeder Stunde, sondern wir erläutern sie, wenn es im Therapieprozess Sinn macht.

Wenn Partner versuchen, dem anderen Schuld zuzuweisen oder versuchen, historisch zu analysieren, wer einen Konflikt wann wie angefangen hat (was kontraproduktiv ist), werden die Regeln eingeführt:

> Es gibt in der Paartherapie weder historische Analysen noch Schuldzuweisungen!

> Die Paartherapie ist zukunftsorientiert: Es geht zentral um die Frage, durch welche Maßnahmen die Beziehung verbessert werden kann!

Außerdem gilt (wie in der Einzeltherapie auch):

> Klären vor Lösen!

Die Paartherapie ist deutlich stärker und deutlich schneller lösungsorientiert als eine Einzeltherapie: Aber auch hier gilt: Bevor man ein Problem lösen kann, muss man es, zumindest in den Grundzügen, verstanden haben.

Der Therapeut muss seine eigene Rolle als neutraler Moderator in der Paartherapie definieren: Er wird dafür sorgen, dass die Interaktion zwischen den Partnern anders und konstruktiver abläuft als im Alltag. Er wird dafür sorgen, dass die Partner miteinander reden und verhandeln. Er wird Konflikte deutlich machen und dafür sorgen, dass wichtige Themen auch auf die Tagesordnung kommen. Er wird dabei beide Partner gleich behandeln, keinen bevorzugen und sich mit keinem solidarisieren. Hierbei gilt die Regel (wie in der Einzeltherapie auch):

> Beide Partner sollen in der Paartherapie andere und konstruktivere Erfahrungen machen als im Alltag.

Aufgrund dieser Regel gibt es auch klare Interaktionsregeln, die bestimmen, wie die Partner zu kommunizieren und zu interagieren haben und die bestimmen, was sie auf keinen Fall tun dürfen.

> Sprechen Sie in Ich-Botschaften, nicht in Du-Botschaften.

Sagen Sie: „Ich habe mich gekränkt gefühlt“ und nicht: „Du hast mich gekränkt.“ Sagen Sie: „Ich habe mich geärgert“ und nicht: „Du hast Mist gebaut.“

Klienten haben oft große Schwierigkeiten, diese Regel zu verstehen; deshalb ist es wichtig, die Klienten immer wieder darauf hinzuweisen.

Eine eng mit der obigen Regel zusammenhängende Regel ist:

> Keine Abwertungen und keine Unterstellungen machen!

Die Gründe für diese Regeln sind sehr einfach: Du-Botschaften und insbesondere Unterstellungen und Abwertungen triggern den anderen und führen zu emotionalem Hochschaukeln und damit dazu, dass man sich überhaupt nicht mehr zuhört und nur noch bekämpft! Wenn man aber in der Therapie gegenseitiges Zuhören und Verstehen fördern will, dann muss man wirksam verhindern, dass solche (Trigger-)Statements gemacht werden.

Jeder Partner kann sagen, was ihn ärgert oder stört, was er möchte und was er vermisst, aber er sollte dies nicht als Vorwurf, nicht als Abwertung, nicht vermischt mit Unterstellungen sagen, sondern sich auf *seinen* Eindruck, *seine* Gefühle usw. beziehen. Daher schreitet der Therapeut auch sofort ein, wenn es Beschimpfungen („Du bist ein Arschloch!“), Abwertungen, Unterstellungen („Du willst das ja gar nicht!“, „Du machst das absichtlich!“) o.a. gibt. Die Paartherapie dient in keiner Weise dazu, den Partner zu verletzen oder zu kränken, zu beleidigen oder niederzumachen: Die Paartherapie dient dazu, sich wieder anzunähern, miteinander zu reden und zu verhandeln!

Ein großes Problem für Therapeuten sind implizite, nonverbale Abwertungen: Während der Therapeut mit einem der Partner redet und der andere nur schweigen sollte, kann es sein, dass dieser stöhnt, kurze Statements macht wie „du liebe Güte“, mit den Augen rollt u.a. Der Therapeut sollte darauf reagieren und den Partner bitten, auch nonverbal keine Abwertungen kund zu tun und stattdessen zu versuchen, dem Partner zuzuhören.

Der Therapeut sollte hier aber Prioritäten setzen. Reagiert er ständig auf die Manöver des zuhörenden Partners, kann er sich kaum mehr mit dem anderen befassen. Deshalb kann sich der Therapeut auch dafür entscheiden, einige der Manöver bewusst zu ignorieren, um sich nicht ablenken zu lassen. Der Therapeut muss nicht auf alle Aktionen der Klienten reagieren.

Eine weitere Regel ist:

Während einer der Partner redet, hört der andere zu und unterbricht nicht!

Diese Regel ist besonders wichtig, aber in der ersten Phase der Paartherapie besonders schwer einzuhalten: Am Anfang quasseln die Partner praktisch ständig dazwischen und der Therapeut muss ständig auf die Regeln hinweisen. Das muss der Therapeut aber dann auch wirklich tun, denn die Partner müssen lernen, erst zu denken, dann zu reagieren, nicht sofort getriggert zu reagieren, die Prozesse nicht hochzuschaukeln.

8 Ablauf einer Klärungsorientierten Paartherapie

8.1 Prozessziele

Genauso wie in der Einzeltherapie, so gibt es auch in der Paartherapie Prozessziele, die man als Voraussetzungen dafür erreichen muss, dass man neue Ziele anstreben kann. Damit bauen die Prozessziele aufeinander auf und bilden eine Phasenabfolge: Man muss bestimmte Ziele erreichen und damit bestimmte Zustände herstellen, damit überhaupt erst bestimmte therapeutische Aufgaben bearbeitbar werden und man weitere Ziele anstreben kann.

Ein *wichtiges erstes Prozessziel* ist es, eine *vertrauensvolle Beziehung zu beiden Partnern* aufzubauen: Die Partner müssen den Eindruck haben,

- dass der Therapeut ein unabhängiger Moderator ist,
- der sich *nicht* mit einem der Partner solidarisiert,
- sondern der vermitteln will und der deshalb auch direktiv und konfrontativ ist.

Außerdem müssen die Partner relativ schnell den Eindruck haben,

- dass sie in der Therapie anders kommunizieren können als zu Hause,
- dass die Therapie sie weiterbringen kann,
- und dass die Vorgehensweise des Therapeuten daher sinnvoll ist.

Damit bekommt der Therapeut Compliance, die Bereitschaft beider Partner, sich an die therapeutischen Regeln zu halten und an der Therapie konstruktiv mitzuarbeiten, steigt. Wichtig ist hier auch, dass beide Partner des Paares recht schnell *Konsens* darüber haben, dass ihnen die Therapie etwas bringen kann. Denn nur dann besteht Aussicht darauf, dass sie anfangen, in der Therapie am gleichen Strang zu ziehen – und zwar an derselben Seite!

Ein weiteres *Prozessziel*, das man parallel zum ersten anstreben sollte, bezieht sich darauf, *therapeutische Regeln einzuführen und zu etablieren*. Denn wenn die Partner in der Paartherapie von Anfang an andere und konstruktivere Erfahrungen machen sollen als im Alltag, muss die Interaktion zwischen den Partnern in der Therapie von Anfang an anders laufen als im Alltag. Da die Partner dies aber von sich aus auf keinen Fall hinkriegen können, muss der Therapeut wichtige Interaktionsregeln einführen: Er muss sie „verkünden" und den Klienten erläutern; er diskutiert diese Regeln nicht und lässt sie auch nicht infrage stellen! Entweder die Klienten akzeptieren diese Regeln oder es gibt keine Therapie!

Dass die Klienten diese Regeln akzeptieren, bedeutet aber leider noch in keiner Weise, dass sie sich auch daran halten: Da die beiden Partner sich schnell und effektiv triggern, fällt es ihnen schwer bis unmöglich, sich an Regeln zu halten. Daher muss der Therapeut wieder und wieder und wieder auf diese Regeln hinweisen und diese im Therapieprozess durchsetzen.

Ein für den Anfang der Therapie meist wichtiges *Prozessziel* ist dann *Entschärfung von Konflikten und Herstellen der ersten Konsensbildungen*: Solange das Paar noch hoch aktuelle Konflikte aufweist und sich schnell und hochgradig gegenseitig triggert, besteht eine Art Minenfeld zwischen ihnen: Jederzeit kann jeder auf eine Mine treten und damit einen dysfunktionalen Hochschaukelungsprozess in Gang setzen. In dieser Phase gibt es jede Menge Missverständnisse, gegenseitige Frustrationen, Enttäuschungen usw.

Solange dies so ist, ist es illusorisch zu glauben, man könnte sinnvoll eine Kommunikation oder sogar ein gegenseitiges Verstehen anregen: Die Partner sind kaum in der Lage, einander zuzuhören, geschweige sich aufeinander einzulassen. Daher ist es eine wichtige Aufgabe des Therapeuten, die Minen zu entschärfen: Missverständnisse zu klären, Erwartungen und Frustrationen deutlich zu machen, Hochschaukelungsprozesse und dysfunktionale Interaktionen aufzuzeigen und dafür schon erste Lösungen zu erarbeiten, erste Kompromisse anzuregen, erste Schritte, aufeinander zu zu machen, deutlich zu machen, dass es wichtig ist, nicht schnell zu reagieren, sondern Dinge erst zu klären usw.

Sind etliche der aktuellen Minen entschärft und hat sich die Atmosphäre zwischen den Partnern entspannt, dann kann man das *Ziel verfolgen*, das *gegenseitige Verständnis und die Kommunikation zu verbessern*: Ihnen zu vermitteln, einander zuzuhören, sich gegenseitig besser zu verstehen und auf der Grundlage dieses vertieften Verstehens bessere Kompromisse auszuhandeln.

Ist dies erreicht, dann kann man ein sehr anspruchsvolles *Prozessziel verfolgen*: Den Partnern ein *tiefes, gegenseitiges Verstehen von Schemata, Motiven u.a.* zu ermöglichen, sodass jeder versteht, warum der andere so denkt, fühlt und handelt, wie er denkt, fühlt und handelt.

8.2 Therapiephasen

Eine Klärungsorientierte Paartherapie läuft in *Phasen* ab, die aufeinander aufbauen: Jede Phase hat bestimmte Schwerpunkte an Zielen und Inhalten; und die Ziele einer Phase müssen erreicht sein, damit die Voraussetzungen für die nächste Phase überhaupt gegeben sind. Die Phasenabfolge orientiert sich an den angestellten Überlegungen zu den Prozesszielen.

In welcher Phase ein Therapeut jeweils mit einem Paar arbeiten kann, hängt davon ab, auf welchem Niveau sich die Interaktion des Paares jeweils bewegt: So muss man z.B. davon ausgehen, dass tiefe Klärungsprozesse und das Anregen gegenseitigen Verstehens nicht möglich sind, wenn das Paar noch viele aktuelle Konflikte hat und die Partner dann schnell aggressiv („getriggert") aufeinander reagieren: In diesem Fall ist eine Bearbeitung und Entschärfung aktueller Konflikte angesagt (Phase 3, s.u.).

Wir möchten hier einen kurzen Überblick über die fünf Phasen der KOPT geben (eine ausführliche Darstellung findet sich in den folgenden Kapiteln):

Phase 1: Einzelsitzungen

Der Therapeut führt mit beiden Partnern vor der ersten Paarsitzung mindestens ein Einzelgespräch. Hier geht es darum, dass der Therapeut sich auf die eigentliche Paartherapie vorbereitet, erste Modelle über die Partner und das Problem bildet, Beziehungen zu den Partnern aufbaut, die Regeln festlegt u.a.

Phase 2: Erarbeitung der Problemliste

Der Therapeut erarbeitet mit dem Paar eine (vorläufige) Liste von Konflikt- und Problemthemen.

Phase 3: Bearbeitung aktueller Konflikte und Probleme

Aktuelle Konflikte beeinträchtigen die Beziehung und sie beeinträchtigen in der Therapie auch tiefergehende Klärungs- und Verhandlungsprozesse: Daher hat der Therapeut keine Alternative, als aktuelle Konflikte und Probleme als erstes zu bearbeiten und zu „entschärfen“. Dazu dient diese Phase.

Diese Phase kann auch als die relevanteste (hier entscheidet sich, ob die Therapie konstruktiv weitergehen kann) und für den Therapeuten schwierigste Phase der Therapie angesehen werden. Oft sind beide Partner „hochgradig geladen“, können sich kaum zuhören, bringen sich gegenseitig schnell und ständig „auf 180“ (d.h. sie schaukeln sich effektiv gegenseitig hoch) und halten sich nur schwer an die therapeutischen Regeln.

Phase 4: Verstehenstraining/Vertieftes Verständnis

In dieser Phase geht es darum, dass die Partner jeweils klären, was genau sie möchten, was genau sie stört, klären, warum sie es möchten und warum es sie stört: Damit klärt man hier auch schon Motive, Partner-Schemata und ansatzweise auch schon biographische Schemata. Es geht dann darum, aufgrund dieses vertieften Verständnisses noch einmal darüber nachzudenken,

- was man selbst verändern könnte oder sollte,
- ob man den Partner besser versteht und ihm daraufhin einiges „nachsehen“ oder ihm entgegenkommen kann,
- ob man aufgrund des vertieften Verstehens bessere und tragfähigere Kompromisse aushandeln kann.

Phase 5: Klärung biographischer Schemata

In dieser Phase geht es darum, bei beiden Partnern *beziehungsrelevante* (!), dysfunktionale (oder kompensatorische), biographische Schemata so weit zu klären, dass der jeweils andere Partner besser versteht, warum sich ein Partner so verhält, wie er sich verhält! Auf diese Weise kann er erkennen, dass der Partner Dinge nicht tut, um ihn zu ärgern, sondern weil er aufgrund seiner Schemata keine Alternativen hat. Dies führt dazu, dass die Partner sich deutlich stärker aneinander annähern, verständnisvoller werden und anders mit den Eigenarten des anderen umgehen können.

Die Phasen 1 und 2 sind gewissermaßen die Vorbereitungsphasen auf die Therapie, die Phasen 3, 4 und 5 die eigentlichen „Arbeitsphasen".

Vergleicht man die Phasen 3, 4 und 5, dann wird deutlich, dass das Ausmaß, in dem ein Therapeut aktuelle Verhandlungen und Kompromisse anregt, abnimmt und das Ausmaß, in dem an gegenseitigen Verständnisprozessen gearbeitet wird, zunimmt (vgl. Abbildung 9):

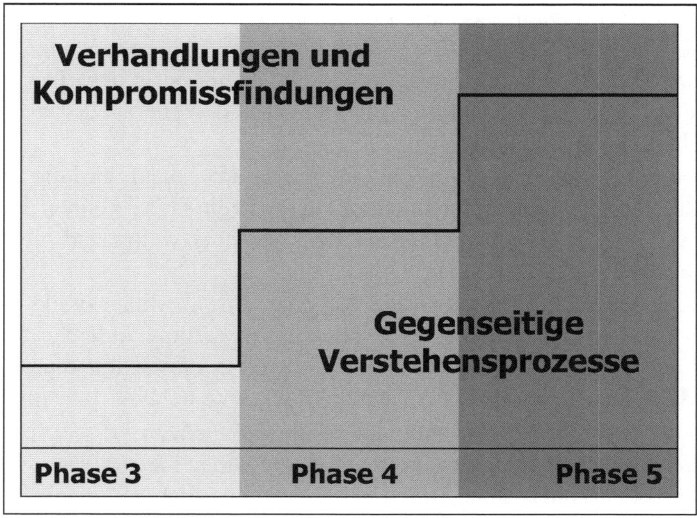

Abbildung 9: Verhältnis von „Verhandlungen" zu „Verstehen" in den Therapiephasen

9 Phase 1: Einzelsitzungen

Wir beginnen jede Paartherapie mit Einzelsitzungen mit beiden Partnern: Wir tun das, weil eine Paarinteraktion für den Therapeuten eine hoch komplexe Angelegenheit ist und die Paare auch schnell in völlig unvorhersehbare Hochschaukelungsprozesse geraten können. Daher sollte sich unseres Erachtens nach *kein* Therapeut, auch nicht einer mit hoher Expertise, unvorbereitet auf eine solch potentiell hochproblematische Situation einlassen! Macht ein Therapeut aber mit beiden Partnern vorher Einzelsitzungen, dann kann er sich sowohl auf die einzelnen Partner als auch auf die nun abschätzbare Dynamik vorbereiten und einstellen. Er kann Beziehungen aufbauen, Modelle bilden, Probleme antizipieren u.Ä.: Eine gute Vorbereitung!

Entsteht die Paartherapie aus einer Einzeltherapie, hat der Therapeut mit dem Klienten ja schon Einzelstunden gehabt und räumt nun dem dazukommenden Partner einen (oder im Bedarfsfall mehrere) Einzeltermine ein, damit dieser dem Therapeuten seine Sicht der Paarproblematik erläutern kann und damit der Therapeut zu diesem Partner eine Beziehung herstellen kann.

Kommen beide Partner gemeinsam zur Paartherapie, dann wird die Stunde geteilt und jeder der Partner spricht allein mit dem Therapeuten: Dabei können die Partner entscheiden, wer anfängt. Gegebenenfalls werden dann noch weitere Einzelsitzungen vereinbart (was aber nur sehr selten nötig ist).

Der Therapeut hat hier natürlich die Aufgabe, eine vertrauensvolle Beziehung zu den beiden Partnern zu etablieren. Er gestaltet die Beziehung, indem er freundlich, akzeptierend und empathisch ist und indem er, soweit er dies schon kann, sich komplementär verhält. Dennoch steuert der Therapeut schon in hohem Maße die Exploration: Er stellt Fragen, spricht von sich aus Themen an usw.

Bevor der Therapeut exploriert, sollte er einige Dinge klarstellen:

- Der Therapeut erläutert seine Funktion und seine Aufgaben.
- Der Therapeut erläutert, dass man davon ausgehen wird, dass zu einem Problem zwei gehören und dass sich beide werden bewegen müssen.
- Der Therapeut macht deutlich, dass es in diesem Gespräch um subjektive Einschätzungen, nicht um Fakten geht.
- Der Therapeut macht deutlich, dass er nicht möchte, dass ihm „Geheimnisse“ anvertraut werden.

Zunächst holt der Therapeut beide Partner in den Raum. Dann erläutert er kurz die Regeln und macht deutlich, dass man nun den Rest der Stunde als Einzelgespräche abwickeln wird: „Ich begrüße Sie zur Paartherapie und freue mich, dass Sie sich zu einer Paartherapie entschlossen haben!

Ich würde Ihnen zur Einleitung gerne ein paar Dinge erläutern, damit Sie eine Vorstellung davon haben, wie das Ganze hier ablaufen soll.

Zentral ist, dass ich die Paartherapie so gestalten möchte, dass Sie hier andere und hilfreiche Erfahrungen machen können als im Alltag. Und deshalb müssen wir hier auch anders miteinander reden und umgehen als im Alltag.

Meine Aufgabe hier in der Paartherapie ist die eines Moderators: Ich werde das Gespräch zwischen Ihnen steuern und Ihnen dabei helfen, miteinander zu reden, sich gegenseitig zuzuhören, miteinander zu verhandeln und Kompromisse auszuhandeln.

Ich bin dabei neutral: Ich werde mich nicht mit einem von Ihnen und gegen den anderen verbünden, ich werde nicht urteilen und auch nichts entscheiden. Ich werde aber darauf achten, dass Sie bestimmte Regeln einhalten, dass Sie beide zum Zuge kommen, dass Sie beide gehört werden und dass keiner von Ihnen zu kurz kommt.

Als Erstes möchte ich Ihnen sagen, dass wir hier in der Paartherapie davon ausgehen, dass zu einem Beziehungsproblem immer zwei gehören: Das heißt, dass immer beide daran einen Anteil haben. Und das bedeutet auch, dass in der Therapie beide mitarbeiten müssen, dass beide an der Klärung des Problems mitarbeiten müssen, dass beide bereit sein müssen, aufeinander zuzugehen und Kompromisse zu machen; dann und nur dann kann die Paartherapie erfolgreich sein.

Ich möchte diesen Termin heute dazu nutzen, mit jedem von Ihnen zunächst einzeln zu sprechen, damit jeder von Ihnen Gelegenheit hat, mir in aller Ruhe erst mal seine Sicht der Problematik zu schildern; das hat sich für die Paartherapie als sehr günstig erwiesen. Wenn wir keine Einzelgespräche mehr brauchen, werden wir dann einen gemeinsamen Termin vereinbaren, bei dem wir dann zu dritt an der Lösung der Probleme arbeiten werden.

In den Einzelgesprächen können Sie mir erst einmal Ihre Sichtweise erläutern: Es wäre mir aber wichtig, dass Sie mir nur solche Inhalte mitteilen, die wir dann auch zu dritt ansprechen können; sollten Sie also Geheimnisse haben, die Ihr Partner nicht wissen soll, teilen Sie mir diese bitte auch nicht mit, denn ich möchte als Moderator offen zwischen Ihnen vermitteln können und das kann ich schlecht, wenn ich zu einer Art „Geheimnisträger“ werde.

Die wichtigste Aufgabe des Therapeuten in dieser Phase ist jedoch *Modellbildung*. Der Therapeut versucht, sich ein Bild von den Partnern und von der Beziehung und ihren Problemen zu machen. Insbesondere versucht der Therapeut hier abzuschätzen, was in der Dreier-Konstellation auf ihn zukommen kann.

Während der Modellbildung folgt der Therapeut im Gespräch mit einem Partner zwei zentralen Punkten:

1. Was weiß ich, welche Informationen habe ich und welche Schlüsse kann ich belegbar ziehen?
2. Was weiß ich noch nicht, welche Informationen fehlen mir, was verstehe ich noch nicht?

Beispielsweise kann es sein, dass ein Partner viel über den anderen redet und man damit viel über dessen Einschätzung des anderen versteht; man weiß aber dann noch sehr wenig über das, was dem Partner selbst fehlt, was er vermisst, was er sich wünscht. Wird dem Therapeuten deutlich, welche Informationen fehlen, dann kann er gezielt nach diesen Informationen fragen.

Der Therapeut sollte sich bei der Modellbildung auch klarmachen, dass er das, was Klienten in Alltagssprache, indirekt, verdeckt usw. formulieren, in eine psychologische Sprache seines Funktionsmodells umformulieren muss: Was bedeutet das Gesagte auf einer psychologischen Ebene?

Während der Vorgespräche sollte der Therapeut versuchen, folgende Fragen beantworten zu können und entsprechende Informationen in das Modell eintragen:

- Wo sehen die Partner die zentralen Probleme in der Beziehung?
- Wo sind sich die Partner einig und wo weichen ihre Problemdefinitionen voneinander ab?
- Gibt es aktuellen Stress, aktuell heiße Konflikte, massive Auseinandersetzungen?
- Bei welchen Themen, worüber und warum?
- Was sind die zentralen Problemthemen?
- Was sind die zentralen Problempunkte im Hinblick auf die Analyse-Heuristik (z.B. gibt es Probleme im Hinblick auf zentrale Beziehungsmotive, auf Reziprozität, auf Macht/Status usw.)?
- Welche relevanten Paar-Beziehungsschemata weisen die Partner auf? Auf welche Handlungen des anderen reagieren sie „allergisch“?
- Was sind relevante dysfunktionale Schemata der beiden Partner? Wer triggert die Schemata des anderen wodurch?
- Gibt es Hinweise darauf, dass die Partner bestimmte Problemaspekte/Themen vermeiden?
- Welches sind die zentralen Beziehungsmotive der beiden Partner?
- Gibt es bereits Hinweise auf intransparente, manipulative Interaktionsstrukturen (Spielverhalten) bei den Partnern?
- Gibt es bei den Partnern Hinweise auf starke Persönlichkeitsakzentuierungen/Persönlichkeitsstörungen?
- Gibt es Hinweise darauf, dass die Beziehung noch eine Basis hat?
- Gibt es Hinweise auf gegenseitige Aversionen?
- Ist einer der Partner nachtragend, „Rabattmarkenkleber“?
- Sind die Partner motiviert, die Beziehung zu behalten, etwas für die Verbesserung zu tun?
- Hat ein Partner die Tendenz, die Beziehung zu verlassen?
- Ist zu erwarten, dass die Partner in der Therapie kooperativ sind, sind sie kompromissbereit, änderungsmotiviert?
- Ist mit Sabotage der Therapie zu rechnen?
- Wie gehen die Partner mit dem Therapeuten um?

Aufgrund des Modells sollte der Therapeut folgende Aspekte für die Paarsituation antizipieren:

- Mit welchen heißen Konflikten muss er rechnen?
- Werden sich die Partner an die Regeln halten oder eher nicht?
- Wer könnte welche Arten von Spielen realisieren?
- An welchen Themen könnten sich die Partner in welcher Weise hochschaukeln?
- Was bedeutet komplementäre Beziehungsgestaltung bei den beiden Partnern?

10 Phase 2: Erarbeitung der Problemliste

10.1 Das therapeutische Vorgehen

In dieser Phase geht es darum, eine Liste vorrangiger Probleme zu erstellen, von Problemen, die im Augenblick besonders konfliktreich sind und die im Zentrum der Paarkonflikte stehen.

In der nächsten Phase wird angefangen daran zu arbeiten, diese Probleme zu entschärfen, an diesen Problemen Übungen zur Kommunikation zu machen und erste Kompromisse zu schließen.

Von Phase 2 an realisiert der Therapeut ein bestimmtes Setting und hält dieses dann durch alle weiteren Phasen durch (vgl. Abbildung 10).

Der Therapeut stellt die Stühle als gleichseitiges Dreieck auf, sodass alle zu allen die gleichen Distanzen haben und jeder jeden sehen kann.

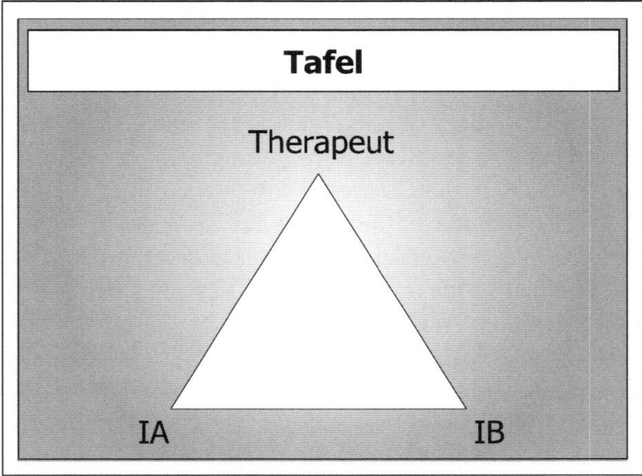

Abbildung 10: Räumliche Anordnung während der Paargespräche

Der Therapeut sitzt mit dem Rücken zu einer Tafel, sodass er Inhalte jederzeit aufschreiben kann.

Bei der Erstellung der Problemliste geht es darum, für beide Partner konflikthafte Probleme herauszuarbeiten: Dadurch wird eine Problem-Liste erstellt der Art:

Sie	Er
mangelnde Zärtlichkeit	Nörgeln
Unzuverlässigkeit	mangelnder Sex
mangelnde Unterstützung	mangelnde Unterstützung
mehr reden	

Um die Liste zu erstellen, arbeitet der Therapeut abwechselnd mit beiden Partnern: Dabei können diese entscheiden, wer anfangen will. Fängt z.B. *Sie* an, dann arbeitet der Therapeut mit ihr ein zentrales Konfliktthema heraus, indem er *Sie* fragt: „Was stört Sie im Augenblick an/in Ihrer Beziehung?“ Dann hilft der Therapeut der Klientin dabei, Problemaspekte zu explizieren, zu präzisieren, auf den Punkt zu bringen: Ziel ist es, das Problemthema *zu benennen*, also eine kurze, prägnante Formulierung für das Problem zu finden, eine Formulierung in maximal fünf Worten. Es geht dabei noch *nicht* darum, das Problem zu klären oder zu verstehen, sondern wirklich nur darum, einen Namen für das Problem zu finden, unter dem man das Problem wiederfinden kann. Sobald *Sie* dann mit Hilfe des Therapeuten einen Namen gefunden hat, den *Sie* akzeptiert, schreibt der Therapeut diese Bezeichnung an die Tafel und erteilt ihm das Wort: Nun soll *Er* ein Problem definieren bis zur prägnanten Bezeichnung, dann wieder *Sie* usw. bis beide keine relevanten Probleme mehr definieren.

Die Problemliste

- umfasst dabei in der Regel pro Person 3-5 Probleme,
- muss nicht bei beiden gleich lang sein,
- kann manchmal auf beiden Seiten gleiche Problembenennungen enthalten, die dann für die beiden Partner aber natürlich Unterschiedliches bedeuten.

Die Probleme der Liste sind meist vorläufig. Insbesondere, wenn die Klienten vermeiden, kann es gut sein, dass die Probleme noch nicht wirklich gut und relevant definiert sind und/oder dass relevante Probleme noch gar nicht auf der Liste stehen. Daher sollte der Therapeut auch zulassen, dass weitere Probleme auftauchen, die man noch auf die Liste setzt oder dass Problemdefinitionen auf der Liste sich ändern. Dadurch präzisieren sich die Probleme und sie werden zentraler. Dennoch braucht der Therapeut einen Einstieg, er muss Themen haben, mit denen man Klärungsprozesse beginnen kann und dazu ist eine solche Problemliste ideal.

Außerdem gibt sie den Partnern schnell das Gefühl, dass man beginnt, die Gesamtproblematik zu strukturieren und zu bearbeiten.

Partner versuchen manchmal, Problemdefinitionen zu wählen, die den anderen abwerten („Ego-Tripp meiner Frau“ o.ä.); dies sollte ein Therapeut nicht dulden, da das eine Strategie sein kann, den Therapeuten „auf seine Seite zu ziehen“ und durch negative Bewertungen „Fakten zu schaffen“. Daher sollte der Therapeut auch offen sagen, dass er nicht möchte, dass man abwertende Bezeichnungen verwendet und den Klienten bitten, eine andere Bezeichnung zu finden. Es gibt aber immer „Grauzonen“ und der Therapeut sollte hier nicht zwanghaft werden und bei jeder Kleinigkeit einschreiten.

Wenn der Therapeut beide Partner zum ersten Mal zusammenführt, um die Problemliste zu erstellen, dann beginnt er die Sitzung immer mit einer Präambel und mit der Einführung von Regeln. Diese Regeln versucht der Therapeut den beiden Partnern so klar und so deutlich wie möglich zu vermitteln.

Der Therapeut sollte sich dabei immer darüber im Klaren sein, dass er diese Regeln im Prozess immer wieder und wieder deutlich machen und durchsetzen muss: Der Therapeut sollte nur deshalb die Regeln am Anfang einmal ausführlich einführen, damit er dann auch wieder darauf hinweisen kann, dass man sich auf diese Regeln „geeinigt“ hat. Meist vergessen die Klienten die Regeln schnell wieder oder sie halten sich nicht daran. Deshalb ist es nötig, dass Therapeuten immer sofort intervenieren, wenn Klienten die Regeln brechen, und sie darauf hinweisen, dass es wichtig ist, sich an die Regeln zu halten.

- Gerade in dieser Phase können sich Partner schnell gegenseitig „triggern“ und sie halten sich dann nicht an die Regeln.
- Also muss der Therapeut die Regeln immer wieder freundlich, aber bestimmt, deutlich machen.
- Natürlich muss der Therapeut nicht auf alle Regel-Verletzungen (aufwendig) reagieren: Er kann einen Partner nonverbal stoppen (z.B. indem er die Hand hebt) oder er kann manchmal einen Zwischenruf auch einfach ignorieren (wenn die Störung kurz ist) und auf diese Weise „durch Nichtbeachtung löschen“.
- Beachte: *Regeln sollen die Therapie strukturieren, sie sollen aber nicht zu einer Art „Zwangsjacke“ werden!* Der Therapeut sollte daher *Prioritäten* setzen und sich auf wesentliche Aspekte konzentrieren und sich nicht in Details „verzetteln“!
- Klienten, die ein Therapeut mehrfach zur Regelbefolgung aufgefordert hat, wobei der Therapeut freundlich war und seine Aktionen begründet hat, werden in aller Regel höher compliant und bemühen sich stärker, sich an Regeln zu halten.

10.2 Therapeutisches Beispiel für Phase 2

10.2.1 Das Transkript

Th1: Frau X, Herr X, wir haben heute unsere erste gemeinsame Sitzung und ich freue mich, dass Sie beide gekommen sind.

Wie ich schon sagte, werde ich in diesen Sitzungen eine Art Moderator sein, d.h. ich werde das Gespräch und auch das Gespräch zwischen Ihnen anleiten. Ich werde auch bestimmte Regeln einführen und darauf achten, dass Sie sich an diese Regeln halten. Denn, wie Sie ja schon wissen, soll das Gespräch hier in der Therapie anders ablaufen als zuhause: Ich möchte, dass Sie hier konstruktiv miteinander verhandeln, einander zuhören und über Probleme miteinander reden.

Daher gilt ganz allgemein die Regel: Wenn jemand von Ihnen spricht, hört der andere zu! Der andere kann natürlich später auch etwas dazu sagen, soll den, der redet, aber auf keinen Fall unterbrechen! Es ist total wichtig, dass Sie einander ausreden lassen!

Ich möchte auch, dass niemand von Ihnen abwertende Kommentare über den anderen macht: Niemand äußert hier Beleidigungen, Abwertungen oder überhaupt negative Kommentare! Ich möchte, dass wir hier respektvoll miteinander umgehen!

Außerdem möchte ich, dass Sie hier sogenannte „Ich-Botschaften" senden und keine „Du-Botschaften": Das heißt, wenn Sie etwas am anderen stört, dann sagen Sie nicht „Du machst immer XY falsch", sondern Sie sagen „es stört mich, wenn Du XY machst"!

Am Anfang ist es schwer zu verstehen, dass das einen Unterschied macht, aber es macht einen: Wenn Sie Du-Botschaften machen, dann unterstellen Sie dem anderen etwas und sie werten ihn, ohne dass Sie das vielleicht wollen, damit ab. Darauf kann er schnell sauer reagieren und dann haben Sie schon eine massive Störung der Beziehung. Wenn Sie aber sagen, was *Sie* stört, dann bitten Sie den Partner, Sie ernst zu nehmen und sich mit Ihnen auseinanderzusetzen. Dabei reagiert er nicht sauer, sondern darauf kann er verständnisvoll reagieren.

Zwei Dinge möchte ich noch betonen:

Wir gehen in der Paartherapie davon aus, dass zu einem Beziehungsproblem immer zwei gehören: Das bedeutet, dass an einem Beziehungsproblem immer *beide* Partner einen Anteil haben und daher müssen auch immer *beide* Partner zur Analyse und zur Lösung des Problems aktiv etwas beitragen.

Das bedeutet: Wenn Sie Ihr Problem lösen wollen, müssen Sie beide auch aktiv etwas zur Lösung beitragen, Sie müssen sich beide um eine Lösung bemühen.

Das Zweite ist, dass eine Beziehung nur gut funktioniert, wenn man tragfähige Kompromisse macht, also Kompromisse, mit denen beide Partner zufrieden sein können. Das geht aber nur, wenn beide Partner auch kompromissbereit sind: Also werden Sie Ihr Problem auch nur dann lösen, wenn Sie beide bereit sind, zu verhandeln und dem anderen entgegen zu kommen!"

Sie sehen hinter mir eine Tafel mit den Spalten „Sie" und „Er". Der Sinn ist der, dass ich nun mit Ihnen versuchen möchte, eine Liste von Problemen oder Konflikten, die aus Ihrer jeweiligen Sicht in Ihrer Beziehung eine Rolle spielen, aufzulisten. Damit wollen wir uns einen Überblick darüber verschaffen, um welche Probleme es geht.

Natürlich ist diese Liste vorläufig; Sie können jederzeit noch Punkte ergänzen oder verändern. Oder die Themen können sich im Laufe des Gesprächs verändern. Wir brauchen aber Themen, mit denen wir starten können. Deshalb möchte ich Sie bitten, einmal zu überlegen, was aus Ihrer Sicht, Frau X, und aus Ihrer Sicht, Herr X, wichtige Probleme sind, die im Augenblick in Ihrer Beziehung eine Rolle spielen.

Ich werde immer abwechselnd mit Ihnen arbeiten, Sie können bestimmen, wer anfängt.

Herr X1 (zu Frau X gewandt): Von mir aus kannst Du anfangen.

Th2 (zu Frau X): Ist das für Sie ok? Wollen Sie beginnen?

Frau X2: Ja. Ich sagte Ihnen ja schon, dass ich mir mehr Verständnis von meinem Mann wünsche. Dass ich eben wieder arbeiten gehe. Und das versteht er nicht.

Th3: Sie würden sich mehr Verständnis wünschen. Sollen wir das so nennen?

Frau X3: Ja, kein Verständnis für meine Arbeit.
Th4: Kann ich das so aufschreiben: Kein Verständnis für meine Arbeit?
Herr X4: Aber das stimmt doch gar nicht ...
Th5: Verzeihen Sie, Herr X, wenn ich Sie unterbreche. Wir werden uns näher alle diese Punkte noch gründlich anschauen und dann haben Sie Gelegenheit, zu allem Stellung zu nehmen. Im Augenblick geht es aber nur darum, dass wir Probleme auflisten. Und da wäre es gut, wenn Sie Ihre Kommentare zurückstellen könnten. Ist das ok?
Herr X5: Ja, ok.
Th6 (an Frau X): Ist das ok? Kann ich das so aufschreiben: Kein Verständnis für meine Arbeit?
Frau X6: Ja, das können wir so nennen.
Th7 (steht auf und schreibt es an die Tafel): Herr X, was wäre aus Ihrer Sicht ein aktuelles Problem?
Herr X7: Ich habe den Eindruck, dass sie mich nicht unterstützt, dass sie nicht für mich da ist.
Frau X8: Das ist ja eine Unverschämtheit! Ich mache alles und Du ...
Th8: Frau X, ich muss auch Sie an dieser Stelle unterbrechen: Auch Sie sollten Ihren Mann hier aussprechen lassen.
Frau X9 (an Therapeuten): Aber ich mache doch alles für ihn und dann ist er noch unzufrieden? Das darf doch wohl nicht wahr sein!
Th9: Frau X, auch Sie haben gleich Gelegenheit, etwas dazu zu sagen. Bitte bedenken Sie, dass wir *jetzt* erst mal Probleme *sammeln*. Ich möchte Sie hier aber noch nicht diskutieren. Ist das ok für Sie?
Frau X10: Das finde ich schwer, wenn er so was sagt, regt mich das auf.
Th10: Das verstehe ich, aber bitte bedenken Sie, wir wollen ja hier anders an die Probleme herangehen, als Sie das zuhause tun. Daher wäre es wichtig, dass Sie erst mal Ihre Argumente zurückstellen. Ok?
Frau X11: Also gut.
Th11 (an Herrn X): Wie wollen wir das nennen: Mangelnde Solidarität? Mangelnde Unterstützung?
Herr X12: Ja, mangelnde Unterstützung.
Th12 (steht auf und schreibt dies an die Tafel): Frau X, sehen Sie noch ein weiteres, aktuelles Problem in Ihrer Beziehung?
Frau X13: Ich finde, dass mein Mann mich überhaupt nicht ernst nimmt. Ich mach' ein paar Stunden freiwillig in einem Altersheim und das findet mein Mann Zeitverschwendung und ...
Herr X14: Das ist ja auch Zeitverschwendung!
Th13: Herr X ...
Herr X15: Ist doch auch wahr! Statt sich um wichtige Sachen zu kümmern, macht sie so was.
Frau X16: Ich kümmere mich schon ...
Th14: Herr X, Frau X, ernsthaft: Wir arbeiten hier an der Problemliste und wir hatten vereinbart, dass wir dem anderen zuhören und *nicht* in Auseinandersetzungen einsteigen! Hier in der Therapie muss das Gespräch anders laufen als zuhause. Darf ich Sie

daher nochmals bitten, sich an die Regeln zu halten: Ich weiß, das ist schwierig, es ist aber auch wichtig!
Herr X17: Ok.
Frau X18: Ich werde mich bemühen.
Th15: Sehr gut! Ich weiß das zu schätzen! Glauben Sie mir: Ich verstehe, dass das schwierig für Sie ist, aber es ist notwendig, wenn wir Erfolg haben wollen. Frau X: Was meinen Sie damit „mein Mann nimmt mich nicht ernst“?
Frau X19: Er hat kein Verständnis für mich, er bemüht sich erst gar nicht darum.
Herr X20 (macht einen Grunzlaut).
Th16 (hebt die Hand in Richtung auf Herrn X, woraufhin dieser schweigt): Er bemüht sich nicht, Sie zu verstehen. Wie sollen wir das nennen: Mangelndes Verständnis? Mangelnder Respekt?
Frau X21: Ich weiß nicht. Vielleicht mangelndes Verständnis.
Th17: Es muss ja nicht 100%ig stimmen, Hauptsache, Sie wissen, was Sie damit meinen.
Frau X22: Ok.
Th18 (steht auf und schreibt es an): Herr X, gibt es noch weitere Probleme aus Ihrer Sicht?
Herr X23: Sexuelle Verweigerung.
Frau X24: Was? Was soll ...
Th18: Frau X, bitte: Ich weiß, es ist schwierig, aber stellen Sie bitte alle Kommentare zurück.
Herr X25: Meine Frau verweigert allen Sex. Seit Jahren. Das ist ein Dauerproblem. Sie hat Migräne oder alle möglichen Ausreden.
Th19: Sie möchten gerne Sex, aber Sie haben den Eindruck, Ihre Frau verweigert ihn?
Herr X26: Ja, genau so. Und wir können nicht darüber sprechen.
Th20: Hier werden wir sicher darüber sprechen. Soll ich das so aufschreiben: Sexuelle Verweigerung?
Herr X27: Ja.
Th21 (steht auf und schreibt es an die Tafel): Frau X, gibt es noch weitere Probleme aus Ihrer Sicht, die wir behandeln sollten?
Frau X28: Mein Mann nörgelt ständig an mir rum.
Th22: Was meinen Sie damit?
Frau X29: Er ist ständig unzufrieden: Das Essen schmeckt nicht, die Wohnung ist nicht sauber genug, es gefällt ihm nicht, was ich anziehe, so Sachen eben.
Th23: Sie haben den Eindruck, dass Ihr Mann Sie ständig kritisiert, sollen wir das „nörgeln“ nennen?
Frau X30: Ja, ständiges Nörgeln.
Th24 (steht auf und schreibt das an): Herr X, gibt es aus Ihrer Sicht noch wichtige Probleme?
Herr X31: Ich glaube, das war's erst mal.
Th25: Ok, ich sagte ja schon, Sie können es immer erweitern. Frau X, gibt es aus Ihrer Sicht noch Probleme, die wir besprechen sollten?
Frau X32: Erst mal nicht.
Th26: Dann danke ich Ihnen; damit schließen wir dann die Liste erst mal ab.

10.2.2 Kommentar

Th1: Der Therapeut führt hier die wichtigen Regeln ein. Damit wird das Therapeuten-Statement natürlich recht lang und der Therapeut muss darauf achten, dass

- er beiden Partnern etwa gleich viel Aufmerksamkeit zuwendet,
- beide aufmerksam bleiben,
- beide erkennen lassen, dass sie die Regeln verstanden haben.

Wenn bei der Einführung der Regeln Fragen aufkommen, geht der Therapeut selbstverständlich darauf ein und erklärt die entsprechende Regel auch noch einmal. Die Regeln werden allerdings nicht diskutiert und müssen letztendlich von beiden Partnern akzeptiert werden.

Natürlich geht der Therapeut *nicht* davon aus, dass die Klienten sich nun an die Regeln halten: Dennoch ist es wichtig, die Regeln einmal „verkündet" zu haben, denn dann kann der Therapeut sich wieder darauf beziehen. Dann erläutert der Therapeut die Aufgabe der Problemliste.

Th2: Es ist wichtig, dass der Therapeut sich, obwohl der Mann der Frau vermeintlich freundlicherweise den Vortritt lässt, das Einverständnis der Frau einholt. Es wäre schließlich möglich, dass es ein Thema in der Beziehung ist, wer bestimmt, was und wie und von wem gemacht wird. Würde der Therapeut ohne Sie einzubeziehen Ihm folgen, könnte das bei Ihr bereits Reaktanz auslösen und die Beziehung zwischen Therapeut und Ihr wäre gestört. Wichtig ist immer „möglichst beide Partner mit im Boot zu haben".

Th3/Th4: Ziel des Vorgehens ist es hier, *Begriffe* für relevante Probleme zu finden, mit denen man in die Therapie *einsteigen* kann: Der Therapeut will in dieser Phase noch *nicht* in die Klärung oder Bearbeitung der Probleme einsteigen, sondern er will erst einmal einen Überblick über relevante (Einstiegs-!)Themen bekommen. Daher versucht er auch so schnell wie möglich eine griffige Formulierung/Bezeichnung für ein Problem zu finden.

Der gefundene Begriff muss auch nicht exakt sein, der Klient muss lediglich das gemeinte Problem „unter der Bezeichnung wiederfinden" können.

Th5: Es ist wichtig, dass ein Therapeut den Partnern deutlich macht, dass sie sich an die Regeln halten müssen, wenn die Therapie konstruktiv ablaufen soll. Daher unterbricht der Therapeut den Partner, der sich einmischt und der sich nicht an die Regel hält, und bittet ihn, schweigend zuzuhören.

Th6: Auch wenn es bei der Problemliste das Ziel ist, schnell eine Bezeichnung für das Problem zu finden, ist es für die therapeutische Beziehung wichtig, dass die Klienten mit der Formulierung wirklich einverstanden sind. Zum einen fühlt sie/er sich durch die gemeinsame Begriffsfindung verstanden, zum anderen bekommt sie/er durch die Nachfrage des Therapeuten das Gefühl, dass nicht über ihren/seinen Kopf hinweg entschieden wird und dass ihr/ihm nichts übergestülpt wird.

Th7: Wenn ein Label für ein Problemthema gefunden ist, wird dies an der Tafel festgehalten.

Wichtig ist grundsätzlich, aber gerade auch in dieser Situation, dass jetzt der andere Partner ein Problem nennen kann, damit er, der gerade unterbrochen wurde, merkt, dass er auch gehört wird.

Frau X8: Das passiert leicht: Eine Problembeschreibung eines Partners „triggert“ den anderen, woraufhin dieser nicht mehr zuhören kann und emotional reagiert. Im ersten Schritt sollte der Therapeut auch hier versuchen, den Klienten zu stoppen, an die Regel zu erinnern und wieder Ordnung herzustellen.

Wenn es dem Therapeuten nicht gelingt, den Klienten zu stoppen, z.B. weil dieser zu stark emotionalisiert ist, dann ist es erforderlich, erst einmal mit diesem Klienten weiterzuarbeiten und die emotionale Reaktion zu bearbeiten, denn sonst kann es sein, dass der Klient den Prozess immer wieder stört.

Th8/Th9: Zunächst versucht der Therapeut auch hier, den „störenden“ Partner „unter Kontrolle“ zu bringen und ihn dazu zu veranlassen, sich an die Regeln zu halten. Dabei sollte der Therapeut (wie in diesem Beispiel) ganz direkt und direktiv deutlich machen, was er will und was jetzt gemacht werden soll. Der Therapeut macht damit auch deutlich, dass *er* die Regeln bestimmt und dass über diesen Punkt nicht diskutiert wird.

Frau X10: Die Klientin äußert hier, was die meisten Klienten empfinden, wenn sie getriggert sind. Man ist schnell und möglicherweise heftig aufgebracht und es *ist* dann schwer, seine Gefühle zu regulieren und sich zurückzunehmen.

Th10: Der Therapeut reagiert darauf mit einer Ja-Aber-Botschaft: Ja, er versteht, dass es der Klientin schwerfällt, sich an die Regeln zu halten; und ja, er kann verstehen, dass die Klientin das Bedürfnis hat, etwas dazu zu sagen. Aber es ist trotzdem wichtig, sich an die Regeln zu halten, denn nur dann kann die Therapie funktionieren!

Herr X15/Frau X16: Es kann sein, dass beide Partner sich ganz schnell hochschaukeln, so schnell, dass der Therapeut gar nicht dazwischen kommt. Passiert dies mal und nur kurz, ist das auch nicht schlimm. Allerdings sollte der Therapeut solche Phasen möglichst schnell wieder unterbrechen, damit die therapeutische Kommunikation keine Fortsetzung der Alltagskommunikation wird!

TH14: Was der Therapeut hier auch tut. Wichtig ist, dass der Therapeut von Zeit zu Zeit nicht nur stoppt, sondern den Partnern auch *erneut den Sinn* der Regeln erläutert, denn nur, wenn alle Beteiligten *einsehen*, dass die Regeln sinnvoll und notwendig sind, ist damit zu rechnen, dass sie auch compliant sind!

Herr X17/Frau X18: Interveniert ein Therapeut mit einer Ja-aber-Strategie, also mit einer Mischung aus Empathie *und* Regelhinweis, reagieren die meisten Klienten mit Compliance: Was aber nur heißt, dass sie den Sinn der Regeln einsehen (immerhin!), allerdings noch nicht, dass sie sich auch wirklich daran halten können/werden.

Th15: Der Therapeut sollte nicht vergessen, die Klienten für eine Regelbefolgung bzw. für Compliance zu loben! Der Therapeut sollte die Partner immer für alles *loben*, was konstruktiv ist: Konsens, Kompromissbereitschaft, Einsichten usw. *Lob für konstruktives Handeln ist sehr wichtig!*

Herr X20/Th16: Der Therapeut sollte bei nonverbalen Kommentaren eines Partners (z.B. Grunzen, laut Atmen, Augen verdrehen u.ä.) entscheiden, ob er intervenieren soll oder ob er es ignorieren soll. Zu Therapiebeginn sollte ein Therapeut es aber eher stoppen. Wie der Therapeut hier, kann er das dann ebenfalls nonverbal tun (z.B. indem er die Hand hebt und gewissermaßen den Klienten mit der Handfläche blockiert). Er kann es aber natürlich auch verbal kommentieren.

Th16: Wenn ein Therapeut dem Klienten hilft, ein Problem „auf den Begriff zu bringen“, formuliert er das Problem immer so, dass klar wird, dass „er den Klienten zitiert“, dass klar wird, *dass es sich dabei um die Sichtweise des Klienten handelt.* Der Therapeut nimmt dazu aber *nie* Stellung, er formuliert *nie* so, dass es sich wie eine Realitätsaussage anhört der Art: „Das *ist* das Problem, so *ist* die Realität.“ Der Therapeut sagt *nie* etwas darüber, wie die Realität ist, sondern nur darüber, *wie die Partner die Realität sehen!*

Frau X24/Th18: Es ist sehr wichtig, als Therapeut durch die häufigen Regelverstöße nicht zu resignieren, sondern konsequent und konzentriert die Einhaltung der Regeln durchzusetzen.

Es ist genau so wichtig, hierdurch nicht verärgert zu sein, sondern sich vor Augen zu führen, dass es für die Partner wirklich schwierig ist und sie die Steuerung eines dritten brauchen.

Th25: Der Therapeut fragt hier beide Partner so lange, bis beide keine Problemthemen mehr zu nennen haben. Es ist wichtig zu bedenken, dass nur weil ein Partner keine Themen mehr hat, das nicht heißt, dass der andere ebenfalls schon alles genannt hat. Es kann bei den beiden Partnern unterschiedlich viele Themen geben.

11 Phase 3: Bearbeitung aktueller Konflikte und Probleme

11.1 Die Ausgangssituation und Ziele der Phase 3

Sehr viele Paare kommen mit aktuellen, „brennenden“ Konflikten oder Problemen in die Therapie: Und das bedeutet, dass sie verärgert sind, sich stark gegenseitig triggern, hochschaukeln und dysfunktional miteinander interagieren. In solchen Fällen sind tiefergehende Verhandlungs- oder Klärungsprozesse gar nicht möglich: Die Partner können sich nicht mal in Ruhe zuhören, geschweige denn, gegenseitiges Verständnis aufbringen.

In solchen Fällen kann man oft auch nicht sinnvoll Kommunikation trainieren, denn die Partner sind dann zu stark „emotional geladen“, um sich mehr als oberflächlich (wenn überhaupt) auf das Vorgehen einzulassen; das größte Problem dabei ist allerdings, dass sie in solchen Fällen auch gar nicht motiviert sind, solche Übungen zu machen und deshalb haben diese dann auch keinerlei nachhaltige Effekte. Das ist das, was wir oben ausgeführt haben: *Man muss hier in der Therapie erst die Voraussetzungen für eine gute Kommunikation schaffen* (vgl. Sheras & Koch-Sheras, 2008)!

Therapeuten bleibt dann praktisch nichts anderes übrig, als zuerst und vorrangig an einer Konflikt- und Problementschärfung zu arbeiten: Die vorrangigen Ziele sind, Streitigkeiten beizulegen, Hochschaukeln zu verhindern, gegenseitiges Verletzen und Kränken einzustellen, gegenseitiges Zuhören zu fördern und positive Aspekte der Beziehung wieder salient zu machen.

Für den Therapeuten geht es somit hier primär um eine Art *Konfliktmanagement*: Relevante Themen zur Sprache bringen, Probleme auf den Punkt bringen, gegenseitiges Zuhören ansatzweise entwickeln, erste Verhandlungen einleiten, erste Verhaltensänderungen initiieren.

Zentral geht es um zwei Aspekte:

- Die Klärung aktueller Konflikte und Konfliktthemen und auf der Grundlage dieser ersten Klärungen um erste Verhandlungen und (vorläufige) Kompromisse.
- Um die Aktivierung noch bestehender Ressourcen: Die Stärkung von Gemeinsamkeiten, Aktivitäten, positiven Gefühlen usw., um wieder eine Beziehungsbasis zu schaffen.

Der Therapeut steuert den Interaktions- und Kommunikationsprozess der Partner stark und natürlich kann das auch schon einen gewissen Trainingseffekt haben: *Die Steuerung zielt dabei aber noch nicht explizit auf ein Training, ab, sondern darauf, Konflikte zu entschärfen und ein Verhandeln überhaupt erst möglich zu machen.* Der Therapeut „erzwingt" dabei, dass die Partner sich (zumindest kurzzeitig) zuhören, dass sie sich aufeinander beziehen, dass sie beim Thema bleiben usw. und er tut das primär, damit es überhaupt möglich wird, ein Thema zu klären, auf den Punkt zu bringen, deutlich zu machen, was genau das Problem ist und was getan werden sollte und getan werden kann, sodass eine Entspannung der aktuellen Problemlagen erreicht werden kann. Das Hauptziel dieser Phase ist damit, die Voraussetzungen für tiefer gehende, aufwendigere und schwierigere Therapieschritte zu schaffen. Dazu sind folgende Aspekte erforderlich:

- Dass aktuelle, im Vordergrund stehende Konflikt- und Problemthemen definiert werden,
- dass klar wird, worum es eigentlich geht und was die wirklichen Themen sind,
- dass die Konflikte, die Paar-Schemata, die Missverständnisse, die Prozesse der Hochschaukelung usw. geklärt werden, d.h. dass die Partner verstehen, wie diese Prozesse ablaufen und was sie *beide* dazu beitragen,
- dass Therapeut und Partner alternative Interpretationen, alternative Handlungsmöglichkeiten erarbeiten, über Erwartungen verhandeln und erste Kompromisse ausarbeiten,
- dass das Hochschaukeln gebremst wird und die Partner schon ansatzweise lernen, dieses zu bremsen,
- dass erste Kompromisse erreicht und erste Veränderungen initiiert werden, um Probleme und Konflikte zu entschärfen,
- dass positive Aspekte salienter werden und das Paar wieder (erste) positive Erfahrungen macht.

Diese Phase ist damit auch klärungs-, aber vorrangig lösungsorientiert: Zum einen sollen bereits Mechanismen dysfunktionaler Kommunikation, Ursachen von Missverständnissen, Strategien von Hochschaukelungen usw. verstanden werden, zum anderen sollen relativ schnell erste (und möglicherweise *vorläufige*) Lösungen erarbeitet werden.

Ziel ist hier nicht eine abgeschlossene Therapie, sondern den „Kriegszustand" zu beenden und die Partner so weit zu entspannen, dass sie sich nicht mehr ständig gegenseitig triggern, sondern dass sie bereit und in der Lage sind, einander besser zuzuhören und miteinander zu verhandeln. Und es geht darum, den Partnern zu verdeutlichen, dass die Beziehung noch positive Aspekte hat, dass man durchaus etwas tun kann, um die Beziehung zu verbessern, aber auch, dass man etwas tun *muss*, um sie wieder in Schwung zu bringen.

Geht man davon aus (was man natürlich im Einzelfall feststellen muss!), dass sich ein Paar im Zustand aktueller Auseinandersetzungen (einer „Krise") befindet, dann hat das therapeutische Implikationen:

- Da sich die Partner schnell triggern und eher dysfunktional interagieren, ist es besser, sie zuerst mal *gar nicht direkt* (oder nur in geringem Ausmaß direkt) *kommunizieren zu lassen*. Denn direkte Kommunikation impliziert direktes Hochschaukeln.

- Daher läuft in dieser Phase die *Kommunikation ausschließlich über den Therapeuten*: Erst redet IA mit dem Therapeuten und bearbeitet ein Thema, IB hört zu; dann arbeitet IB mit dem Therapeuten über das Thema und IA hört zu.
- Der Therapeut ist damit sozusagen der Verhandlungsleiter, über den die gesamte Verhandlung läuft. Damit hat der Therapeut den Interaktionsprozess hochgradig unter Kontrolle und kann so wirksam dysfunktionale Interaktionen verhindern.
- Schwerpunkt der Arbeit sind die aktuellen Problem- oder Konfliktthemen: Es wird geklärt, wie IA und IB diese Probleme sehen, der Therapeut macht bereits Missverständnisse klar, erarbeitet, wie das Hochschaukeln läuft und wie die Partner anders miteinander umgehen können.
- Diese Phase ist zwar auch (noch recht oberflächlich) auf Klärung gerichtet, ist aber vor allem *lösungsorientiert*. Auf der Basis erster Erkenntnisse sollen erste Lösungen, erste Kompromisse, erste Annäherungen, erste Verhaltensänderungen erzielt werden, damit man sich nicht weiter triggert und hochschaukelt, sondern beginnt, konstruktiver miteinander umzugehen.
- Das Training von Kommunikation steht noch nicht im Vordergrund, jedoch trainiert man hier bereits, dem anderen zuzuhören, ihn nicht zu unterbrechen und zu versuchen, ihn zu verstehen. Daher finden auch hier schon erste Aspekte eines Kommunikationstrainings statt, wobei jedoch fraglich ist, ob die Partner davon bereits profitieren (denn sie werden diesen Aspekten kaum Beachtung schenken!).
- Der Therapeut achtet aber nicht nur auf Konflikte, sondern auch auf alle positiven Aspekte, macht diese salient und verstärkt sie: Gemeinsamkeiten, positive Affekte, Übereinstimmungen der Sichtweisen, Motivation, an der Beziehung zu arbeiten etc. Alles, was noch gut funktioniert, wird systematisch verstärkt.

Daher gelten in dieser Phase die therapeutischen Prinzipien:

- Die Interaktionspartner IA und IB kommunizieren gar nicht direkt, sondern nur über den Therapeuten, d.h. sie reden nicht miteinander, sondern nur mit dem Therapeuten.
- Der Therapeut bestimmt, wer wann was und wie lange sagen darf.
- Der Therapeut führt die Regel ein, dass die Partner einander zuhören müssen und sich nicht ins Wort fallen dürfen, jeder darf reden, wenn er dran ist, und der Therapeut setzt diese Regel durch.
- Das bedeutet, dass jeder Interaktionspartner, der sich nicht an diese Regel hält, vom Therapeuten unterbrochen und an die Regel erinnert wird.
- Der Therapeut setzt die Regeln durch, dass jeder „Ich-Botschaften" senden soll, dass niemand abwertend und beleidigend sein darf, dass niemand Unterstellungen machen soll.
- Der Therapeut moderiert, übersetzt, macht deutlich, was beide Interaktionspartner meinen usw. (siehe „Therapeutische Interventionen" unten).
- Der Therapeut bringt Themen auf den Punkt, steuert Verhandlungen und regt Kompromisse an.
- Der Therapeut klärt Inhalte, regt aber bereits möglichst schnell erste (vorläufige) Lösungen an, die die Situation entschärfen und positive Aspekte fördern.
- Der Therapeut betont stark alle positiven Aspekte der Beziehung, betont Gemeinsamkeiten, gemeinsame Sichtweisen und lobt positive Entwicklungen.

11.2 Das therapeutische Vorgehen

In dieser Phase werden die Probleme der Problemliste als Ausgangspunkt der Klärung genommen. Tatsächlich dienen diese Probleme aber meist nur dem *Einstieg*, denn oft sind die Probleme der Liste nur eine „Strukturierung der Problemoberfläche". Im Verlauf des Klärungsgesprächs werden dann grundlegendere, tiefer liegende Probleme deutlich.

Daher sollte die Liste nicht dogmatisch befolgt werden, sondern es ist klar, dass

- Probleme umbenannt und umdefiniert werden,
- neue Probleme hinzukommen, die meist relevanter sind,
- Probleme, die als getrennt erschienen, tatsächlich zusammengehören,
- Probleme als irrelevant wegfallen können.

Problembearbeitung ist also ein dynamischer Prozess.

Das Paar bestimmt wiederum, wer anfängt. Und der, der anfängt, sucht sich ein Problem von seiner Liste aus, über das er nun reden will. Dann arbeiten Therapeut und entsprechender Partner (IA/IB) zu diesem Thema.

Wesentliche Regel in dieser Phase ist, dass die *gesamte Kommunikation über den Therapeuten läuft*. IA und IB reden nicht direkt miteinander. Entsprechend beginnt z.B. IA und arbeitet mit dem Therapeuten, erst dann darf IB etwas dazu sagen, aber auch IB redet nur mit dem Therapeuten.

Der Therapeut führt diese Regel dann auch ein: „Bitte kommunizieren Sie nur über mich!" Der Therapeut unterbindet, dass die Partner direkt miteinander kommunizieren. Alle anderen Regeln gelten entsprechend: Während IA mit dem Therapeuten arbeitet, hat IB Sendepause, auch IA redet in Ich-Botschaften, ist nicht abwertend usw.

Da der Zuhörer (IB) aber relativ schnell getriggert sein kann, ist es wichtig, dass der Therapeut mit IA immer nur relativ *kurz* kommuniziert und deshalb IB relativ schnell die Gelegenheit erhält, etwas dazu zu sagen. Also sollte der Therapeut mit IA ca. 3-4 Minuten arbeiten und dann das Wort an IB geben. In der Arbeit von Therapeut und IA hilft der Therapeut IA dabei, auf den Punkt zu bringen, was IA stört, was das Problem ist, was genau IA meint usw. Ist ein Aspekt deutlich, dann gibt der Therapeut das Wort an IB: „Ihr Partner hat gerade XY gesagt. Was sagen Sie dazu?" Dann darf IB etwas dazu sagen und der Therapeut hilft nun IB dabei, klar herauszuarbeiten, was er meint. Ist das (einigermaßen) klar, dann gibt er das Wort wieder an IA usw.

Der Therapeut sollte dabei darauf achten, dass die Redeanteile von IA und IB etwa ausgeglichen sind: Ein Partner kann mal länger reden, dies sollte aber, mittelfristig immer wieder ausgeglichen werden.

Außerdem bekräftigt der Therapeut die Partner in allen konstruktiven Aktionen. Der Therapeut sollte versuchen, schon in der ersten Stunde Konflikte zu entschärfen, indem er erste Vereinbarungen zwischen den beiden Partnern schafft, auch im Sinne von Hausaufgaben der Art: In der nächsten Woche machen Sie XY!

Es ist wesentlich, den Partnern schnell klarzumachen, dass die Therapie Effekte hat und dazu führt, dass sie etwas tun, was sie allein nicht tun würden.

Gerade in dieser Phase der Therapie ist der Therapeut mit dem beschriebenen Problem konfrontiert, dass die Partner

1. sich sehr schnell und durch Kleinigkeiten massiv hochschaukeln,
2. dass sie das noch nicht kontrollieren können und sich daher nicht an die Regeln halten,
3. und sich deshalb ständig unterbrechen, in die Parade fahren, abwerten u.Ä.

Daher sind die „Dompteurfunktionen“ des Therapeuten in dieser Phase besonders wichtig.

11.3 Therapeutische Interventionen in Phase 3

Ein Therapeut kann in Phase 3 eine Vielzahl therapeutischer Interventionen einsetzen. Diese lassen sich in folgende Klassen einteilen:

- Klärungsorientierte Interventionen
- Konfrontative Interventionen
- Lösungsorientierte Interventionen
- Interaktionelle Interventionen
- Interaktionssteuernde Interventionen

11.3.1 Klärungsorientierte Interventionen

Die Klärungsorientierten Interventionen dienen dazu, genau herauszuarbeiten,

- was die Partner jeweils genau meinen,
- zu verstehen, was sie genau stört, was sie möchten und nicht möchten, was sie wahrnehmen und interpretieren und
- zu verstehen, was ihre Annahmen und Erwartungen sind und letztlich, was ihre Partnerschemata und ihre relevanten biographischen Schemata sind.

Zu den klärungsorientierten Interventionen gehören synthetische (Paraphrasieren, Verbalisieren und Explizieren) und analytische (Verständnisfragen, konkretisierende und vertiefende Fragen) Interventionen.

11.3.1.1 Paraphrasieren

Vorgehen

Der Therapeut wiederholt wörtlich oder mit etwas anderen Worten das, was ein Partner gesagt hat. Bei einer Paraphrasierung bleibt ein Therapeut noch sehr nahe an dem, was eine Person *explizit sagt*, der Therapeut macht kaum implizite Aspekte deutlich.

Sinn

Der Therapeut will dadurch die Aufmerksamkeit bei den angesprochenen Inhaltsaspekten halten: Er will dadurch, dass er bestimmte Inhalte anspricht und andere nicht, die Aufmerksamkeit beider Partner auf bestimmte Inhaltsaspekte *fokalisieren*. Damit *steuert* der Therapeut auf diese Aspekte und macht deutlich, dass nun weiter über *diese* Aspekte gesprochen werden soll.

Beispiel

Sie: „Ja, das hat mehrere Aspekte, einen habe ich ja schon angedeutet, dass er nicht über sich spricht.“; Therapeut: „Er spricht nicht über sich.“

Besonderheit

Durch Paraphrasieren kann ein Therapeut Inhaltsaspekte bereits kürzer, prägnanter, zentraler machen, indem er z.B. lange, weitschweifige Ausführungen der Partner auf einen zentralen Punkt verdichtet. Der Therapeut kann dabei nicht nur alle irrelevanten Aspekte ausblenden, sondern die relevanten auch knackiger formulieren.

11.3.1.2 Verbalisieren

Vorgehen

Bei einer Verbalisierung macht ein Therapeut Inhaltsaspekte deutlich, die ein Klient meint, die er aber so (noch) nicht explizit gesagt hat: Der Therapeut macht damit implizite Inhalte explizit. Dies kann er nur, wenn er die impliziten Inhalte, die ein Klient zwar meint, aber nicht sagt, durch sein Alltagswissen, sein psychologisches Wissen oder durch das Modell, das er vorher bereits über den Klienten gebildet hat, erschließen kann.

Bei Verbalisierungen geht ein Therapeut aber noch nicht sehr weit über das Explizite hinaus.

Sinn

Der Therapeut will dadurch wieder Inhalte fokalisieren, er will hier aber den Fokus auf Aspekte legen, die bisher noch nicht ausreichend explizit klar waren. Damit will der Therapeut den Klärungsprozess voranbringen.

Beispiel

Er: „Ja, meine Frau sagt dann immer „Du musst das jetzt so und so machen, lös das doch so und so“.“; Therapeut: „Das heißt Sie haben den Eindruck, Ihre Frau gibt Ihnen sofort Lösungen, Ratschläge, was Sie tun könnten.“

Besonderheit

Verbalisierungen dienen dazu, dass der Therapeut dem Klienten deutlich macht, dass er ihn verstanden hat. Sie dienen aber auch der Validierung: Der Klient soll prüfen, *ob* der Therapeut ihn richtig verstanden hat, sodass sich eine „Konsensplattform“ zwischen Therapeut und Klient bilden kann. Insbesondere dienen Verbalisierungen aber der Steuerung des Klärungsprozesses.

11.3.1.3 Explizieren

Vorgehen

Der Therapeut fasst das, was ein Klient meint, aber bisher nicht explizit gesagt hat bzw. bisher auch nicht explizit sagen kann, präzise und zentral in Worte.

Sinn

Durch Explizierungen werden relevante Inhalte, die bisher nicht bearbeitbar waren, deutlich und können nun therapeutisch weiter bearbeitet werden.

Beispiel

Sie: „Er ist gar nicht mehr zu Hause und wenn er kommt, dann sitzt er vor dem Fernseher.“; Therapeut: „Sie wünschen sich, dass Ihr Mann *Sie* beachtet und Sie ernst nimmt. Sie vermissen stark seine Aufmerksamkeit.“

Er: „Ja, meine Frau sagt dann immer „Du musst das jetzt so und so machen, lös das doch so und so“.“; Therapeut: „Das heißt, Sie fühlen sich nicht ernst genommen.“

Besonderheit

Wie beim Verbalisieren, nur dass hier ein Therapeut tiefer in die Strukturen eines Klienten vordringt. Ein Therapeut kann in der Regel nur dann Explizierungen machen, wenn er ein Modell über Verarbeitungsprozesse und Schemata des Klienten hat.

11.3.1.4 Verständnisfragen

Vorgehen

Ein Therapeut hat bestimmte Aspekte an der Aussage des Klienten nicht verstanden, möchte diese aber gerne verstehen und stellt eine Frage, die den Klienten auffordert, Informationen zu liefern, mit deren Hilfe der Therapeut verstehen kann, worum es geht.

Sinn

Sinn des Vorgehens ist vor allem, dass der Therapeut den Klienten besser versteht und damit ein besseres Modell bilden kann.

Beispiel

Er: „Ich möchte, dass meine Frau fürsorglicher wird.“; Therapeut: „Was genau meinen Sie mit ‚fürsorglicher‘? Was genau soll Ihre Frau tun?“

Er: „Und dann gibt es da diese Situation mit meinem Chef. Da reden wir stundenlang darüber und es bringt auch nicht wirklich was.“; Therapeut: „Wie sieht die Situation mit Ihrem Chef aus?“

Besonderheit

Verständnisfragen sind „therapeuten-zentrierte Fragen", denn sie sollen vorrangig nicht das Verstehen des Klienten, sondern das Verstehen des Therapeuten verbessern.

11.3.1.5 Konkretisierende Fragen

Vorgehen

Eine Person meint etwas, wenn sie etwas sagt und sie meint in der Regel mehr, als sie sagt. Konkretisierende Fragen dienen dazu, die Person zu veranlassen, deutlich zu machen, *was sie genau meint*, d.h. zu sagen, welche Aspekte sie noch mit dem Gesagten verbindet. Das, was jemand meint, hat meist zentrale und periphere Aspekte: Konkretisierende Fragen sollen Personen dazu veranlassen, die zentralen Aspekte herauszuarbeiten: *Die Person soll sagen, worum es ihr zentral geht.*

Beispiel

Er: „Ich war nicht so ganz zufrieden damit."; Therapeut: „Was meinen Sie damit ‚nicht ganz zufrieden'?"

Besonderheit

Konkretisierende Fragen klären das Gemeinte gewissermaßen „in der Breite": Sie klären, welche (zentralen) Aspekte eine Person mit einem Inhaltsaspekt („zufrieden") noch meint (Was bedeutet „zufrieden", was bedeutet „nicht zufrieden"? Durch welche Aspekte ist „Zufriedenheit" definiert und was ist gegeben, wenn die Person „nicht zufrieden" ist?).

Eine wichtige konkretisierende Frage besteht darin, einen Partner nach Bewertungen, Affekten oder Emotionen zu fragen, also Fragen zu stellen wie:

- Was macht das mit Ihnen?
- Was löst das in Ihnen aus?
- Wie geht es Ihnen damit?
- Was fühlen Sie dabei?

Konkretisierende Fragen sind „klientenzentrierte Fragen", d.h. sie dienen zwar auch dazu, dass der Therapeut relevante Informationen erhält, sie dienen aber vorrangig dazu, dass der Klient selbst Aspekte seiner Konstruktionen besser versteht.

11.3.1.6 Vertiefende Fragen

Vorgehen

Eine vertiefende Frage dient dazu, weiter in die Inhalte einzudringen: Der Therapeut möchte, dass ein Partner weiter in seine Verarbeitungsprozesse geht, deutlich macht, was er *noch* meint, welche Inhalte er mit dem eben Gesagten noch verbindet, welche Annahmen seiner Interpretation zugrunde liegen u.a. Vertiefende Fragen sollen damit deutlich machen, was genau einer Interpretation, einer Beschreibung usw. *zugrunde liegt.*

Beispiel

Sie: „Er sagt nicht, was ihn stört.“; Therapeut: „Was genau stört *Sie* daran?“

Besonderheit

Vertiefende Fragen klären das, was eine Person meint, gewissermaßen „in die Tiefe“: Wenn die Person etwas interpretiert, dann ist die Frage: Welche Annahmen, welche anderen Interpretationen liegen dieser Interpretation zugrunde? Welche Annahmen hat eine Person, die ihr es ermöglichen, das, was sie interpretiert, überhaupt interpretieren zu können?

11.3.2 Konfrontative Interventionen

Vorgehen

Konfrontative Interventionen dienen dazu, Klienten auf Inhaltsaspekte aufmerksam zu machen, die sie nicht wahrnehmen (weil sie z.B. noch nie auf diese Aspekte gekommen sind) oder die sie möglichst gar nicht wahrnehmen wollen (weil sie ihnen unangenehm und peinlich sind und weil sie diese vermeiden).

Sinn

Sind diese Inhaltsaspekte jedoch problemrelevant, dann müssen sie angesprochen werden, sie müssen explizit thematisiert werden und „auf die Tagesordnung“ kommen.

Konfrontationen sind oft gleichzeitig Explizierungen: Der Therapeut macht implizite Inhalte explizit und zwar solche, die ein oder beide Partner nicht gerne hören.

Beispiel

Er: „Ja, aber, was soll denn die Alternative für mich sein? Wenn ich das sage, höre ich immer nur: Du kannst dies nicht, Du kannst das nicht ...“; Therapeut: „Ich weiß noch nicht, was die Alternative sein soll. Aber ich würde Sie gerne mal fragen, wie das für Sie ist, wenn Ihre Frau das jetzt so sagt: Eigentlich kann ich das nicht aushalten, wenn Du da sitzt und Dich im Kreis drehst. Und keine Lösung findest. Das ist ja das, was sie sagt. Wie finden Sie das?“

Diese Intervention ist deshalb konfrontativ, weil sie den Klienten zwingt, sich mit dem Aspekt der Hilflosigkeit seiner Frau auseinanderzusetzen, ein Aspekt, den er vorher völlig ausgeblendet hatte. Und offenbar wirkt die Intervention sofort, denn er sagt: „Das macht mich schon betroffen ...“

Weiteres Beispiel: Die Frage unter Disputation ist, warum sie ihm schnelle Lösungen vorschlägt. Sie: „Ich glaube, erst mal geht es auch darum, dass er aufhört zu jammern.“; Therapeut: „Im Grunde versuchen Sie, seine Probleme zu lösen, damit er aufhört zu jammern.“

Damit bringt der Therapeut einen Aspekt auf den Punkt: Sie schlägt keine Lösungen vor, um ihm zu helfen, sondern damit er aufhört zu jammern. Dadurch braucht man nun einer Spur von „ich will ihm helfen“ gar nicht mehr nachzugehen, denn die ist ein Image.

Besonderheit

Konfrontative Interventionen „buchen meist Beziehungskredit ab“: Daher ist es wesentlich, dass ein Therapeut Konfrontation sehr freundlich, respektvoll und völlig ohne jeden Vorwurf oder ohne Wertung realisiert.

Wir empfehlen Therapeuten hier in der Regel *„Empathische Konfrontationen“*: Das heißt der Therapeut realisiert eine „Ja-aber-Strategie“, bei der er zunächst empathisch ist (und damit respektvoll ist und Beziehungskredit schafft) und dann erst konfrontiert.

Beispiel: Herr X hält sich nicht an die Regeln und unterbricht seine Frau. Therapeut unterbricht Herrn X: „Herr X, ich weiß, dass es schwer ist, nichts dazu zu sagen, wenn Sie das, was Ihre Frau sagt, aufregt. Aber Sie wissen, dass es wichtig ist, dass Sie zuerst einmal zuhören. Und deshalb bitte ich Sie, sich an die Regel zu halten und Ihre Frau nicht zu unterbrechen.“

11.3.3 Lösungsorientierte Interventionen

Die lösungsorientierten Interventionen dienen dazu, Lösungen vorzubereiten oder zu erarbeiten. Die zentrale Intervention in der Paartherapie ist hier das *Anregen von Alternativen*.

Vorgehen

Ein Therapeut kann den Klienten anregen, zu einer eigenen Verhaltensweise oder zu der eines Partners Alternativen zu entwickeln. Die Person soll sagen, was sie sich statt des bisherigen Verhaltens vorstellen könnte, wünschen würde o.Ä.

Sinn

Dies soll zunächst einmal dazu führen, überhaupt über Alternativen nachzudenken und zu klären, was eine Person überhaupt möchte und was sie sich vorstellen kann.

Beispiel

Therapeut: „Es stört Sie, dass Ihre Frau Ihnen Lösungen vorschlägt?“; Er: „Ehrlich gesagt schon.“; Therapeut: „Was wäre denn die Alternative? Was würden Sie sich stattdessen wünschen?“

11.3.4 Interaktionelle Interventionen

Therapeuten sprechen in der Paartherapie auch Inhaltsaspekte an, welche die Interaktion der Partner betreffen. Dadurch machen sie salient, was die Partner miteinander machen, was sie gemeinsam haben, worin sie sich unterscheiden u.a. Hierzu gehören drei Interventionsformen:

1. Etwas als Eindruck der Person markieren
2. Übersetzen
3. Interaktionsaspekte salient machen

11.3.4.1 Etwas als Eindruck der Person markieren

Vorgehen

Partner machen oft Aussagen, die wie Realitätsaussagen erscheinen, wie scheinbar objektive Aussagen über die Realität bzw. über den Partner und dessen Verhalten. Ein Therapeut möchte aber, dass klar ist, dass jeder Partner die Situationen immer *nur aus seiner Perspektive beurteilen kann*, dass Aussagen daher immer *subjektive Interpretationen* sind, die man hinterfragen und diskutieren kann.

Sinn

Die Partner sollen wegkommen von der Annahme der Art: „Wenn ich dies so sehe, dann ist das auch so.“, hin zu einer Annahme: „Alles, was ich wahrnehme, ist *meine* Interpretation und die könnte auch anders sein.“

Beispiel

Sie: „Nein, er spricht schon gar nicht darüber, wenn ihn was stört.“; Therapeut: „Ah ja, das ist so Ihr durchgängiger Eindruck, er sagt einfach nicht, was ihn stört.“

Besonderheit

Wir nennen solche Interventionen auch „relativierende Interventionen“: Sie sind wichtig, damit Klienten wegkommen von der Idee, ihre Wahrnehmungen und Interpretationen seien valide und könnten deshalb gegen den anderen verwendet werden. Beide sollen vielmehr erkennen, dass sie auch schon ihre Interpretationen ändern können und müssen.

11.3.4.2 Übersetzen

Vorgehen

In der Paarinteraktion treten häufig Missverständnisse auf: Aufgrund eigener Schemata kann IA Inhalte von IB nicht verstehen oder versteht diese falsch. Oder IA sagt etwas und hat Angst, IB könnte es falsch verstehen.

In solchen Fällen ist es wichtig, dass ein Therapeut ‚übersetzt‘: Der Therapeut kann Inhalte von IB noch mal anders formulieren und so formulieren, dass IA sie nun verstehen kann (z.B.: „Ich glaube, was Ihre Frau meint, ist ...“). Hat IA Angst, IB könnte es missverstehen, dann kann der Therapeut noch mal genau sagen, was er glaubt, was IA ‚eigentlich‘ meint und ‚eigentlich‘ sagen wollte.

Sinn

Durch solche Übersetzungen werden dem Partner bestimmte Inhalte oft überhaupt erst verständlich und nachvollziehbar.

Beispiel

Er: „Das hört sich ja so an, als würde ich mit Dir was Schlimmes machen. Ich meine, ich fühle mich doch auch scheiße.“; Therapeut: „Entschuldigen Sie bitte! Ich glaube nicht, dass Sie absichtlich etwas Schlimmes machen wollen, aber es sieht so aus, dass es auf Ihre Frau schlimm wirkt.“ Hier macht der Therapeut zweierlei: Er übersetzt das, was Herr X meint und macht gleichzeitig den subjektiven Eindruck seiner Frau deutlich.

Besonderheit

Auch wenn ein Partner den anderen bewusst missversteht („intentionales Missverstehen“), kann er diese Strategie nach einer Übersetzung durch den Therapeuten kaum noch aufrechterhalten.

11.3.4.3 Interaktionsaspekte salient machen

Vorgehen

Ein Therapeut kann, auf einer *Meta-Ebene*, deutlich und explizit machen, was das Paar *miteinander macht*, also was auf der Ebene der Interaktion passiert.
Dabei kann ein Therapeut z.B.

- darauf hinweisen, dass beide Partner in einer Problemeinschätzung übereinstimmen oder auch, dass sie nicht übereinstimmen;
- darauf hinweisen, dass beide im Grunde das Gleiche tun und dass es deshalb sinnlos ist, dass sie sich Vorwürfe machen;
- darauf hinweisen, dass beide Partner Bedürfnisse haben, etwas wollen und nicht wollen, unzufrieden sind und dass es daher notwendig ist, diese Aspekte dem anderen mitzuteilen und darüber zu reden. Und damit klarzumachen, dass keiner Telepath ist und keiner Dinge einfach „wissen“ kann;
- darauf hinweisen, dass beide darauf warten, dass der andere sich bewegt und dass es deshalb Zeit wird, dass sich beide bewegen;
- darauf hinweisen, dass beide Bedürfnisse haben und dass es deshalb sinnvoll ist anzufangen, Kompromisse zu machen;
- deutlich machen, wie Missverständnisse entstehen, wie und über welche Prozesse sich die Partner gegenseitig hochschaukeln: Hier sind meist Visualisierungen an einer Tafel sehr hilfreich;
- den Partnern aber auch deutlich machen, dass sie beginnen, sich einander anzunähern, wenn sie Kompromissbereitschaft signalisieren, wenn sie von bisherigen Positionen abrücken usw.

Sinn

Interaktionen zwischen Paaren spielen sich nach kurzer Zeit ein und laufen dann hoch automatisiert ab: Das bedeutet aber, dass viele der Mechanismen dem Paar gar nicht mehr klar sind und sie diese Mechanismen nicht mehr definieren können. Was sie aber nicht wahrnehmen und auch nicht definieren können, das können sie auch nicht verändern.

Da den Partnern die Aspekte nicht mehr „bewusst" sind, ist der Therapeut der Einzige, der sie noch explizit machen kann und genau das sollte er auch immer dann tun, wenn ihm solche relevanten Aspekte auffallen.

11.3.5 Interaktionssteuernde Interventionen

Wie oben ausgeführt, muss ein Therapeut in der Paartherapie auch „Dompteurfunktionen" ausüben. Hierbei unterscheiden wir fünf Arten von Interventionen:

1. Aufgaben geben
2. Bei einem Thema halten oder zum Thema zurückbringen
3. Stoppen und unterbrechen
4. Basis-Strategie
5. Strategie: Worum geht es eigentlich?

11.3.5.1 Aufgaben geben

Vorgehen

Der Therapeut ist derjenige, der den Prozess steuert: Er sagt, was wann gemacht werden soll und wer was wann tun soll. Das bedeutet, dass der Therapeut jedem Partner *Aufgaben zuweist*: Er sagt, wer nun „dran" ist und was der Betreffende jetzt tun soll. Dies sollte ein Therapeut dabei klar, deutlich, verständlich und kurz tun, die Aufgabe sollte dem Angesprochenen jeweils sehr klar sein.

Sinn

Jeder der Partner soll nicht mehr das tun, was er „normalerweise" tut, aber natürlich weiß er dann nicht, was er eigentlich tun soll. Aus diesem Grunde ist es extrem wichtig, dass der Therapeut beiden Partnern zu jedem Zeitpunkt genau klar macht, was sie jeweils tun sollen.

Beispiel

Therapeut (hat vorher mit Herrn X gearbeitet): „Ok, Frau X! Ich würde Sie nun gerne mal fragen, wie das für Sie ist. Ihr Mann sagt, er möchte nicht bevormundet werden. Er fühlt sich zum Teil durch Sie bevormundet und fühlt sich dann wie ein kleiner Junge."

Manchmal können Steuerungen auch schon leicht provokativ sein: Therapeut: „Warum müssen Sie seine Probleme lösen?"; Sie: „Ja, das ist eine gute Frage."; Therapeut: „Darauf hätten wir gerne eine gute Antwort."

11.3.5.2 Bei einem Thema halten oder zum Thema zurückbringen

Vorgehen

Der Therapeut kann aufgrund seines Modells die Entscheidung treffen, dass es nun relevant ist, das Thema X zu behandeln. Dann sollte er versuchen, beide Partner an diesem Thema zu halten bzw., wenn ein Partner das Thema verlässt, diesen wieder zu diesem Thema zurückzuführen.

Sinn

Klienten sind schon in der Einzeltherapie von sich aus nicht diszipliniert: Sie lassen sich von neuen Aspekten ablenken, wechseln das Thema, verlieren sich in Details usw.

Dadurch, dass sich die Partner auch noch gegenseitig schnell „triggern“, ist dieser Effekt in der Paartherapie noch wesentlich ausgeprägter. Daher sind diese Interventionen des Therapeuten von sehr großer Bedeutung.

Beispiel

Sie: „Was ich mit Ihm machen würde?“; Therapeut: „Ja, was wäre das?“; Sie: „Ja, ich fände es z.B. gut, wenn wir mal zusammen einen Tanzkurs machen würden oder so was, aber Tanzen ist ja nichts für den Herren!“; Therapeut (an Herrn X): „Ok, wie ist das für Sie? Ihre Frau sagt: Das Grübeln hält eigentlich auch die Beziehung davon ab, dass was anderes passiert und Ihre Frau würde sich das wünschen.“; Er: „Ich sehe das anders. Also so ein bisschen ärgert mich, wenn meine Frau jetzt so sagt, ich will Dich nicht auf den Schoß nehmen, so, das will ich doch auch gar nicht! Ich möchte einfach, dass mich jemand versteht und ich habe einfach das Gefühl, dass wenn ich was sage, dann wird alles schlimmer.“

An einer solchen Stelle muss ein Therapeut eine schnelle Entscheidung treffen: Welchem Thema soll man folgen? Sollte man den Wunsch des Mannes weiter klären oder den Wunsch der Frau? Da es in dieser Phase auch darum geht, erste Kompromisse anzuregen, entscheidet sich der Therapeut dafür, ihr Thema weiterzuverfolgen: Gemeinsamkeiten aufbauen. Also will er Herrn X auf dieses Thema zurückführen: „Also, was halten Sie von der Idee: Man könnte auch mal was anderes machen?“

11.3.5.3 Stoppen und unterbrechen

Vorgehen

Partner sollen dem anderen zuhören, wenn der andere spricht und ihn nicht unterbrechen: Zu Therapiebeginn ist das für Partner aber oft sehr schwierig: Sie sind oft so stark getriggert, dass sie dem anderen ins Wort fallen, unbedingt Stellung nehmen wollen u.a. Beide Partner sollen aber *dringend* lernen, sich in der Therapiestunde anders zu verhalten, als zu Hause.

Daher ist es wichtig, dass der Therapeut die Einhaltung der Regeln durchsetzt: Das heißt er muss Partner, die den anderen unterbrechen, möglichst schnell stoppen. Das machen Therapeuten, indem sie

- schnell unterbrechen;
- sich empathisch verhalten und deutlich machen, dass sie verstehen, dass es für den „getriggerten“ Partner schwierig ist, sich an die Regeln zu halten;
- aber dennoch klar machen, dass es trotzdem wichtig ist, sich an die Regeln zu halten
- und gegebenenfalls noch einmal erläutern, *warum* dies wichtig ist.

Sinn

Die Einhaltung der Regel, einander zuzuhören und nicht zu unterbrechen, ist essentiell damit überhaupt ein Verhandlungsprozess zwischen den Partnern in Gang kommen kann. Dadurch, dass der Therapeut diese Regel immer wieder deutlich macht, *lernen* die Interaktionspartner zudem schon, was wichtig ist und was sie tun sollen. Ansatzweise dient dies also schon dem Kommunikationstraining.

Beispiel

Er (ist gerade im Dialog mit dem Therapeuten): „Sie schlägt Lösungen vor, die passen gar nicht zu mir.“; Sie (unterbricht): „Naja, aber es passt ja überhaupt keine Lösung!“; Therapeut (wendet sich sofort Frau X zu): „Frau X! Darf ich Sie bitten, noch einen Augenblick zu warten! Ich weiß, das ist schwierig, aber Sie haben sofort Gelegenheit, was dazu zu sagen!“ (wendet sich wieder Herrn X zu).

11.3.5.4 Basis-Strategie

Die Basis-Strategie in dieser Phase ist die, dass ein Therapeut
- mit einem Partner (IA) einen Aspekt X herausarbeitet und dann
- diesen Aspekt X IB vorlegt mit der Aufforderung, dazu etwas zu sagen oder mit der Frage, was es bei IB auslöst o.a.
- Dann arbeitet der Therapeut mit IB dazu einen neuen Aspekt X^1 heraus,
- den er dann IA vorlegt, wieder mit der Bitte um Stellungnahme.

Dabei entwickelt sich der Inhaltsbereich weiter: Es werden neue Aspekte deutlich, es wird deutlich, wie beide den Sachverhalt sehen, welche Unterschiede es gibt, wo es Gemeinsamkeiten gibt, wo sich Annäherungen herstellen lassen usw.

Was der Therapeut sicherstellen muss, ist, dass sich die disputierten Inhalte zwar weiterentwickeln, dass es sich aber wirklich noch *um eine Weiterentwicklung handelt*: Bleiben beide bei einem Thema, beziehen sie sich noch auf einen übergreifenden Aspekt und haben die neuen Aspekte noch damit zu tun?

Es wäre hier unkonstruktiv, das Thema zu wechseln, völlig neue Aspekte einzuführen, denn wenn die Partner das tun, dann produzieren sie eher Chaos als dass ein Thema klarer wird.

Die Strategie besteht also darin, dass ein Therapeut IA immer mit den Aspekten von IB konfrontiert und IB mit den Aspekten von IA.

Er sagt damit IA: „Ihr Partner ist mit Ihrem Verhalten unzufrieden. Dadurch haben Sie ein Problem. Wie wollen Sie nun damit umgehen? Wie wollen Sie sich dazu stellen?“

Er sagt auch: „Ihr Partner möchte X oder möchte Y nicht. Dazu müssen Sie sich irgendwie stellen. Was wollen Sie damit tun? Können/wollen Sie Ihrem Partner entgegenkommen?"

Der Therapeut macht dadurch jedem Partner klar,

- was das Problem ist, worum es geht;
- dass dies den anderen angeht, dass dieser sich dazu stellen muss, dass das Problem gelöst werden muss;
- dass er nun etwas dazu sagen, sich damit auseinandersetzen muss und
- fordert ihn auf, das jetzt auch zu tun.

Mit dieser Strategie

- hält der Therapeut die Kommunikation in Gang;
- macht er immer wieder deutlich,
  - dass es ein Problem gibt;
  - dass es beide angeht und
  - dass beide etwas tun müssen, sonst ist es nicht lösbar;
- muss der Therapeut überhaupt nicht inhaltlich Stellung nehmen, er zitiert nur, er macht nur deutlich, was beide schon implizit oder explizit sagen.

11.3.5.5 Strategie: Worum geht es eigentlich?

Eine zentrale Frage, der ein Therapeut in der Paarkommunikation nachgeht, ist: Worum geht es eigentlich?

Genau genommen sind das zwei Fragen:

- Worum geht es dem einzelnen Partner eigentlich? Und:
- Worum geht es dem Paar eigentlich?

Durch eine Verwendung von Verbalisierungen, Explizierungen, Fragen und Konfrontationen kann ein Therapeut dies herausarbeiten.

Beispiel: Therapeut: „Das heißt was Sie sagen, ist, Sie möchten Ihre Frau eigentlich gar nicht mit Ihren Problemen belasten."; Er: „Ja, nicht so richtig, nein."; Sie: „... wie, nicht so richtig?"; Therapeut (an Herrn X): „Eigentlich schon?"; Er: „Ich will doch gar nicht, dass sie mir Ratschläge gibt."; Therapeut: „Aber was genau wollen Sie dann? Irgendwas wollen Sie ja. Was ist das?"; Er: „Ich weiß nicht. Ja, so ein bisschen ... Ich möchte mich so ein bisschen mal verstanden fühlen, so ein bisschen ... Ich glaube, da hat sie manchmal Schwierigkeiten."; Therapeut: „Im Grunde möchten Sie nur, dass Ihre Frau Ihnen zuhört und Sie versteht."

11.3.5.6 Prinzipien des therapeutischen Vorgehens in Phase 3

Wir möchten hier noch mal kurz die wesentlichen therapeutischen Prinzipien für diese Phase zusammenfassen:

- Der Therapeut sollte sich bemühen, durch seine Interventionen sowohl mit IA als auch mit IB *stark in Kontakt* zu bleiben: Beide persönlich ansprechen, Blickkontakt halten, Aussagen durch Gesten unterstreichen, stark mit Betonungen, Pausen (Prosodik) arbeiten, die Partner für alle positiven Aspekte loben, eventuell Interventionen *kurz* erläutern, sich bei beiden für ihren Beitrag bedanken u.ä.

- *Kurze Interventionen machen*: Immer nur so kurz wie möglich intervenieren, längere Ausführungen machen, wenn sie wirklich erforderlich sind, sonst kurze, einfache, klare Statements abgeben.
- Mit IA und IB immer nur *möglichst kurz* arbeiten, möglichst viel wechseln, sodass keiner zu lange warten muss und beide beteiligt sind.
- Nur über den Therapeuten kommunizieren: Der Therapeut darf nur dann zulassen, dass IA und IB direkt kommunizieren, wenn sie dies in konstruktiver Weise tun.
- Der Therapeut sollte immer Moderator bleiben, nie zum Anwalt werden! Sich nie mit einem solidarisieren, immer neutral bleiben, deutlich machen, dass der Therapeut klären, vermitteln und Verhandlungen leiten will, nicht beurteilen, bewerten oder entscheiden! Und genau dies sollte der Therapeut in seinem Handeln auch transparent machen.
- Der Therapeut sollte stark steuern: Viel verbalisieren, schnell unterbrechen, IP nicht lange reden lassen, schnell den anderen rannehmen etc.
- Der Therapeut sollte beiden Partnern helfen, das, was sie eigentlich meinen, präzise „auf den Punkt zu bringen“, es deutlich, explizit, klar und uneuphemistisch auszudrücken. Der Therapeut kann und sollte auch implizite Inhalte explizit machen, auch und gerade dann, wenn dadurch unangenehme Themen zur Sprache kommen!
- Der Therapeut sollte „immer mit dem System arbeiten“, nicht dagegen: Er „zitiert“ meist nur das, was ein Partner meint und konfrontiert damit den anderen, sagt: „Ich fasse mal zusammen, was ich verstanden habe ...“, „korrigieren Sie mich, falls ich mich irre, aber ich verstehe das so ...“.
- Der Therapeut sollte sich möglichst schnell zu den Persönlichkeitsstilen der Partner komplementär verhalten und die IP „füttern“ und ihre Strukturen im Prozess konstruktiv nutzen (vgl. Sachse, Sachse & Fasbender, 2011). So kann der Therapeut einem narzisstischen Klienten, der versucht, sich aus der Beziehung rauszuziehen und seine Frau mit Geld ‚abzuspeisen‘, sagen: „Glauben Sie wirklich, dass Sie durch Geld zu ersetzen sind?“
- Wenn der Therapeut bei einem Partner problematische Verhaltensweisen aufdeckt, sollte der Therapeut hier normalisieren, erläutern u.ä., sodass dieser Partner „nicht sein Gesicht verliert“.
- Der Therapeut sollte häufig auf Interaktionsebene verbalisieren und deutlich machen,
  - wo Missverständnisse sind und wie diese aussehen,
  - wo/worin sich die IP nicht einig sind,
  - wo/worin sich die IP einig sind,
  - dass beide IP im Grunde Ähnliches tun,
  - dass sich beide IP annähern,
  - dass beide IP hier und jetzt Kompromisse machen sollten etc.
- Der Therapeut kann auch Regel-Setzer-Strukturen aufdecken, z.B.: „Sie möchten gerne bestimmen, womit Ihre Frau zufrieden zu sein hat.“ Und dann kann der Therapeut auch „psycho-edukativ agieren, indem er z.B. klar macht, dass aus psychologischer Sicht nur jede Person *selbst* entscheiden kann, womit sie zufrieden ist.

- Der Therapeut kann die Ansicht vertreten: „Jede Ihrer Ansichten, Herr X, Frau X, kann geschätzt und respektiert werden – Sie haben nur ein Problem: Sie sind sich nicht einig – und deshalb sollten Sie etwas tun, um eine Einigung zu erreichen."
- Der Therapeut sollte das Modell, was er von den IP und von der Interaktion hat, zum Verstehen und Explizieren heranziehen. Weiß ein Therapeut z.B. „IB hat einen starken histrionischen Stil" und IB sagt „Mein Mann macht zu wenig mit mir.", dann ist es hochgradig wahrscheinlich, dass IP meint „Ich möchte, dass mein Mann mir mehr Aufmerksamkeit gibt und sich mehr um mich kümmert". Und dann kann der Therapeut *genau dies* explizieren und damit das Problem „auf den zentralen Punkt bringen".

11.4 Therapeutisches Beispiel für Phase 3

11.4.1 Das Transkript

TH1: Ja, Frau X., Herr X., in der letzten Sitzung haben wir die Problemliste erarbeitet. Wir haben jetzt diese Problemliste, die an der Tafel steht, und ich würde gerne in die Einzelaspekte noch mal genauer einsteigen, sodass wir verstehen, was Sie genau damit gemeint haben.

Die Aufgabe, die Sie jetzt haben, ist, dass wir genau verstehen, was sind die Probleme zwischen Ihnen. Verstehen Sie, wir gucken uns nicht den Einzelnen von Ihnen an, was Sie für Probleme haben oder Sie für Probleme, sondern welche Probleme Sie zusammen haben. Welche Probleme haben Sie in Ihrer Beziehung? Wie kommen die zustande? Wie funktioniert das? Und vor allem: Wie können wir das verändern?

Und ich würde es noch mal gerne sagen, was ich am Anfang schon gesagt habe, d.h., wir gehen davon aus, dass Sie beide Kompromisse eingehen wollen, und wir gucken, welche Kompromisse könnten das sein, wie könnten Sie aufeinander zugehen, sodass Sie eine Lösung finden, die für Sie und für Sie tragbar ist. Und dass Ihre Beziehung besser funktioniert, dass Sie zufriedener sind, dass Sie den Eindruck haben, Sie gewinnen wieder etwas in der Beziehung.

Meine Rolle ist wieder Moderator, ich versuche das zwischen Ihnen zu vermitteln. Ich werde nicht Stellung beziehen, Sie müssen Ihre eigenen Entscheidungen dafür treffen. Und denken Sie daran: wiederum gilt die Regel, wenn einer spricht, hört der andere zu. Wir wollen auf keinen Fall, dass hier Chaos entsteht, verstehen Sie, denn Chaos hilft uns nicht weiter, wir müssen sehen, dass wir das einigermaßen strukturiert hinkriegen, sonst läuft gar nichts.

Ja! Dann ist meine Frage, wer von Ihnen möchte anfangen? Ich würde gerne haben, dass Sie eine Entscheidung treffen und dass dann derjenige, der anfängt, eines der Probleme aus seiner bzw. aus ihrer Liste auswählt und dass wir dann dieses Problem vertiefen und klären und gucken, wie weit wir kommen. Also die erste Frage an Sie: Wer möchte anfangen?

Frau X1: Ich hab ja auch mehr Punkte, dann kann ich auch anfangen eigentlich.

TH2 (an Herrn X): Ist das für Sie ok?

Herr X2: Ja, das ist ok.

Frau X3: Ich glaub, ich würde gerne mit dem Punkt anfangen, dass er irgendwie nicht so richtig fassbar ist.

TH3: Er ist nicht fassbar für Sie. Ok, dann machen wir das. Und dann würde ich Sie bitten, dass Sie mal genauer erzählen, was Sie eigentlich damit meinen. Er ist nicht für Sie fassbar ...

Frau X4: Ja, dass hat schon mehrere Aspekte, einen habe ich ja auch schon angedeutet, dass er nicht über sich spricht.

TH4: Er spricht nicht über sich ...

Frau X5: Nein, er spricht schon gar nicht darüber, wenn ihn irgendwas stört.

TH5: Ah ja ... das ist so Ihr durchgängiger Eindruck: Er sagt einfach nicht, was ihn stört.

Frau X6: Ja.

TH6: Was genau stört Sie daran?

Frau X7: Na ja, das ich irgendwie ... es ist nicht so, dass man ihm es nicht anmerken würde. Sondern es wird irgendwie schon deutlich ...

TH7: Aber Sie können es nicht mit ihm klären.

Frau X8: Nein. Mein Mann ist so ein Ausdünster. Der dünstet das so aus und dann merk ich, irgendetwas stimmt nicht und wenn man dann danach fragt, dann sagt er aber nichts.

TH8: Ah ja. Das heißt, dass Sie da auch so eine Situation haben, dass Sie sagen, Sie können es nicht klären, Sie merken, irgendetwas stimmt nicht, aber Sie kriegen es nicht richtig geklärt.

Frau X9: Ja, überhaupt nicht.

TH9: Überhaupt nicht ... Ok. Dann würde ich gerne mal Ihren Mann fragen. Herr X, Sie haben jetzt die Möglichkeit, etwas dazu zu sagen, dass zu kommentieren, zu gucken, wie es Ihnen damit geht, ob Sie das auch so sehen, ob Sie abweichen davon, abweichender Meinung sind. Ihre Frau sagt, Sie machen nicht deutlich, was Sie stört. Also Sie sagen es nicht, machen es aber schon in Ihrem Verhalten deutlich.

Herr X10: Ja, wenn meine Frau sagt, sie merkt dann, wenn was ist, ich hab ein paar Mal versucht, dann was zu sagen ...

TH10: ... Sie haben es versucht ...

Herr X11: ... war ich nicht so ganz zufrieden damit und ...

TH11: Was meinen Sie: Nicht ganz zufrieden?

Herr X12: Ja, wenn ich da mal von so einem Arbeitskollegen erzähle und das ärgert mich so richtig ...

TH12: Das heißt, Sie reden über Ihre Probleme und dann?

Herr X13: Ja, aber meine Frau sagt dann immer: Ja, du musst das jetzt so und so machen, lös das doch so und so ...

TH13: Das heißt, Sie haben den Eindruck, Ihre Frau gibt Ihnen sofort Lösungen, Ratschläge, was Sie tun könnten.

Herr X14: Das macht sie ganz gerne, ja.

TH14: Wie ist das für Sie? Ist das ok? Oder würden Sie sagen, Sie wollen das nicht?

Herr X15: Also, ich bin da nicht so ganz zufrieden mit.

TH15: Was genau meinen Sie mit: Nicht ganz zufrieden?

Herr X16: Ja, dass ist so ... das sind ja auch Lösungen, die passen ja zu mir so gar nicht ...

TH16: Ah ja ...

Frau X17: Na ja, aber es passt ja überhaupt keine Lösung!

TH17: Frau X.! Darf ich Sie bitten, noch einen Augenblick zu warten? Ich weiß, das ist schwierig, aber Sie haben sofort Gelegenheit, was dazu zu sagen.

Frau X18: Mhm ...

Herr X19: Ich weiß nicht, ob es keine Lösung gibt, die zu mir passt, aber es ist zumindest nicht die Lösung von meiner Frau!

TH18: Das heißt, wenn ich Sie richtig verstehe, stört Sie das, dass Ihre Frau Lösungen vorschlägt.

Herr X20: Ehrlich gesagt schon ...

TH19: Was wäre denn die Alternative? Was würden Sie sich stattdessen wünschen?

Herr X21: Ich weiß nicht. Jedenfalls möchte ich nicht bevormundet werden. Ich fühl mich dann wie so ein kleiner Junge.

TH20: Sie fühlen sich dann bevormundet und kleingemacht. Ok! Frau X, ich würde Sie jetzt gerne noch mal fragen, wie das für Sie ist. Ihr Mann sagt jetzt, er möchte nicht bevormundet werden. Er fühlt sich zum Teil durch Sie bevormundet und fühlt sich dann wie ein kleiner Junge.

Frau X22: Ja wissen Sie, das ist irgendwie ...

TH21: Sagen Sie es ruhig!

Frau X23: Ich find es ein bisschen albern. Ich glaub, das hat auch eigentlich nichts mit mir zu tun. Weil wenn er da sitzt und sich über den Kollegen beklagt und das ist scheiße und es ist ja auch immer vieles schlimm und er sagt ja auch: es gibt glaub ich keine Lösung für ihn, die wirklich passt. So sagt er auch immer ...

TH22: Sagt er das oder denken Sie das? Dass es keine Lösung gibt?

Frau X24: Ich hab so ein bisschen das Gefühl, er ... eigentlich bei jeder Lösung sagt er ... „geht nicht" ...

TH23: ... geht nicht ... Wie ist denn das für Sie, dass er das tut? Das scheint Ihnen nicht völlig egal zu sein.

Frau X25: Nein, ist es auch nicht.

TH24: Und was macht das mit Ihnen?

Frau X26: Ehrlich gesagt, nervt es mich ein bisschen.

TH25: Warum?

Frau X27: Weil ich hab das Gefühl, mein Mann sitzt da, dreht sich immer um die gleichen Sachen und es geht auch nicht darum, mal einen Schritt weiter zu kommen und immer wieder: entweder sagt er nichts und man sieht nur, dass es ihm schlecht geht, oder es kommen die gleichen Sachen, aber es geht keinen Schritt weiter.

TH26: ... geht keinen Schritt weiter, ah ja ...

Frau X28: Und ehrlich gesagt, manchmal finde ich das richtig unerträglich, dass macht mich richtig hibbelig.

TH27: ... Ok!

Herr X29: Also, das find ich jetzt nicht gut, das hört sich ja so an, als würde ich mit dir was schlimmes machen, ich mein, ich fühl mich da doch auch scheiße!

TH28: Entschuldigen Sie bitte! Ich glaube nicht, dass Sie was absichtlich Schlimmes machen wollen, aber es sieht so aus, als würde es auf Ihre Frau schlimm wirken.

Herr X30: Ja, aber was soll denn die Alternative für mich sein? Wenn ich was sage, hör ich immer nur: du kannst dies nicht, du kannst das nicht ...

TH29: Ich weiß noch nicht, was die Alternative sein soll. Aber ich würde Sie gerne mal fragen, wie das für Sie ist, wenn Ihre Frau das jetzt so sagt? Eigentlich kann ich das nicht aushalten, wenn Du da sitzt und Dich im Kreis drehst und keine Lösung findest. Das ist ja das, was Sie sagt. Wie finden Sie das?

Herr X31: Das macht mich schon betroffen ... ich mein, mir ist ja Familie schon wichtig ...

TH30: Das heißt, was Sie sagen, ist, Sie möchten Ihre Frau eigentlich gar nicht damit belasten.

Herr X32: Ja, nicht so richtig, nein ...

Frau X33: ... wie: Nicht so richtig ...?

TH31 (an Herrn X): Eigentlich schon?

Herr X34: Ich will doch gar nicht, dass sie mir einen Ratschlag gibt.

TH32: Aber was genau wollen Sie dann? Irgendwas wollen Sie ja. Was ist das?

Herr X35: Ich weiß nicht. Ja so ein bisschen ... ich möchte mich so ein bisschen mal verstanden fühlen, so ein bisschen ... ich glaub, da hat sie manchmal Schwierigkeiten.

TH33: Im Grunde möchten Sie nur, dass Ihre Frau Ihnen zuhört und Sie versteht.

Herr X36: Ja. Aber ich sag dann nichts, weil ich das Gefühl hab, ich krieg doch sowieso wieder eins zwischen die Hörner.

TH34: Ok. Aber versuchen Sie doch jetzt mal zu sagen, was Ihre Frau tun sollte.

Herr X37: Ja, ich möchte einfach von diesem Arschloch da, in der Verwaltung, der mich so richtig ärgert, ich möchte mir einfach mal den ganzen Frust auch mal von der Seele reden.

TH35: Einfach mal reden, jemanden haben, der zuhört, der Sie versteht, jemand, der nicht sofort Lösungen anbietet.

Herr X38: Jemand der nicht fünf Minuten zuhört und dann hab ich eine Lösung, das wirkt auf mich manchmal so ein bisschen, als ob sie da unruhig wird ...

TH36: Frau X, wie ist das für Sie, wenn Ihr Mann das so sagt?

Frau X39: Das stimmt auch, ich werde dann auch unruhig.

TH37: Ja. Und wie ist das, wenn Ihr Mann sagt, er hätte es gerne, im Prinzip, dass Sie etwas ruhiger zuhören könnten?

Frau X40: Wissen Sie, ich hab so ein Gefühl von: Das ist unendlich. Und der jammert und jammert und jammert und: durch zuhören wird es ja auch nicht besser! Sondern ...

TH38: Ja, aber was finden Sie so schlimm daran? Ich meine, wir könnten ja auch sagen, dann lassen wir ihn jammern, ist doch ok! Warum müssen Sie seine Probleme lösen?

Frau X41: Tja ... das ist eine gute Frage.

TH39: Darauf hätten wir gerne eine gute Antwort.

Frau X42: Ich glaub, erst mal geht es auch darum, dass er aufhört zu jammern.

TH40: Im Grunde versuchen Sie, seine Probleme zu lösen, damit er aufhört zu jammern. Ok. Aber warum belastet Sie das eigentlich genau? Was genau nervt Sie daran? Das Jammern ist ja das, wenn ich Sie richtig verstanden habe, was Sie nervt, oder?

Frau X43: Total! Ja, ich glaub auch, dass ich das Gefühl hab, da ist überhaupt kein Platz für irgendetwas anderes. Es geht immer um die gleichen Sachen, die werden aber nie weitergebracht, die werden nie gelöst und wir drehen uns schön um uns und ich kann dann zuhören und nicken und ihn auf den Schoß nehmen ...

TH41: Und sonst nicht.

Frau X44: Nein.

TH42: Was wäre denn „Platz für anderes"? Was wäre Ihr Wunsch? Denn „Platz für anderes" heißt ja, Sie hätten einen Wunsch ...

Frau X45: Ja, das ist, was ich meine, dass die Punkte eng zusammenhängen! Also: Wenn er nicht so viel grübeln würde und jammern würde und so, dann könnte man auch mal was Nettes miteinander machen.

TH43: Und das wäre?

Frau X46: Was ich mit ihm machen würde?

TH44: Ja, was wäre das?

Frau X47: Ja, ich fände z.B. gut, wenn wir mal zusammen einen Tanzkurs machen würden oder so was. Aber Tanzen ist ja nichts für den Herrn!

TH45: Ok. Wie ist das für Sie? Ihre Frau sagt: Das Grübeln hält eigentlich die Beziehung auch davon ab, dass was anderes passiert und Ihre Frau würde sich das wünschen.

Herr X48: Ich sehe das anders. Also so ein bisschen ärgert mich, wenn meine Frau jetzt so sagt, ich will dich nicht auf den Schoß nehmen. Das will ich doch auch gar nicht! Ich möchte einfach, dass mich jemand versteht und ich hab das Gefühl, wenn ich was sag, dann wird alles schlimmer.

TH46: Aber was halten Sie von der Idee: Man könnte auch mal was anders machen?

Herr X49: Ach wissen Sie, das ist für mich schwierig, wenn ich das Gefühl hab, die möchte mich auch gar nicht verstehen, die macht mich auch immer klein. Einmal hab ich dann keine Lust, was zu machen, und ich mein, das ist dann auch so was. Meine Frau sagt dann zu mir: Na, wie wär es denn mal mit einem Tanzkurs? Das macht mir auch so ein bisschen Druck. Ich hab so das Gefühl, das ist so wie mit den Lösungen. Die sagt: Wie wär's mit einem Tanzkurs aber fragt auch nicht, hast du mal eine Idee?

TH47: Aha. Das heißt, Sie haben den Eindruck, da entsteht ein bisschen innerer Widerstand. Sie sagen: Nee, ich will mich nicht fremdbestimmen lassen. Und solange sie nicht auf mich eingeht, gehe ich auch nicht auf sie ein.

Frau X50: Aber dann fragen Sie ihn mal bitte ...

TH48: Entschuldigung, eine Sekunde! Er muss erst noch auf diese Frage antworten. Haben Sie das Gefühl, Sie haben da so einen inneren Widerstand, weil Sie das Gefühl haben, Sie werden fremdbestimmt?

Herr X51: Ja, wie gesagt, das mit dem Meckern, ich möchte einfach auch mal gefragt werden, was ich möchte.

Frau X52: Ich find's Quatsch. Ich hab ihn ja schon öfter gefragt. Er sagt ja nichts! Und das ist das, was ich auch meine, er sagt, er will nicht fremdbestimmt werden, aber er bestimmt überhaupt nichts selber! Der Mann hat keine Interessen! Außer Briefmarken!

TH49: Das ist Ihr Eindruck.

Frau X53: Das ist nicht mein Eindruck, das erlebe ich jeden Tag!

TH50: ... das erleben Sie ...

Frau X54: Und ich hab das Gefühl, wenn ich nicht in den reindringe, von ihm kommt keine!

TH51: Ja, dann haben Sie eigentlich den Eindruck, Sie müssten ihn so ein bisschen treten, weil er nicht aus dem Quark kommt. Und Ihr Mann sagt: Nee, wenn ich getreten werde, mach ich gar nichts. Und dann macht er gar nichts und dann haben Sie den Eindruck, Sie müssen ihn erst recht treten. Und dann treten Sie und dann macht er erst recht gar nichts.

Frau X55: Das stimmt.

TH52: Das heißt, Sie bewegen sich eigentlich in einem Teufelskreis: Sie tun *beide* etwas dafür, dass der Zustand sich nicht ändert.

Frau X56: Aber wissen Sie, er hat ja noch nie mehr gemacht.

TH53: Na ja gut, wie wir das lösen ist ja eine andere Frage. Aber sehen Sie, wie Sie sich da in einem Teufelskreis bewegen? Dass Sie beide etwas dazu beitragen, dass es sich nicht ändert?

Frau X57: Ja, das stimmt schon!

TH54: Verstehen Sie es?

Frau X58: Ja, verständlich.

Herr X59: Ja gut, aber ich mein, warum denn?

TH55: Was meinen Sie mit „warum denn"?

Herr X60: Ja sehen Sie, ich könnte mir auch so mal vorstellen, mal zu überlegen, ich meine, Briefmarken sind toll! Da geh ich so richtig drin auf. Ich mein, das find ich ja ok, das erwart ich von meiner Frau auch gar nicht, dass sie sich dafür interessiert.

TH56: Kommen wir noch mal zu meiner Frage: Sehen Sie, dass Sie sich gegenseitig blockieren?

Herr X61: Ja, aber da kann man doch nichts machen!

TH57: Ok. Aber ob man was machen kann, dafür sind wir ja hier. Aber zunächst mal sagen Sie auch, Sie sehen das.

Herr X62: Ja. Aber Herr Sachse, das ist doch so, wenn ich mal überlege und mir würde was einfallen, was man mal machen könnte ...

TH58: Was dann?

Herr X63: Ich denk mal nach ...

Frau X64: Da bin ich auch gespannt jetzt!

Herr X65: Weiß ich nicht. Was macht man so? Man könnte abends mal essen gehen oder einen Film anschauen ...

TH59: Also fällt Ihnen gar nichts ein ...

Herr X66: Ja, aber wir machen ja auch gar nicht so lange und ich will das auch gar nicht ...

TH60: Also dann im Grund geben Sie Ihrer Frau recht, wenn sie sagt, Ihnen fällt nichts ein ...

Herr X67: Ja, da hab ich mir noch nie Gedanken drüber gemacht ...

TH61: Wissen Sie, das erstaunt mich aber! Warum machen Sie sich keine Gedanken, wenn Ihre Frau ständig sagt: Mach Dir Gedanken!

Herr X68: Weil ich aber weiß, was da raus kommt!

TH62: Nämlich?

Herr X69: Dass sie mich unter Druck setzt!

TH63: Wenn Sie eine eigene Entscheidung treffen?!

Herr X70: Also wenn ich mal sag, meinetwegen wir können ja abends mal essen gehen, dann macht sie immer Druck, dann muss man das häufig machen, dann muss man das oft machen, dann werde ich gar nicht mehr gefragt, ob ich das an anderen Wochenenden auch will.

TH64: Das heißt, Sie haben die Befürchtung, wenn Sie ihr einmal den kleinen Finger geben, dann nimmt sie Ihre Fußnägel auch noch.

Herr X71: Jaja, was soll ich denn da machen?

TH65: Ja, Sie können sich da gar nicht wehren.

Herr X72: Ich mein, ist jetzt nicht böse gemeint Schatz, aber ich meine ... ich kann dann wirklich nichts machen!

TH66: Das heißt, Sie können sich nicht wehren. Ok! (zu Frau X) Was sagen Sie dazu?

Frau X73: Ich soll was dazu sagen? Ich glaub, er kann sich auch nicht wehren. Er versucht es ja gar nicht.

TH67: Sie würden also auch sagen es stimmt. Das heißt, wenn er Ihnen einmal entgegen kommt, ist er sozusagen verloren.

Frau X74: Nein. Es ist ja auch ein bisschen schizophren was er sagt, weil eigentlich sagt er ja ich lass ihn zu oft alleine. Eigentlich sagt er ja, er will öfter was mit mir machen, aber das ist dann gleich zu oft! Also, ich versteh es nicht, was er will!

TH68: Ja, aber gehen Sie noch mal auf seine Befürchtung ein, wenn er Ihnen sozusagen was anbietet, ist seine Befürchtung, dann brechen sozusagen alle Dämme.

Frau X75: Also, es ist schon deutlich, dass ich viel mehr will als er und dass ich ... das wusste ich ja auch, als wir geheiratet haben, dass ich deutlich aktiver bin. Das ist ja nicht die Frage. Ich würd es nicht ausschließen, dass ich dann auch noch fragen würde, wollen wir das nicht auch noch machen?

TH69: Das heißt, Sie würden nicht ausschließen, dass Sie dann noch mehr Initiative ergreifen.

Frau X76: Ich würd es auf jeden Fall versuchen, klar.

Herr X77: Aber du fragst doch nicht nur.

TH70: Nämlich? Was denn?

Herr X78: Ich kann mir doch schon vorstellen, wie das dann läuft. Wenn meine Frau dann einmal fragt, wollen wir noch mal essen gehen und ich sag dann meinetwegen nein, dann hör ich doch wieder: Warum nicht? War das nicht schön? Lass uns doch noch mal!

TH71: Was genau stört Sie daran?

Herr X79: Ich muss alles immer erklären.

TH72: Ok. Und? Was ist Ihr Punkt?

Herr X80: Ich weiß nicht.

TH73: Warum wollen Sie es nicht erklären? Ich meine, Sie wollen es nicht und Sie können es ihr erklären, was ist das Problem?

Herr X81: Ja, sie ist halt redegewandter als ich.

TH74: Mhm. Und?

Herr X82: Sie beharrt dann so auf ihrer Position und dann ...

TH75: Ja, ja ... das heißt Sie haben dann das Gefühl, wenn sie Sie fragt, will sie nicht *fragen*, sie will Sie einwickeln.

Herr X83: Ja, wenn Sie das so sagen. Ich weiß nicht, ob das ein bisschen zu gemein ist. Ich hab manchmal so das Gefühl ...

TH76: Aber eigentlich trifft es schon. Sie haben das Gefühl.

Herr X84: ... es geht ihr eigentlich nur um sich. Und dann ist es ihr egal, ob ich das jetzt will, oder sie das hören möchte, weil sie es möchte.

TH77 (an Frau X): Das heißt, Ihr Mann sagt, Sie sind ziemlich dominant, aus seiner Sicht.

Frau X85: Joah ...

TH78: Dem würden wir auch durchaus zustimmen, oder? Wenn ich Sie richtig verstanden habe.

Frau X86: Würde ich auch so denken. Wenn ich mir vorstelle, ich wär wie er ... Mann, Mann, Mann ...

Herr X87: Bist ja nicht wie ich!

Frau X88: Nee, Gott sei Dank! Da würden wir uns ganz schön ...

Th79: Bitte, lassen Sie uns am Thema bleiben! (zu Frau X): Meinen Sie, Sie sind dominant, weil er zu inaktiv ist?

Frau X89: Ja, er könnte ein bisschen aktiver sein.

TH80: Das heißt also, was man feststellen kann ist, dass Ihr Aktivitätsniveau oder Ihr Gefühl von „ich muss was tun“, „ich brauch Action“, „ich muss irgendwie Spannung haben“ ja sehr unterschiedlich ist. Dass Sie (weist auf Frau X) ein viel höheres Niveau haben als er. Das ist einfach so. Und offensichtlich war das schon zu Beginn ihrer Beziehung so, wenn ich Sie richtig verstanden habe.

Frau X90: Das stimmt.

Herr X91: Ja, deswegen versteh ich auch nicht, warum Dich das auf einmal so stört.

Frau X92: Na ja, es stört mich ja nicht auf einmal, das war ja schon immer Thema. Und man muss sagen, seit du bei dieser Verwaltung arbeitest, hast du ja noch weniger Lust, was zu unternehmen als sonst.

TH81 (zu Frau X): ... das heißt, eigentlich ist es aus Ihrer Sicht schlimmer geworden. Oder Sie können es jetzt weniger gut ertragen als früher.

Frau X93: Eigentlich ist es schlimmer geworden. Und sich dann aber auch noch beklagen, dass ich ihn so oft alleine lasse, also das ...

TH82: Ok. Ich will nicht zu viel auf einmal machen, um es nicht zu kompliziert zu machen. Aber ok. Würden Sie auch sagen, dass hat sich verschlimmert?

Herr X94: Na ja, das ist halt da stressig ...

TH83: Also würden Sie sagen „ja“.

Herr X95: Ja, früher gab es auch den Kollegen Müller noch nicht ...

TH84: Ok. Ja, ich finde das gut, dass wir auf der Ebene zumindest Konsens haben. Und Sie sagen, Sie sehen das gleich. Verstehen Sie aber, Sie haben keinen Konsens auf der Ebene: Ich hab Bedürfnisse und die will ich befriedigt haben. Und da Sie unterschiedliche Bedürfnisse haben, ist die spannende Frage, wie wir damit umgehen. Offensichtlich macht es keinen Sinn, dass Sie ihn unter Druck setzen und offensichtlich macht es keinen Sinn, dass Sie einfach verweigern. Weil damit kommen Sie offensichtlich nicht weiter. Ich mein, damit können Sie gerne weiter machen, aber damit ändern Sie nichts. Das ist keine schlaue Idee.

Frau X96: Ja, da würd ich Ihnen recht geben.

TH85: Ja, dann sollten wir mal überlegen: Was könnten Sie ändern?

Herr X97: Was kann man denn da machen?

Frau X98: Ja du könntest z.B. mal was vorschlagen und ein bisschen aktiver werden.

Herr X99: Aber, das hab ich dir doch gerade schon erklärt, was dann passiert.

TH86: Ich würde auch sagen, dass Sie das vielleicht nicht tun. Verstehen Sie, weil ich glaube, dass Sie das zu Hause auch tun, nämlich dem anderen den schwarzen Peter zuzuschieben und sagen: Mach Du was, ändere Du was! Ich würde Ihnen mal vorschlagen, dass ich hier mal ganz anders vorgehe und dass Sie mal überlegen, was Sie mal ändern können! Sie und Sie! Dass Sie nicht sagen: Mach das! Tu das! Ändere das! Sondern dass Sie einfach mal überlegen, was könnten Sie ändern? Weil über das, was er macht, haben Sie keine Kontrolle und über das was sie macht, haben Sie keine Kontrolle. Aber über das was Sie selber machen, haben Sie Kontrolle.

Frau X100: Ja, ich könnte mir natürlich andere Leute suchen, noch mehr andere Leute, mit denen ich Sachen unternehme.

TH87: Das würde Ihre Beziehung aber wahrscheinlich nicht verbessern.

Frau X101: Nein.

TH88: Ok, dann überlegen Sie noch mal, was könnte Ihre Beziehung verbessern. Weil darum geht es ja.

Frau X102: ... mh ...

TH89: Ja ich weiß, dass das eine schwierige Frage ist. Aber wenn das Problem zwischen Ihnen einfach wäre, säßen wir hier ja nicht, dann hätten Sie das ja längst gelöst.

Frau X103: Ja ich glaub, mir fällt zur Zeit nichts ein, weil mein Mann sagt eigentlich, ich soll die Fresse halten, was meine Bedürfnisse angeht und ihn damit nicht belästigen.

TH90: Aber das funktioniert ja auch nicht auf Dauer.

Frau X104: Nein. Das ist auch was, was ich eigentlich indiskutabel finde.

TH91: Ja ich meine, wenn Sie gegenseitig Ihre Bedürfnisse nicht mehr befriedigen, dann können Sie nach Australien auswandern und Sie nach Kanada, ich mein, warum haben Sie dann eine Beziehung, ist doch Schwachsinn.

Frau X105: Ja, das stimmt eigentlich.

TH92: Ich meine, Beziehungen hat man, damit man seine Bedürfnisse befriedigt und die Frage ist: Wie kriegen Sie das hin? Lassen wir Sie erst mal nachdenken, dann geb ich die Frage mal an Sie: was könnten Sie machen? Was könnten Sie an Initiative ergreifen, wie könnten Sie ihr Verhalten ändern? Auch das ist eine schwere Frage, ja klar.

Herr X106: Ich könnte mir schon vorstellen, zu überlegen, dass man einfach mal was ausprobiert, wie essen gehen oder so. Mal gucken, ist doch schön, gefällt das einem, dass man einfach mal probiert und dann möchte ich auch, dass ich mit Haut und Haaren genommen werde.

TH93: Dass Sie Vorschläge machen, aber dann auch das Recht haben beim nächsten Mal zu sagen: Ich möchte es nicht.

Herr X107: Ja und dass ich dann nicht diesen Druck kriege, dass ich das dann rechtfertigen muss.

TH94: Dass Sie auch ernst genommen werden, wenn Sie sagen: Ich möchte nicht.

Herr X108: Manchmal hab ich auch das Gefühl, meine Frau nimmt mich auch nicht so ernst.

Frau X109: Aber ehrlich gesagt, hab ich das Gefühl auch. Weil wenn man einen schönen Abend verbringt und ich sag, wollen wir das noch mal machen und er sagt: Nö. Und damit ist das Gespräch beendet, da frag ich mich schon: Hat es ihm nicht gefallen? Warum will er das nicht noch mal? Und dann sagt er, er will aber nicht drüber reden, weil wenn wir drüber reden, fühlt er sich unter Druck und ehrlich gesagt, damit kann ich nicht gut umgehen.

TH95: Dann müssen Sie da an der Stelle offensichtlich einen Kompromiss finden. Weil Sie sagen, Sie brauchen, um sich ernst genommen zu fühlen, ein paar Sätze Begründung. Und Sie sagen, um ernst genommen zu werden, möchten Sie nicht begründen.

Herr X110: Mhm.

TH96: Das geht aber nicht. Verstehen Sie, damit fahren Sie vor die Wand.

Herr X111: Na ja gut, ich könnte mir ja schon vorstellen, dass ich dann mal kurz sag, ich fand das Lokal nicht so schön oder heute ist mir nicht nach ausgehen oder ich will nicht essen gehen, können wir nicht was anderes machen?

TH97: Könnten Sie sich vorstellen, das so zu sagen?

Herr X112: Könnte ich mir schon vorstellen.

TH98: Und was genau meinen Sie mit kurz?

Herr X113: Ja, dass dann nicht nachgebohrt wird. Ja, wenn ich sag, chinesisch essen, das war letztes Mal nicht so schön, dann möchte ich nicht, dass meine Frau sagt, ja wieso, die Kellner waren doch nett, das Essen war doch frisch, die haben doch eine große Auswahl gehabt. Dann möchte ich, wenn ich nicht chinesisch möchte, weil das ein bisschen komisch war, dass sie auch Respekt davor hat, dass ich nicht chinesisch will.

Frau X114: Also ehrlich gesagt, wenn er mir einmal gesagt hätte, chinesisch will er nicht, hätte ich eine Party gefeiert. So eine Aussage habe ich von ihm noch nie gehört!

TH99: Aber das heißt doch nur, dass Sie damit einverstanden wären, wenn er es begründen würde?

Frau X115: Ja, auf jeden Fall!

TH100: Super, das freut mich. Ja werden Sie sich denn auf den von ihm vorgeschlagenen Kompromiss einlassen können?

Frau X116: Ja, aber ich finde es sollte auch heißen, dass wir darüber diskutieren können, was wir machen. Ich fänd es schon schön, wenn man verschiedene Sachen hätte. Und wenn es nicht nur heißt, wenn er einen Vorschlag macht, dass ich dann nicht verpflichtet bin zu sagen, ok, dass machen wir dann auch, sondern dass ich schon das Recht behalte auch zu sagen, nein, heute ist mir mehr nach Action, lass uns doch mal ins Theater gehen. Nicht in irgendein Lokal, wo man dann sitzt und so oder dann quatscht.

TH101: Dass Sie sich darüber auseinandersetzen können, was Sie eigentlich vorhaben.

Frau X117: Ja.

TH102 (zu Herrn X): Ok. Sagen Sie mal was dazu.

Herr X118: Ja. Ich will aber nicht diskutieren.

TH103: Warum nicht?

Herr X119: Weil man da nichts machen kann. Ich weiß doch wieder was passiert.

TH104: Das hab ich jetzt nicht verstanden.

Herr X120: Wenn ich einen Wunsch äußer, dann weiß ich genau, diskutieren wir darüber, warum ich ein blödes Lokal vorgeschlagen habe. Wenn ich umgekehrt zu meiner Frau sage, ich möchte nicht ins Theater, weil ich ...

TH105: Das heißt wenn ich Sie richtig verstehe, lassen Sie mich mal versuchen, das zusammenzufassen, haben Sie das Gefühl, wenn Sie mit Ihrer Frau diskutieren, zieht die Ihnen das Fell über die Ohren.

Herr X121: Ja, ich bin dann wie so ein kleiner Junge. Und sie kriegt ihren Willen durch ...

TH106: Das heißt aus Ihrer Sicht ist das gar keine Diskussion, sondern eine Machtausübung Ihrer Frau.

Herr X122: Ja, aber ...

TH107: Ok. (zu Frau X) Was meinen Sie dazu?

Frau X123: Also was bestimmt so ist und womit er recht hat, ist, dass ich deutlich klarer weiß, was ich will und wie ich es will.

TH108: Ja, das hat den Anschein.

Frau X124: Und dass ich das auch deutlicher rüberbringen kann.

TH109: Auch das hat den Anschein.

Frau X125: Aber ehrlich gesagt: Wenn er das Recht hat zu sagen, er hat keinen Bock auf ein Lokal, warum hab ich nicht das Recht zu sagen, das Lokal find ich blöd? Und wenn er sich dann wie ein kleiner Junge fühlt, muss ich auch sagen, ist das auch sein Problem.

TH110: Aber wenn es sein Problem ist, ist es auch Ihr Problem.

Frau X126: Keine Frage. Aber er fühlt sich oft wie ein kleiner Junge. Eigentlich fühlt er sich schon wie ein kleiner Junge, wenn ich meine Meinung deutlich vertrete.

TH111: Wieso?

Herr X127: Weil sie nicht aufhört.

TH112: Das heißt was?

Herr X128: Wenn sie z.B. vorschlagen würde, lass uns in die Oper gehen, weiß nicht, da läuft jetzt wieder eine Verdioper oder so und ich sag, ich mag Verdi nicht, dann darf ich mir anhören, warum Verdi ein ganz toller Komponist ist. Ich mein, ich kenn mich da jetzt auch nicht so aus, wie meine Frau ...

TH113: Aber ich würde Sie gerne noch mal fragen an der Stelle, es mag ja sein, dass Verdi ein toller Komponist ist, ich find den auch gut. Aber warum muss Sie das so beeindrucken? Warum können Sie dann nicht sagen: Scheißegal, ich will es trotzdem nicht.

Herr X129: Ich fühl mich da an die Wand gespielt. Weil ich dann das Gefühl hab, meine Frau erklärt mir das so, dass ich das schon gar nicht mehr ablehnen kann. Die macht da Druck.

Th114: Aber warum können Sie dem Druck nicht widerstehen? Warum können Sie nicht sagen: Ich will nicht, fertig.

Herr X130: Weil ich irgendwann auch mal Ruhe haben will. Sonst sitzen wir doch bis zum nächsten Morgen noch da.

TH115: Tatsächlich? Ich meine, wenn Sie deutlich machen, dass Sie nicht wollen, was soll Sie dann machen? Das Problem ist doch eher, dass Sie es nicht schaffen, es so deutlich zu machen, dass sie dann auch aufhört.

Herr X131: Ja. Sie verletzt mich dann ja auch manchmal. Das ist dann halt: Du Kunstbanause, du verstehst das nicht.

TH116 (zu Frau X): Ist das so?

Frau X132: Ja, ich mein, er sagt es ja eigentlich nicht, aber es kommt ja nicht dazu, dass er irgendwie sagt: Nein, ich mag das nicht. Aber ich hab auch das Gefühl, allein dass ich anderer Meinung bin und ich hab da mehr Ahnung von. Wie Sie sagen, er könnte ja sagen: mir gefällt das nicht. Und trotzdem denk ich, gibt es fachliche Kriterien, dass man sagen kann ...

TH117: Und die ihn überzeugen *müssen*.

Frau X133: Nö. Aber wenn er die nicht kennt, ist das sein Problem. Dann kennt er die halt nicht.

TH118: Aber für mich macht das schon den Eindruck, dass Sie sagen: Ich bestimm die Regeln und du hast dann zu folgen. Und folgst du ihnen nicht, bist du ein Banause. Oder ähnlich.

Frau X134: Ja, er folgt ihnen ja nicht.

TH119: Und deswegen dürfen Sie ihn dann abwerten.

Frau X135: Aber er ist dann auch ein Langeweiler.

TH120: Das heißt Sie können ganz schön unter die Gürtellinie schlagen, wenn es drauf ankommt. Wenn Sie etwas damit erreichen wollen.

Frau X136: Ja, aber das mach ich ja eigentlich nicht.

TH121: Eigentlich aber doch.

Frau X137: Ich glaub, er ist da einfach ein bisschen empfindlich.

TH122: Mhm. Und Sie teilen auch ganz schön aus.

Frau X138: Wenn es nicht anders geht.

TH123: Das heißt, zu Ihrer Empfindlichkeit passt aber auch Ihre Dominanz. Das heißt eigentlich passt das mit dieser Kombination gar nicht. Sie sind dominant und er empfindlich, d. h. Sie lassen es sich nicht gefallen und er schnappt ein.

Frau X139: Das stimmt.

TH124: Ja, super. Auf die Weise können Sie sich super blockieren.

Frau X140: Ja, das tun wir auch.

TH125: Das ist nicht zu übersehen. Aber für mich ist die Frage: Wollen Sie wirklich so weiter machen?

Frau X141: Na ja, deshalb sind wir ja hier, um es nicht so weiter zu machen. Ich auf jeden Fall.

TH126: Schlaue Idee. Und dann ist die Frage: Was wollen wir ändern? Verstehen Sie, wenn er empfindlich ist, heißt das ja, Sie müssten vielleicht ein bisschen Abstriche machen und für Sie müsste es heißen, Sie müssten vielleicht versuchen, ein bisschen weniger empfindlich zu sein. Nur ein Vorschlag, ich weiß nicht, ob das die Lösung ist, aber einfach nur um eine Anregung zu geben. Sie müssen sich offensichtlich *beide* ändern. Also das leuchtet Ihnen jetzt beiden ein, Sie müssen sich jetzt beide bewegen, sonst geht es gar nicht.

Frau X142: Also ich muss sagen, an dem Punkt könnte ich mir schon vorstellen, mich ein bisschen zurückzuhalten.

TH127: Gut.

Frau X143: Aber trotzdem hab ich meine Bedenken.

TH128: Warum, welcher Art?

Frau X144: Weil ich nämlich glaube, wenn ich schon alleine sage: Ich finde Verdi aber gut, hat er das Gefühl, er kennt sich nicht aus.

TH129: Ist er schon empfindlich? (an Herrn X): Ist das so? Werden Sie da schon empfindlich reagieren? Würden Sie das schon als Abwertung empfinden?

Herr X145: Ehrlich gesagt, ist mir Verdi völlig egal. Aber meinetwegen kann meine Frau Verdi mögen, was mich daran so ärgert, ist dieser Unterton. So nur weil ich den gut finde, so kommt das bei mir an, musst du das auch gut finden und musst hingehen.

TH130: Aber wenn sie das nicht explizit sagt, wenn es wirklich bei diesem Unterton bleiben würde und Ihre Frau Ihnen zusichert, dass es dabei bleibt, könnten Sie diesen Unterton überhören?

Herr X146: Das wäre ok. Aber dann möchte ich auch was anderes.

TH131: Was?

Herr X147: Meine Frau beschwert sich doch darüber, dass ich nicht sage, was ich möchte oder was ich nicht möchte. Wenn ich das aber sagen würde – das mach ich auch nicht, da hat sie recht – wenn ich das sage: Das und das möchte ich und das und das möchte ich nicht, muss ich das erklären. Dann möchte ich dafür aber auch, dass wenn ich dann sage das und das möchte ich nicht, dass sie dann auch nicht nachbohrt und versucht, ihren Willen durchzusetzen und das auch respektiert. Ich muss nicht erklären, warum mir das nicht gefällt.

TH132 (an Frau X): Wäre das denkbar?

Frau X148: An manchen Punkten ist es bestimmt denkbar. Aber jetzt sind wir wieder an dem Punkt von gerade, dass ich aber an manchen Stellen schon gerne eine Erklärung hätte, warum er Sachen nicht will.

TH133: Aber wenn Sie wissen, dass ihn das auf die Palme bringt? Es ist ja die Frage: Was wollen Sie ändern? Wie wollen Sie sozusagen Ihre Kommunikation und Interaktion verbessern? Wo wollen Sie ihm entgegenkommen?

Frau X149: Aber wissen Sie, der Punkt ist, dass er, glaub ich, gar nicht versteht, dass es mir nicht nur darum geht, um ihn zu irgend etwas zu bringen, sondern an manchen Stellen denk ich wirklich ...

TH134: ... Sie wollen's wissen.

Frau X150: ... ich will's wissen!

TH135: Und wie kann er unterscheiden, ob Sie etwas wissen wollen oder ob Sie ihn zu was bringen wollen?

Frau X151: Ja, manchmal weiß ich das vielleicht selber nicht.

TH136: Das heißt wenn Sie es schon nicht wissen, wie soll er es wissen?

Frau X152: Wie soll ich das denn rausfinden?

TH137: Das ist eine gute Frage. Verstehen Sie, wenn Sie es nicht wissen, kann es durchaus sein, dass es bei ihm so ankommt, weil es vielleicht durchaus auch so gemeint ist.

Frau X153: Also er könnte z.B. fragen.

TH138: Wie ist das gemeint?

Frau X154: Oder er könnte sagen, ich hab das Gefühl, du willst mich zu was bringen.

TH139 (an Herrn X): Wär das denkbar? Dass Sie einfach offen über Ihre Befürchtungen und Probleme reden, wär das denkbar? Im Prinzip wär das eine schlaue Idee, aber wär das denkbar?

Herr X155: Ja, im Moment hab ich da ein bisschen Angst vor.

TH140: Wovor denn? Dass Sie zurück schlägt?

Herr X156: Ja, dann heißt es, das wollte ich doch gar nicht.

TH141: Und wenn sie sagt, dass wollte ich doch nicht, glauben Sie es ihr nicht?

Herr X157: Häufig nicht so ganz.

TH142: Ich mein, Sie bietet es Ihnen jetzt an. Jetzt ist der erste Tag vom Rest Ihres Lebens.

Herr X158: Also ... Wenigstens mal sagen, das möchte ich nicht und dann irgendwie so gemein irgendwie noch haa, nachhaken und das ist eine Unterstützung und ...

TH143: Worüber wir uns jetzt unterhalten ist, dass Sie Ihre Kommunikation eigentlich völlig neu orten. Das heißt, die Idee ist, Sie *reden* über das, was Sie möchten, was Sie befürchten und machen es offen, anstatt sozusagen indirekt zu kommunizieren, was offensichtlich ja nicht funktioniert.

Frau X159: Gar nicht.

TH144: Gar nicht.

Frau X160: Ja.

TH145: Ist das eine Idee, über die wir uns noch mal unterhalten könnten? Wie Sie das hinkriegen könnten, offen zu reden, wirklich deutlich zu machen, was will ich, was denk ich, was möchte ich, was befürchte ich?

Frau X161: Also für mich wäre das eine super Lösung, glaube ich, weil ich hätte dann auch wirklich das Gefühl, ich muss weniger Druck machen. Weil ich schon Informationen so bekommen habe.

TH146: Und Sie? Ihre Frau sagt, dann muss sie weniger Druck machen.

Herr X162: Ja, wenn Sie das auch empfehlen, aber ich könnte mir auch vorstellen, dass das helfen könnte.

TH147: Ok, dann sollten wir vielleicht darüber mal tiefer reden ...

Frau X163: Aber er hat wieder nicht gesagt, ob er das gut findet. Er sagt, wenn Sie das gut finden, macht er es! Das ist doch schon wieder keine eigene Meinung!

TH148: Ja ja ... aber ich möchte Ihnen noch mal sagen, das ist doch das, was er die ganze Zeit tut. Verstehen Sie, dass ist Teil seiner Person.

Frau X164: Keine Meinung zu haben.

TH149: Schwierigkeiten zu haben, zu sagen, was er will. Zu wissen, was er will. Verstehen Sie, für mich ist da auch die Frage, können Sie das ein Stück weit akzeptieren? Verstehen Sie, sonst haben Sie die ganze Zeit das Gefühl, Sie müssen Ihren Mann ändern. Und wenn Sie das Gefühl haben, Ihren Mann zu ändern, verändern Sie ihn und dann leistet er Widerstand und Sie haben gar nichts gewonnen.

Frau X165: Aber denken Sie nicht, dass es gut wäre, herauszufinden, was man will?

TH150: Ja. Das gilt auch für Sie. An der Stelle, wo Sie sagten, Sie wissen es auch nicht.

Frau X166: Ja, das würde ich ja auch so sehen aber ...

Herr X167: Jetzt muss ich doch schon wieder was erklären!

TH151: Was genau stört Sie da?

Herr X168: Ich hab doch schon ja gesagt! Ich hab das Gefühl, dass sie das „Ja" gar nicht gehört hat.

TH152 (an Frau X): Haben Sie es gehört?

Frau X169: Ja, ich habe es gehört. Das ist ok.

TH153: Aber noch mal zurück zu dem, was wir gerade hatten. Sie sind sich einig darüber, dass Sie Ihre Kommunikation verändern sollten.

Frau X170: Ja.

TH154: Und Sie *wollen* das auch tun. ... Höre ich ein Ja?

Herr X171: Ja!

TH155: Gut.

11.4.2 Kommentar

Th1: Der Therapeut erläutert zunächst einmal die Aufgabe dieser Sitzung. Da die Aufgabe komplex ist und man an dieser Stelle den Klienten nur einen groben Überblick geben kann, erläutert der Therapeut die Details dann im Prozess. Wichtig ist, dass die Klienten in jedem einzelnen Augenblick wissen, was sie tun sollen.

Der Therapeut benennt auch noch mal die Regeln, wiederum, damit er im Prozess darauf hinweisen kann. Viele der Prozessaspekte sind denen der Phase 2 sehr ähnlich.

Th2: Auch in Phase 3 bleibt es für die therapeutische Beziehung und damit für den Therapieprozess wichtig, dafür zu sorgen, dass beide Partner den Eindruck haben, dass sie mitbestimmen dürfen und gehört werden. Gerade in diesem Beispiel ist es wichtig, dass der Therapeut den Mann des Paares explizit fragt, da das Thema Dominanz der Frau ein großer Konfliktbereich ist. Hierdurch vermeidet der Therapeut, dass der Klient den Eindruck bekommt, der Therapeut stehe auf der Seite der Frau.

Frau X3: Es kommt häufig vor, dass Klienten Probleme haben, die sie im Augenblick selbst noch nicht klar haben.

Th3 (und folgende): Bei solchen, unklar definierten Problemen ist es die Aufgabe des Therapeuten, diese Probleme genauer zu klären und herauszuarbeiten, was der Klient will bzw. nicht will, was genau ihn stört usw. Während der Therapeut dies mit einem der Partner macht, hat der andere Partner zu schweigen und zuzuhören.

Th5: Wieder wird deutlich, dass der Therapeut immer nur die Sichtweise des Klienten zitiert.

Th6: Der Therapeut versucht, Aspekte genauer zu klären und herauszuarbeiten. Je genauer ein Partner einen Problemaspekt klar formulieren kann, desto klarer wird das Problem und desto besser kann es der andere Partner verstehen.

Th8: Durchweg versucht der Therapeut

- in hohem Maße Akzeptanz und Empathie zu vermitteln,
- genau zu verstehen und wiederzugeben, was der Klient meint,

- Aspekte zu explizieren, die der Klient zwar meint, aber nicht (genau) in Worte fassen kann,
- Aspekte auf den Punkt zu bringen, prägnant zu formulieren, klar zu machen.

Th9: Der Therapeut hält zu Beginn die Phasen, in denen er mit einem der Partner arbeitet, relativ kurz, damit sich bei dem anderen Partner kein Ärger anstaut (was dazu führen würde, dass dieser nicht mehr zuhören und sich nicht an die Regeln halten kann). Hier wird die Grundabfolge dieser Phase deutlich: Wenn mit einem Partner ein Problemaspekt herausgearbeitet wurde, soll der andere Partner sagen, wie das Gesagte auf ihn wirkt und was er dazu meint.

Th10 (und folgende): Dann klärt der Therapeut, die Sichtweise das anderen Partners. Hierzu verwendet er die Interventionsmethoden der Klärungsorientierten Psychotherapie wie Paraphrasieren (Th10) und konkretisierende Fragen (Th11).

Th13: Wichtig ist, dass der Therapeut bei *den* Aspekten des Themas bleibt und darauf fokalisiert, die *beziehungsrelevant* sind: So geht er nicht auf die Probleme des Mannes am Arbeitsplatz ein, sondern arbeitet *diejenigen* Problemaspekte heraus, die für das Interaktionsproblem relevant sind. Dies erfordert beim Therapeuten ein schnelles Verständnis der jeweils relevanten Aspekte, um dann bei diesen zu bleiben und alle anderen Aspekte systematisch bei der Bearbeitung auszublenden.

Th13-Th20: Der Therapeut arbeitet nun, Schritt für Schritt, mit dem Mann heraus, worum es diesem eigentlich geht („nicht bevormundet werden"). Solche Prozesse sind typisch: Klienten können zuerst die zentralen Aspekte oft selbst nicht auf den Punkt bringen und ein Therapeut muss ihnen durch klärungsorientierte Interventionen systematisch dabei helfen, die wirklich relevanten Aspekte zu formulieren.

Frau X17+Th17: Es fällt Partnern häufig schwer, zuzuhören und nicht zu kommentieren. So auch Frau X hier. Der Therapeut schreitet sofort ein und fordert die Klientin empathisch auf, sich zu gedulden.

Th20: Sobald dann neue Aspekte klar formuliert sind, gibt der Therapeut diese an den anderen Partner.

Th20-Th27: Nun macht der Therapeut mit der Klientin einen Klärungsprozess, damit überhaupt erst deutlich wird, was sie meint.

Herr X29-Th28: Hier redet Herr X dazwischen, aber der Therapeut findet den Einwand inhaltlich so relevant, dass er Herrn X nicht stoppt, sondern auf diesen Einwand einsteigt. Auch dazu kann sich der Therapeut entschließen.

Th29: Der Therapeut folgt hier der Devise der Klärungsorientierten Psychotherapie: Klären vor Lösen! Es wird auch im Mikrobereich nicht an Lösungen gearbeitet, solange nicht zumindest ansatzweise verstanden worden ist, was genau das Problem ist. Erst wenn es über das Problem, darüber, wie es funktioniert, neue Erkenntnisse gibt, kann man (vorläufige) Lösungen entwickeln. So lange, wie alles unklar ist, machen auch neue Lösungsversuche keinen Sinn. Außerdem setzen Klienten schnelle Lösungsversuche im Rahmen von Vermeidung dazu ein, sich mit bestimmten Aspekten nicht näher auseinanderzusetzen. Es ist sinnvoll dieser Vermeidung nicht zu folgen, sondern eine weitere Auseinandersetzung anzuregen.

Frau X33/Th31: Hier greift der Therapeut sogar einen Einwurf von Frau X auf und gibt ihn an Herrn X weiter. Dies kann an verschiedenen Stellen als Technik eingesetzt werden: Wenn es für den Prozess günstig ist, nimmt der Therapeut Aspekte dessen, was der eine Partner sagt, auf, um den anderen damit zu konfrontieren oder er nimmt Fragen des einen Partners auf, um sie dem anderen zu stellen. Dadurch bleibt der Therapeut eng an den thematisierten Inhalten und ist prozessdirektiv, ohne aber stark konfrontativ zu wirken, da er ja nur zitiert. Außerdem wirkt dieses Vorgehen recht dynamisch auf den Prozess.

Th32 (und folgende): Dann geht der Klärungsprozess mit Herrn X weiter: Der Therapeut stellt konkretisierende Fragen (Th32), er verbalisiert (Th33 und Th35).

Th36: Dann leitet der Therapeut wiederum einen Wechsel des arbeitenden Partners ein.

Frau X40: Oft hat man als Therapeut während des Klärungsprozesses den Eindruck, dass das Problem immer schlimmer wird. Man darf sich aber nicht täuschen: Es war die ganze Zeit so schlimm, das war aber nur nicht klar – man bedenke, dass die Klienten Konflikte nicht nur in der Interaktion vermeiden, sondern sie auch für sich nicht klären. Bei Wallenstein heißt es schon „Der Wein erfindet nichts, er schwatzt's nur aus." und das gilt auch für die Therapie: Die Therapie verschlimmert nie das Problem an sich, sie macht nur die Ausmaße des Problems deutlich (was das Problem dann natürlich subjektiv verschlimmern kann!). Aber es bleibt klar: *Ein Problem, das nicht ausreichend geklärt ist, ist auch nicht ausreichend lösbar!* Also gibt es keine Alternative dazu, dem Problem auf den Grund zu gehen, selbst wenn dadurch die Ausmaße des Problems erst richtig deutlich werden. Therapeuten sollten aber immer „dem Drachen ins Auge schauen" und sich der Klärung eines Problems gelassen stellen und *auf keinen Fall* anfangen, von sich aus zu vermeiden oder sich mit „Oberflächen" zufriedengeben.

Th38: Und der Therapeut lässt sich nicht paralysieren, sondern er bringt das Thema auf eine Beziehungsebene: Was veranlasst *sie*, seine Probleme zu lösen? *Damit wirft der Therapeut eine zentrale Fragestellung auf* und dies ist immer hilfreich für den Prozess.

Frau X41/Th39: Die Antwort des Therapeuten nennen wir prinzipiell einen „trockenen return", denn die Klientin beantwortet die Frage nicht und gibt die Verantwortung an den Therapeuten und der Therapeut gibt diese, gelassen, empathisch, aber schnell wieder zurück und möchte eine Antwort haben.

Th40: Hier expliziert der Therapeut: Er setzt zwei Informationen zusammen, was so nicht direkt von der Klientin getan wird, was man aber so belegbar schlussfolgern kann.

Th41-Th45: Das Herausarbeiten mit der Klientin geht weiter und dann gibt der Therapeut einen herausgearbeiteten Aspekt an den Klienten.

Th46 (und folgende): Der Therapeut klärt den nächsten Aspekt mit dem Klienten.

Frau X50/Th48: Hier sehen wir wieder eine Zwischenbemerkung der Klientin. Der Therapeut verfolgt aber gerade das Ziel, den inneren Widerstand von *Ihm* explizit zu machen. Diesen Prozess unterbricht die Klientin. Da der Therapeut diesen Aspekt (Innerer Widerstand) allerdings wichtig findet, will er sich von seinem Ziel nicht abbringen lassen, unterbricht die Klientin, geht nicht auf ihre Anmerkung ein und wiederholt die Frage an den Mann.

FrauX52: Der Frau scheint es in dieser Situation jedoch nur schwer möglich zu sein, weiter zuzuhören.

Th49: Deshalb wendet der Therapeut sich ihr hier zu, lässt aber nicht zu, dass die Klientin die Realität definiert (... ihr Eindruck ...).

Th51: Deutlich wird, dass von den 51 Therapeuten-Interventionen bisher 34 kurz oder sehr kurz sind. Der Therapeut macht so weit wie möglich kurze, manchmal extrem kurze Statements, die aber dennoch den Prozess stark und sehr konstruktiv steuern. Lange Statements, wie hier, macht er nur, wenn es darum geht, etwas Wichtiges deutlich herauszuarbeiten, Erläuterungen zu geben o.Ä. Natürlich muss ein Therapeut manchmal längere Statements machen, er sollte aber der Regel folgen: *So kurz wie nur möglich intervenieren!*

Th51/Th52: Und hier kann der Therapeut einen wichtigen Mechanismus dieses Paares transparent machen: Beide bewegen sich in einem Teufelskreis und verschlimmern damit Probleme gegenseitig. Damit tragen *beide* zu den Problemen bei, also sollten auch *beide* etwas zur Veränderung beitragen!

Ein Therapeut kann solche Meta-Statements machen, um z.B. herauszuarbeiten,

- dass die Partner keinen Konsens haben und worin sie sich widersprechen;
- dass die Partner einen Konsens haben und worin dieser besteht;
- dass die Partner im Grunde das Gleiche wollen, aber gegenseitig dafür sorgen, dass sie es beide nicht erreichen können;
- dass und wie sie sich gegenseitig hochschaukeln.

Th53: Der Therapeut stellt dann auch sicher, dass beide sein Statement gehört und verstanden haben. Das kann wichtig sein, da es für viele Klienten unangenehm ist, sich eigenen Anteilen zu stellen, und sie dies deshalb vermeiden. Unter Umständen sind *beide* Partner massive Vermeider.

Th54: Also erstens erzielt er mit der Frau des Paares Konsens.

Herr X59+Herr X60: Der Klient hat aber die Aussage des Therapeuten (beide blockieren sich) noch nicht bestätigt und macht hier einen neuen Aspekt auf.

Th56: Der Therapeut macht hier etwas, was häufig wichtig ist: Er geht nicht auf den neuen Aspekt ein, sondern fordert den Klienten auf, sich mit seiner Aussage auseinanderzusetzen.

Herr X61: Der Klient bestätigt zwar kurz die Aussage des Therapeuten, macht dann aber eine Unlösbarkeitskonstruktion, die wiederum das Potential hat, vom entscheidenden Punkt abzulenken.

Th57: Therapeuten sollten, genau wie in der Einzeltherapie, niemals Unlösbarkeitskonstruktionen unkommentiert lassen (Ob man was machen kann, wird in der Therapie neu geprüft.). Er bleibt aber hartnäckig bei der Frage, ob der Klient seiner Aussage zustimmt oder nicht.

Frau X64: Die Frau des Paares macht hier wieder eine Zwischenbemerkung. Da diese aber den Prozess nicht stört, lässt der Therapeut sie unkommentiert.

Th59/60: Der Therapeut scheut sich auch nicht, den Klienten deutlich zu konfrontieren und dabei auch noch zu sagen „im Grunde hat Ihre Frau Recht“. Es ist klar, dass das Problem durch die Klärung verschärft wird. Aber nun kann der Klient den Therapeuten widerlegen und das Problem so lösen – oder der Therapeut hat Recht, dann muss man eine neue Lösung finden. Hier zeigt sich wieder, dass eine Verschärfung des Problems eine Klärung des Problems ist, die Lösungen *ermöglicht*!

Th67: Nun wird der andere Partner vom Therapeuten systematisch konfrontiert. Auch hier ist es wichtig, dass keiner den Eindruck hat, der andere würde geschont und der Therapeut steht auf der Seite von einem Partner. Der Therapeut geht immer davon aus, dass zu dem Problem zwei gehören und das will er auch demonstrieren.

Frau X74: Auch für die Klientin ist es unangenehm, sich einem kritischen Aspekt zu stellen. Sie bringt einen neuen Aspekt ein. Ein Eingehen auf diesen Aspekt würde von ihrem kritischen Punkt wegführen.

Th68: Da der Therapeut aber möchte, dass sie sich mit dem kritischen Aspekt auseinandersetzt, geht er nicht auf den neuen Aspekt ein und führt sie zurück.

Th69: Der Therapeut verfolgt weiter das Ziel, der Klientin deutlich zu machen, was sie in der Interaktion tut. Da sie vorher aus dem Prozess ausgestiegen ist und vermieden hat, tastet er sich vorsichtig und schrittweise wieder heran.

Herr X77: Der Mann unterbricht den Prozess, indem er andeutet, was die Frau tut.

Th70: Der Therapeut geht an dieser Stelle darauf ein, da der Eindruck des Klienten unter Umständen dann wieder für eine weitere Konfrontation der Frau genutzt werden kann.

Th75: Hier wird deutlich, dass, wenn ein Therapeut das, was ein Klient denkt, sehr markant auf den Punkt bringt, dies *auf den anderen* konfrontativ wirken kann. Dies ist aber keineswegs schlimm, denn im Grunde soll es das sogar: Die Klienten *sollen* sich mit dem, was der andere wirklich denkt, fühlt, glaubt, will usw. auch auseinandersetzen und zwar *ohne* Euphemismen, „Weichspüler“ oder Weichzeichner. Was ist, ist und sollte genauso betrachtet werden. Wer die Realität leugnet, holt sich früher oder später Beulen.

Th77+Th78: Hier nutzt der Therapeut den Eindruck des Mannes dann auch, um die Frau zu konfrontieren. Konfrontation erfolgt in der Klärungsorientierten Psychotherapie immer so, dass die Klientin den Aspekt annehmen oder ablehnen kann. Dies verringert Reaktanz.

Herr X87/Frau X88: Hier bahnt sich eine dysfunktionale Interaktion zwischen den Partnern an.

Th79: Diese unterbricht der Therapeut schnell und führt zum Thema zurück. Dies zeigt einen Aspekt der komplexen Aufgabe eines Paartherapeuten. Er muss die Interaktion zwischen den Partnern beobachten und hier steuernd eingreifen. Gleichzeitig muss er den inhaltlichen Aspekt im Kopf behalten und weiter verfolgen.

Th84: Mit diesem Statement schließt der Therapeut den Klärungsprozess *vorläufig* ab (dieser kann aber immer wieder aufgenommen werden und *muss* später auch wieder aufgenommen werden), um nun einen anderen Modus einzuleiten, nämlich den, das an der Bildung von Kompromissen gearbeitet werden soll. Dies sind zunächst vorläufige Kompromisse, deren Ziel es erst einmal ist, Konflikte zu entschärfen und die Beziehung zu verbessern. Die Partner sollen wieder die Erfahrung machen, dass sie reden können, dass sie überhaupt Einigungen erzielen können, dass sie die Krise in den Griff bekommen können und dass ihre Beziehung doch noch positive Zeiten haben könnte.

Th85: Der Therapeut bringt dies nun auf den Punkt: Was könnten sie ändern? Das Thema ist also jetzt nicht mehr primär Klärung, sondern Lösung.

Frau X98: Die Klientin fokussiert als erstes darauf, was ihr Mann ändern kann. Dies passiert häufig. Die Partner sind mehr oder weniger ärgerlich aufeinander und fokussieren – wie es für Ärger typisch ist und wie sich auch in den Klärungsprozessen zeigt – auf die vermeintliche Verfehlung des anderen. Die Betrachtung eigener Anteile ist zudem noch unangenehm. Deshalb fällt Klienten als erstes ein, was der andere aus ihrer Sicht ändern muss.

Th86: Der Therapeut reagiert darauf, indem er noch mal darauf hinweist, dass es keinen Sinn macht, darauf zu warten, dass der andere etwas tut, sondern *dass jeder von sich aus aktiv werden muss*. Solche Aspekte muss ein Therapeut den Klienten immer wieder und wieder verdeutlichen.

Frau X100: Als nächstes schlägt die Klientin eine Lösung vor, die zwar ihre Bedürfnisse berücksichtigt, aber einen anderen kritischen Punkt in der Beziehung betrifft.

Th87+Th88: Der Therapeut macht daraufhin deutlich, dass es um Lösungen geht, welche die Beziehung verbessern.

Frau X102: Dies ist für das belastete Paar eine ungewohnte Sichtwiese und entsprechend schwer fällt es den Klienten, diese einzunehmen.

Th89: Dies greift der Therapeut empathisch auf.

Th92 (und folgende): Der Therapeut arbeitet nun daran, mit beiden Partnern, Schritt für Schritt, einen ersten tragfähigen Kompromiss auszuhandeln.

Th104 (und folgende): Wobei er aber immer wieder in Klärungsprozesse gehen muss, weil ständig neue, unklare Aspekte auftauchen können.

Hier wird auch deutlich, dass der Prozess in Wellen verläuft: Streckenweise hat man den Eindruck, der Prozess kommt voran, dann „schwappt er zurück" und man hat den Eindruck, das hatte man alles schon; dann geht er wieder weiter usw. Das ist unseres Erachtens nach auch typisch: Diese Prozesse verlaufen so gut wie nie linear, sondern *rekursiv*, man durchläuft bestimmte Prozesse mehrmals, bevor man wirklich weiterkommt. Therapeuten sollten deshalb nicht frustriert reagieren, wenn die Therapie mal eine „Rolle rückwärts" macht. Das ist ein normaler Prozess und die Devise heißt: „Das Ganze noch mal von vorn!"

Th110: Hier greift der Therapeut (wie an anderen Stellen auch, vgl. Th91, Th95) immer wieder auf die grundlegenden Konzepte von Beziehung zurück und vermittelt diese den Klienten.

Th118-Th122: Der Therapeut hatte eigentlich schon vor einiger Zeit angefangen, mit dem Paar nach ersten Lösungen zu suchen, dann wurde es zwischenzeitlich notwendig mehrere Klärungsepisoden einzuflechten. Hier nutzt der Therapeut die Gelegenheit (obwohl das eigentliche Ziel gerade ist, erste Lösungen zu finden), die Frau mit einem interaktionellen Aspekt (Regelsetzen) zu konfrontieren. Die Klärungs- und Konfrontationssequenzen dienen hier dazu, neue Aspekte herauszuarbeiten, die dann eine Lösung möglich machen.

Th123+Th124: In den letzten Äußerungen wurden mit der Frau einige Aspekte ihres Interaktionsverhaltens (Regelsetzen und Abwerten) herausgearbeitet. Hier wechselt der Therapeut den Fokus dann wieder von der Frau weg, hin zu der Tatsache, dass beide bestimmte Eigenarten haben (*Sie* Dominanz, *Er* Empfindlichkeit) und dass diese beiden Eigenarten ungünstig interagieren. Der Therapeut macht damit wieder ein Meta-Statement, um deutlich zu machen, was die Partner miteinander tun und dass sie sich auf diese Weise gegenseitig blockieren. Auch hier wird deutlich: *Es reicht in aller Regel nicht aus, dass Klienten, auch Paare, eine Erkenntnis einmal haben!* Sie müssen sie 3-, 4-, 5- oder 6-mal haben und sie müssen sie immer wieder durchdenken und „durchfühlen", bevor sie sie zur Kenntnis nehmen, ernst nehmen, beachten und Konsequenzen daraus ziehen. Und deshalb müssen Therapeuten diese Erkenntnisse auch *mehrfach* explizit machen, mehrfach auf den Punkt bringen, die Klienten *mehrfach* damit konfrontieren.

Th126: Nach der nochmaligen Klärungsphase wirft der Therapeut die Änderungsfrage erneut explizit auf. Und erneut versucht der Therapeut im Folgenden, einen Kompromiss Schritt für Schritt zu erarbeiten.

Frau X151+Th137: Und wieder wird bei der Lösungssuche eine neuer Aspekt deutlich.

Th145: Auch wenn bislang keine Lösung gefunden wurde, passiert hier etwas Wichtiges: Es wird für das Paar ein wichtiger Ansatzpunkt für die Verbesserung ihrer Beziehung deutlich (Veränderung der Kommunikation) und dieser wird als Ziel für die Therapie formuliert. Damit entsteht ein Arbeitsauftrag für den weiteren Therapieverlauf und es wird die Hoffnung geweckt, dass die Therapie Verbesserungen bringen kann. Damit steigt auch die Motivation des Paares in der Therapie mitzuarbeiten.

Frau X161/Herr X162: Man hat dann auch den Eindruck, dass nun die Erkenntnis, dass das bisherige Verhalten dysfunktional ist, langsam „durchsickert". Dies ist eine wichtige motivationale Voraussetzung dafür, sich mit Alternativen auseinanderzusetzen.

Th149: Der Therapeut macht hier auf eine wichtige Alternative aufmerksam: Ein Partner könnte mal versuchen, den anderen so zu akzeptieren, wie er ist und nicht ständig versuchen, ihn zu ändern. Therapeuten sollten sich in der Tat niemals scheuen, Vorschläge zu machen, auch, wenn ihnen diese trivial vorkommen, denn oft kommen Paare aufgrund ihrer Verwicklung nicht auf die naheliegendsten Ideen.

Frau X170/Herr X171: Auch wenn am Ende des Gesprächs noch keine Lösung gefunden ist, sind sich die Partner an diesem Punkt einig, dass ihre Kommunikation von beiden Seiten her ungünstig ist und dass sie im Laufe der Therapie an einer Verbesserung der Kommunikation arbeiten wollen.

11.5 Reflexion des Beispiels

Da Phase 3 (Bearbeitung aktueller Konflikte und Probleme) eine sehr wichtige Phase ist, sollen an dieser Stelle noch mal die verschiedenen therapeutischen Aspekte dieser Phase hervorgehoben werden.

11.5.1 Was wird aus dem Beispiel deutlich?

Das transkribierte Beispiel macht deutlich:

- Der Therapeut klärt noch nicht zugrundeliegende Schemata: Dazu ist die Situation zwischen den Partnern noch viel zu angespannt und sie hören sich, aufgrund der aktuellen Konflikte, noch gar nicht ausreichend zu.
- Dennoch *klärt* der Therapeut: Er klärt schon die Grundlagen des Konfliktes, er klärt, was die Partner denken, vermuten und wollen.

- Der Therapeut bringt Inhalte auf den Punkt, er formuliert die Inhalte deutlicher, schärfer, präziser und weniger euphemistisch.
- Der Therapeut blockiert den Partner, der nicht zuhört und sich nicht an die Regeln hält, er „hält also die Partner auf Spur".
- Der Therapeut macht *Beziehungsaspekte* deutlich: Oft bleibt er auf der Beziehungsebene, wenn die Klienten anbieten, über Inhalte zu sprechen. Der Therapeut macht jedoch deutlich, was die Partner miteinander machen, dass sie sich dominant verhalten u.ä.
- Damit ist der Therapeut an vielen Stellen durchaus konfrontativ und macht Aspekte transparent, die den Beteiligten nicht ohne Weiteres angenehm sein können.
- Der Therapeut *steuert den Prozess sehr stark* und *leitet* das Gespräch: Er bestimmt, welcher Spur man nun folgen sollte und wer wann etwas sagen soll, er unterbricht auch Partner.
- Der Therapeut regt relativ schnell eine (vorläufige) Lösung an, indem er das Paar bittet, darüber nachzudenken, wie die Partner ihre Kommunikation faktisch verbessern können: Das ist in dieser Phase wesentlich: Ein Therapeut versucht, Krisen zu entschärfen, Konflikte abzubauen, positives Interaktionsverhalten in Gang zu bringen, um die Partnerschaft als Erstes wieder in Gang zu bringen und eine weitere Abwärtsspirale zu verhindern.
- Deutlich wird an dem Beispiel auch, dass die Interaktion hoch dynamisch ist: Ein Therapeut kann nicht vorhersagen, wer wann was sagen wird; es kann sein, dass die Interaktion scheinbar harmonischer wird und dann wirft einer der Partner – unvorhersehbar – eine „Bombe", die dann wieder einen Konflikt auslöst.
- Phasen, in denen die Partner recht kooperativ sind, können schnell wechseln mit Phasen, in denen sie sich „bekriegen", und der Wechsel kann an Stellen geschehen, an denen der Therapeut es nicht vermuten würde.
- Wichtig ist, dass der Therapeut sich nicht ärgert, auch nicht, wenn einer der Partner plötzlich einen sich anbahnenden Kompromiss plötzlich sabotiert.
- Es wird auch deutlich, dass die Paarprobleme eng miteinander vernetzt sind und es deshalb oft schwierig ist, an einer Stelle einen Kompromiss zu finden, wenn davon viele andere Bereiche auch wieder tangiert sind: Als Therapeut versucht man manchmal einen Pfahl in den Sumpf zu treiben, macht aber die Erfahrung, dass dieser dann sofort wieder absäuft.
- Klar wird damit auch, dass man Paartherapie *nicht planen* kann, und klar wird auch, dass das Gegenteil von Planung nicht Improvisation ist, sondern *Expertise*: Ein Therapeut muss *eine hohe psychologische und therapeutische Expertise aufweisen*, um die Ziele nicht aus den Augen zu verlieren, sich aber trotzdem der jeweiligen interaktionellen Dynamik anzupassen.
- Der Therapeut muss in der Lage sein zu erkennen, was gerade im Prozess passiert, erkennen, welche Möglichkeiten ihm die Situation bietet und wie er die Situation nutzen kann, um relevante therapeutische Ziele zu erreichen. Aus Gründen der Zielerreichung sollte er Inhalte konsequent verfolgen, aber aus Gründen der Beziehungsgestaltung muss er auf das aktuelle Interaktionsgeschehen reagieren: Und daraus muss er einen Kompromiss entwickeln.

11.5.2 Die wichtigsten Punkte des therapeutischen Vorgehens

Damit realisiert der Therapeut in dem Beispiel verschiedene Aspekte, die in Phase 3 einer Klärungsorientierten Paartherapie von Bedeutung sind:

1. Klären und Lösen
2. Kompromisse bilden
3. Konfrontation
4. Expertise

11.5.2.1 Klären und Lösen

In dieser Phase strebt ein Therapeut zwar relativ schnell (vorläufige) Lösungen an, dennoch gilt auch hier die KOP-Regel: *Klären vor Lösen!*

Auch hier ist es nötig, dass die Partner zunächst einmal einsehen, dass sie sich dysfunktional verhalten, dass sie durch ihr Verhalten Probleme erzeugen, dass sie verstehen, was sie genau machen, wie ihr Handeln wirkt, was davon ungünstig ist; sie müssen auch einsehen, dass es nötig ist, Verhalten zu ändern, Kompromisse zu machen, Änderungen zu initiieren; sie müssen dann auch verstehen, was sie ändern könnten und was sie machen sollten. Ohne ein grundlegendes Problemverständnis

- werden beide nicht sehen, dass sie an dem Problem beteiligt sind,
- werden beide nicht sehen, dass sie etwas und was sie falsch machen,
- werden beide nicht bereit sein, sich auf Kompromisse einzulassen.

Das heißt auch hier gibt es ohne ausreichende Klärung keine Lösungen. Da es hier aber nur darum geht, Konflikte zu entschärfen, als darum, relativ schnelle und damit auch eher relativ oberflächliche und vorläufige Lösungen zu finden, ist dafür in der Regel auch ein sehr tiefes Verständnis noch nicht nötig. Dementsprechend muss man hier in einem gewissen Ausmaß klären und Problemaspekte verstehen, man muss aber noch nicht tief klären. Daher muss ein Therapeut jeweils entscheiden, wie weit eine Klärung vorangetrieben werden muss, damit die Partner in der Lage und bereit sind, sich auf Kompromisse einzulassen. Wichtig ist auch, sich zu überlegen, *was* genau Partner verstehen müssen: Zum Beispiel muss ein Partner nicht wirklich verstehen, warum seine Partnerin einen bestimmten Job annimmt; er muss aber verstehen, dass es ihr Recht ist, sich dafür zu entscheiden und dass es gut wäre, diese Entscheidung erst mal zu akzeptieren.

11.5.2.2 Kompromisse bilden

In dieser Phase ist es von extrem großer Bedeutung, dass ein Therapeut die Bildung von Kompromissen zwischen den Partnern anregt. Der Therapeut muss beachten, dass *Kompromiss* im Kern bedeutet, dass beide Partner

- so viel für die Beziehung tun und
- so viel aus der Beziehung ziehen können,
- dass sie damit zufrieden sind und
- dass Gewinne und Kosten entweder relativ gleich für beide sind oder dass die Verteilung, die existiert, für beide in Ordnung ist.

In problematischen Beziehungen

- bekommt zumindest ein Partner weniger, als er braucht,

- bekommt ein Partner weniger als der andere, was ihn stört,
- muss ein Partner mehr für die Beziehung tun, als er möchte oder
- muss ein Partner mehr für die Beziehung tun, als der andere, was ihn stört.

Also muss an den Stellen, an denen Unzufriedenheit herrscht, *neu verhandelt werden* und man muss zusehen,

- dass die Zufriedenheit der Einzelnen steigt und/oder
- dass die Verteilung gleicher wird.

Ein neuer Ausgleich kann darin bestehen, dass einer dem anderen entgegenkommt (vgl. Abbildung 11).

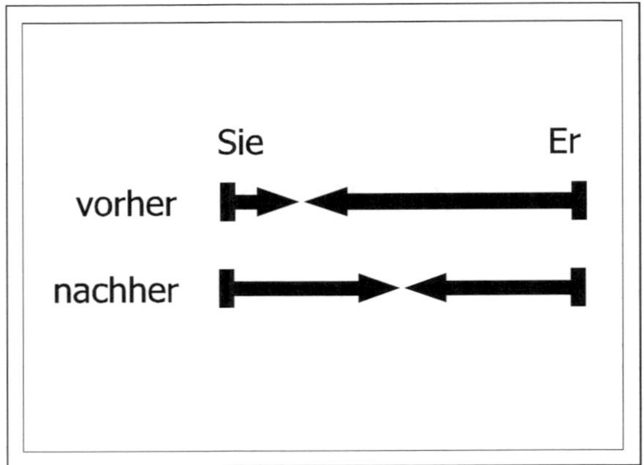

Abbildung 11: Kompromiss bei einem Bereich

Man kann aber auch vereinbaren, dass einer in Bereich X dem anderen entgegenkommt und der andere dies in einem anderen Bereich ausgleicht (vgl. Abbildung 12).

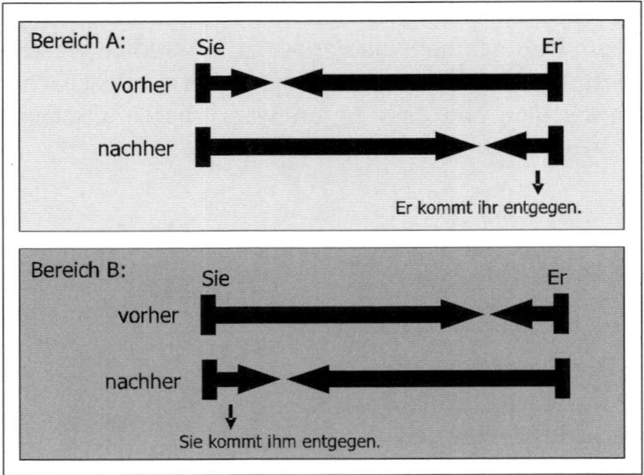

Abbildung 12: Kompromiss bei zwei Bereichen

Um dies zu erreichen,

- müssen die jeweiligen Angebote ganz explizit verhandelt werden; man muss explizit und deutlich formulieren, was man will und was man anbietet,
- müssen die Angebote und Forderungen ganz konkret sein, man muss konkret deutlich machen, was das genau auf der *Handlungsebene* heißt,
- muss man die Vereinbarung immer in der Realität testen.

Es kann durchaus sein, dass man in einem bestimmten Thema keinen Kompromiss finden kann, z.B. weil ein Partner aufgrund von Bedürfnissen, Erwartungen u.a. nicht kompromissbereit sein kann. Dann muss man schauen, ob andere Kompromisse möglich sind, die dann als Gesamtlösung akzeptabel sind.

Der Therapeut macht den Partnern deutlich, dass eine erfolgreiche Paartherapie nur dann zu erwarten ist, wenn beide sich als kompromissbereit erweisen. Der Therapeut macht auch deutlich, dass es nicht darum geht, dass der Einzelne seine individuelle Position gut und schlüssig begründen kann. Es geht immer darum, tragfähige *gemeinsame* Positionen zu entwickeln. Dabei ist es notwendig, dass flexibel über diese Positionen *verhandelt* wird. Also muss man bereit sein, auf Positionen zu verzichten und Zugeständnisse zu machen. Hierzu kann es notwendig sein, dass der Therapeut beide damit konfrontiert, dass es egal ist, wie gut begründet eine Position sein mag, man *muss* bereit sein, über Aspekte zu verhandeln.

11.5.2.3 Konfrontationen

Um die beschriebenen Erkenntnisprozesse bei den Partnern zu erreichen, muss der Therapeut auch in der Paartherapie die Klienten konfrontieren, das heißt er muss ihnen unangenehme Wahrheiten mitteilen, die sie nicht gerne hören: Zum Beispeil muss der Therapeut dem Klienten mitteilen, dass er Kompromisse machen muss, oder dass er das Risiko eingeht, dass seine Partnerin ihn verlässt.

Oft bestehen Konfrontationen in der Paartherapie jedoch darin, dass der Therapeut „den anderen Partner zitiert“: Wenn *Sie* z.B. deutlich macht, dass sie „die Nase voll hat“, kann der Therapeut genau dies explizit machen und *Ihn* mit dieser Information konfrontieren.

11.5.2.4 Expertise einbringen

Therapeuten sollten hier im Bedarfsfall ihre psychologische und psychotherapeutische Expertise einbringen: Das heißt Therapeuten sollten den Klienten an entsprechenden Stellen deutlich machen, wie man ein Handeln, ein Vorgehen, einen Anspruch u.a. aus psychologischer Sicht zu beurteilen hat. Dabei sollte sich der Therapeut *nicht* von seinen eigenen Schemata, seinen persönlichen Vorlieben etc. leiten lassen und den Klienten damit *keine persönlichen Ratschläge geben!* Er sollte den Klienten jedoch *sein psychologisches Wissen zur Verfügung stellen* und ihnen mitteilen, wie er etwas aus seiner psychologischen Expertise heraus beurteilt. Wenn er z.B. den Eindruck hat, dass einer der Partner unrealistisch hohe Forderungen stellt, mit denen er sehr wahrscheinlich nicht nur bei diesem Partner, sondern bei den meisten Partnern Probleme bekommen würde, dann sollte er genau dies deutlich machen. Er sollte dabei deutlich machen,

- dass er dem Klienten nur seine Einschätzung und sein Wissen zur Verfügung stellt,
- dass er damit das Verhalten des Klienten nicht bewerten will,
- und dass er dem Klienten damit auf keinen Fall Vorschriften machen will,
- sondern dass er dem Klienten lediglich etwas zu bedenken geben möchte, das er wichtig findet,
- dass es dem Klienten aber freisteht, diese Aspekte zu berücksichtigen oder zu ignorieren.

Was der Therapeut z.B. tun kann ist,

- den Klienten klar zu machen, dass es einen Unterschied gibt zwischen subjektiven Bewertungen und Fakten: Fakten sind das, was man objektiv beschreiben kann, aber Bewertungen sind subjektive, idiosynkratische Werturteile, die nicht objektiv existieren. Wenn ein Klient z.B. den Therapeuten fragt: „Meinen Sie, ich nörgle?“, dann sagt der Therapeut: „Das kann ich gar nicht meinen, denn „nörgeln“ ist eine Bewertung, wenn Ihr Mann das so bewertet, dann sollten wir schauen, was genau an Ihrem Verhalten ihn stört.“. Es gibt keinen objektiven Maßstab für „nörgeln“, sondern es gibt nur subjektive Bewertungen anhand von Erwartungen usw. Klienten müssen verstehen, dass Bewertungen nicht objektiv sind und dass sie gar nicht bewerten sollen, sondern dass sie *sagen sollen, was sie woran stört;*
- auf mangelnde Reziprozität hinzuweisen und deutlich zu machen, dass man weiß, dass mangelnde Reziprozität es schwierig macht, eine stabil gute Beziehung zu führen: Der Therapeut macht damit deutlich, dass mangelnde Reziprozität ein Risikofaktor für die Auflösung von Beziehung ist. Und er stellt dem Paar die Frage, ob es wirklich den Zustand mangelnder Reziprozität aufrechterhalten will;
- darauf aufmerksam zu machen, dass ein bestimmtes Thema seines Erachtens nach nicht explizit auf der Tagesordnung steht und von den Partnern vermieden wird; dabei macht der Therapeut deutlich, dass dies seines Erachtens nach keine gute Strategie ist, sondern dass man ein Thema explizit deutlich machen muss, damit man ein Problem zutreffend definieren und damit lösen kann;
- darauf hinzuweisen, dass einer der Partner massive und überzogene Forderungen stellt oder Erwartungen formuliert und dass er das für problematisch hält, weil dies die Reziprozitätsregel verletzt und nicht dazu führt, dass ausgeglichene Kompromisse gebildet werden können.

Eine ganz zentrale Aufgabe des Therapeuten ist, immer wieder explizit zu machen, worum es den Partnern wirklich geht: Es geht nicht darum, dass man sich darum streitet, Bilder aufzuhängen, sondern für sie geht es darum, dass ihr Mann sie nicht ernst nimmt und sich nicht mit ihr in angemessener Weise über Bilder auseinandersetzt – es geht nicht um Bilder, sondern um Wichtigkeit.

Es geht nicht darum, sich darüber zu streiten, dass er die Teller nicht in die Spülmaschine stellt, sondern bei ihr geht es darum, dass er sich ihr gegenüber nicht solidarisch verhält – es geht nicht um Teller, sondern um Solidarität.

Es geht auch nicht darum, dass man sich darüber streitet, dass sie mit anderen Männern redet, sondern bei ihr geht es darum, dass sie ihn zu wenig anerkennt – es geht nicht um andere Männer, sondern um Anerkennung.

Ganz oft sind bei Paarproblemen Probleme nicht richtig definiert, man streitet sich nicht über die wirklich relevanten Themen: Das aber bedeutet, dass der Therapeut erkennen muss, *worum es eigentlich geht* und damit die wirklich relevanten Themen *explizit* machen muss:

- dass beide Partner sich schon derart heftig „auf die Nerven gegangen“ sind, dass sich beiderseitig hohe Potentiale von Aversion entwickelt haben, dass man sich gar nicht mehr entgegenkommen kann oder dies auch nicht mehr will.
- dass beide Partner schon eingeschliffene Paar-Schemata entwickelt haben, die dazu führen, schnell und voreingenommen zu verarbeiten und dass daraus auch resultiert, dass man sich nicht mehr annähert, weil man glaubt, dass dies keinen Zweck mehr hat.
- dass die Partner massive biographische Schemata aufweisen, die ihre Kompromissfähigkeit so stark beeinträchtigen, dass sie keine gemeinsame Basis mehr entwickeln können.

Sehr problematisch ist auch die Erkenntnis, dass ein Partner (und eventuell sogar beide Partner) in deutlichem Ausmaß Spielverhalten realisieren: Intransparente, manipulative Verhaltensweisen, die inzwischen den anderen Partner hochgradig triggern, die jedoch nur schwer aufzudecken und sehr schwer zu reduzieren sind.

11.6 Ein spezielles Thema vor allem in Phase 3: Trennung

In einer Paartherapie kann deutlich werden, dass das Paar nicht mehr in der Lage oder nicht mehr Willens ist, in einer konstruktiven Weise wieder zusammenzufinden, tragfähige Kompromisse auszuhandeln oder die gegenseitigen Bedürfnisse in einer angemessenen Weise zu befriedigen. Partner können sich stark auseinandergelebt haben, sich stark unterschiedlich entwickelt haben oder sich so stark verletzt und gekränkt haben, dass eine tragfähige Basis für eine Beziehung nicht mehr geschaffen werden kann. In diesem Fall sollte der Therapeut dies auch deutlich machen und die beiden Partner mit seinem Eindruck konfrontieren und die Frage offen aufwerfen, ob eine Trennung nicht die sinnvollere Alternative wäre. Und dann geht unter Umständen die Paartherapie in eine Trennungsberatung über.

Die Wahrscheinlichkeit, dass in einer Paartherapie dies geschieht, ist in der Phase 3 am größten: Denn alle vorherigen Phasen machen die Konflikte noch nicht so deutlich und bei allen folgenden Phasen ist die Beziehung schon so weit wieder stabilisiert, dass eine Trennungsentscheidung unwahrscheinlich wird. In Phase 3 arbeitet ein Therapeut jedoch die Konflikte erst heraus und verschärft sie damit auch: Dies ist notwendig, da nur dann, wenn Konflikte klar sind, sie auch gelöst werden können. Damit kann dann aber auch sehr klar werden, dass gar keine tragfähige Basis für eine Paarbeziehung mehr existiert.

12 Phase 4: Verstehenstraining/ Vertieftes Verständnis

12.1 Zielsetzung

Für eine gute und tragfähige Partnerschaft gehört die Fähigkeit zu einer offenen und guten Kommunikation und die Möglichkeit, über problematische Themen konstruktiv verhandeln zu können. Paaren gelingt dies leichter und besser, wenn sich die Partner gegenseitig gut kennen und gut verstehen: Dass sie wissen, was der andere möchte, welche Wünsche und Bedürfnisse er hat, welche Ziele er verfolgt, was er nicht möchte, was er verabscheut, vermeiden will; dass sie wissen, welche Schemata der andere hat, worauf er positiv und worauf er „allergisch" reagiert, warum er so denkt, wie er denkt und warum er so handelt, wie er handelt. Wenn die Partner nämlich voneinander gute und valide Partnermodelle haben, dann

- verstehen sie Handlungen, Emotionen, Probleme usw. des anderen weitaus besser, können diese einordnen, müssen diese nicht als bedrohlich oder gegen sich gerichtet empfinden, müssen nicht überrascht, entsetzt, gekränkt oder irritiert sein;
- können sie für den anderen und sein Denken, Fühlen und Handeln auch mehr *Verständnis* aufbringen, es stärker akzeptieren und sie können den anderen in höherem Maße so sein lassen, wie er ist;
- können sie auch mehr Nähe zum anderen herstellen, eine gegenseitige Vertrautheit und ein gegenseitiges Vertrauen entwickeln: Man weiß, mit wem man es zu tun hat, man kann den anderen einschätzen und kann die Beziehung als verlässlich erleben;
- und so kann man dann auch kommunizieren: Man kann zuhören und verstehen, man muss nicht defensiv sein, sondern kann sich auf den anderen *einlassen*.

Das Entwickeln von gegenseitigem Verstehen schafft damit eine essentielle *Voraussetzung* für eine gute Kommunikation, für eine *Motivation*, sich gegenseitig zuzuhören, aufeinander einzugehen, zu verhandeln und Kompromisse zu schließen.

Trainiert man dann noch in gewissem Umfang Regeln der Kommunikation, hat man eine sehr gute Beziehungsbasis geschaffen.

Da für uns jedoch nicht das formale Training der Kommunikation (also das „Wie" der Interaktion), sondern das Training des Verstehens (also das „Was" der Interaktion) im Zentrum steht, nennen wir diese Phase auch „Verstehenstraining", obwohl sie *auch* Aspekte des „wie" impliziert.

Mit einem solchen Training zielt man auf die *Beziehungsebene*: Es geht darum, die Beziehung zu verbessern, die Beziehung zu vertiefen.

Da aber natürlich dabei über *Inhalte* geredet wird, spielt auch die *Inhaltsebene* eine Rolle: Man redet über Ziele, Motive, Schemata usw. Wichtig ist jedoch dabei, dass dem Therapeuten immer klar ist, dass man nicht über beliebige Inhalte reden sollte, sondern dass auch hier die *Relevanz der Inhalte für die Beziehung* wichtig ist: Man sollte also insbesondere über solche Inhalte reden,

- die entweder unmittelbar für die Beziehung wichtig sind,
- oder die beim anderen Partner das Verständnis und/oder die Akzeptierung des Partners, dessen Inhalte bearbeitet werden, vertiefen kann.

12.2 Das therapeutische Vorgehen

In dieser Phase werden Übungen auf zwei Ebenen durchgeführt:

- Auf der Beziehungsebene geht es um ein Training von Verstehen und angemessener Kommunikation.
- Auf der Inhaltsebene geht es um eine vertiefte Auseinandersetzung mit problematischen Themen in einer kooperativen und verständnisvollen Art und Weise.

12.2.1 Sinn des Vorgehens

Hat man als Therapeut den Eindruck, dass bei dem Paar aktuelle Konflikte in hohem Maße entschärft sind, es gelungen ist, erste Kompromisse herbeizuführen und dass die Partner bereit und in der Lage sind, einander zuzuhören und nicht mehr ständig getriggert aufeinander reagieren, dann kann der Therapeut in die Phase des Verstehenstrainings übergehen.

In dieser Phase sollen nun die Partner lernen, einander zuzuhören, sich zu verstehen, in angemessener Weise miteinander zu reden und aufeinander einzugehen, sich aufeinander einzulassen. Da sie das aber nicht (mehr) können, muss der Therapeut dies stark moderieren und (ähnlich wie in Phase 3) den Prozess in hohem Maße steuern.

Der Therapeut klärt in dieser Phase mit einem Partner Aspekte, die der andere Partner verstehen soll: Dabei lernen die Partner, sich gegenseitig aufmerksam zuzuhören, sich um Verstehen zu bemühen, das Verstandene zu kommunizieren und sich so stärker wieder anzunähern.

Daher geht es hier nicht nur darum zu lernen, sich nach Kommunikationsregeln zu verhalten, sondern es geht primär darum zu lernen, sich in den Interaktionspartner *hineinzuversetzen und zu verstehen, was dieser meint*. Dies beinhaltet *zu lernen, sich auf den anderen einzustellen und bei dem Versuch, ihn zu verstehen, seine eigenen Schemata und Bewertungen vorübergehend zurückzustellen*.

Die Partner lernen sich zu fragen:

- Was meint mein Partner?
- Was will er mir sagen?
- Wie sieht/bewertet mein Partner einen Sachverhalt?
- Was ist *ihm* wichtig, worum geht es ihm?
- Was hat er für Ansichten/Meinungen/Bedürfnisse/Ziele/Wünsche?
- Was stört ihn, ärgert ihn, was möchte er verändern?

Und sie lernen, folgende Fragen *zurückzustellen*:

- Wie finde ich das, was er sagt?
- Wie bewerte ich das Handeln, die Einstellungen/Ziele des anderen?
- Was würde ich dazu sagen? u.Ä.

Das Training ist damit in erster Linie ein Verstehens- und in zweiter Linie ein Kommunikationstraining: Lernen, sich in den Partner hineinzuversetzen, zu verstehen, was er meint, was ihn bewegt, was er will, was ihm wichtig ist, was er befürchtet, was er vermeiden will usw.

In dem Training werden natürlich spezifische *Inhalte* thematisiert und geklärt (z.B. bestimmte Interpretationen, Annahmen, Wünsche usw.). Die Inhaltsbearbeitung ist hier aber kein Selbstzweck, letztlich geht es immer um Beziehung. Daher macht der Therapeut *immer wieder die Relevanz der Inhalte für die Beziehung deutlich:* Wenn ein Klient einen speziellen Wunsch hat, dann ist es bedeutsam herauszuarbeiten, welche Implikationen dieser für die Beziehung hat; hat ein Klient ein bestimmtes Schema, dann ist es wichtig zu bestimmen, was das für die Beziehung bedeutet. So werden *auch nur solche Inhalte (Schemata, Erwartungen, Wünsche usw.) geklärt und bearbeitet, die eine Relevanz für die Beziehung haben!*

In Phase 4 werden also verschiedene Ziele verfolgt: Zum einen geht es hier, wie in Phase 3, darum, dass IA und IB über Probleme verhandeln: Dass sie Aspekte klären, sich gegenseitig besser verstehen, sich stärker entgegenkommen, tragfähige Kompromisse aushandeln usw. Zum anderen geht es *gleichzeitig* um ein Training: Die beiden Partner sollen *lernen*, einander zuzuhören, aufeinander zuzugehen, sich gegenseitig zu verstehen und damit auch lernen, wie sie *in Zukunft* konstruktiv mit auftauchenden Problemen umgehen können.

Die Übungen in dieser Phase bringen die Partner dazu,

- dem anderen eine Zeit lang zuzuhören, ihn nicht zu unterbrechen und nicht sofort zu intervenieren,
- sich zu bemühen, genau zu verstehen, was der andere meint,
- dabei ihre eigenen Bewertungen zurückzustellen,
- ihr Verstehen zu validieren, also nochmals zu formulieren, was man verstanden hat und zu lernen, dass *der Partner* bestimmt, ob er sich verstanden fühlt.

Der wichtige Aspekt, dass die Partner lernen, beim Zuhören und Verstehen ihre eigenen Schemata, Interpretationen oder Wünsche *zurückzustellen* und sich dann ganz auf den Partner einzustellen, ist ein *Training in Empathie*. Dies ermöglicht, den Partner tiefer und besser kennenzulernen, zu verstehen, was ihn bewegt und wie er denkt, und ein tieferes Verständnis und damit auch eine höhere Akzeptanz für den Partner zu entwickeln.

12.2.2 Ablauf des Vorgehens in Phase 4

Phase 4 ist gewissermaßen eine Fortsetzung von Phase 3. Da die Partner aber nun in der Lage sind, einander zuzuhören, nicht ständig getriggert reagieren und eine verbesserte Beziehung als Grundlage vorhanden ist, läuft die Kommunikation zwar immer noch stark, aber nicht mehr ausschließlich über den Therapeuten.

Das Vorgehen verläuft in einer Abfolge von 4 Schritten:

1. Schritt: Klärung mit dem Therapeuten

Im ersten Schritt geht es darum, dass ein Interaktionspartner, z.B. IA, wesentliche Aspekte seines Denkens und Handelns klärt. Dabei werden diese Aspekte zunächst *mit dem Therapeuten* und IA geklärt, während der Partner nur zuhört und versucht zu verstehen. Der Therapeut führt also mit IA einen Klärungsprozess durch, bei dem er Aspekte dessen, was der Klient meint (aber bisher nicht sagt), Aspekte eigener Wünsche, aber auch Aspekte dessen, was ihn stört und was er geändert haben möchte, Aspekte von Partner-Schemata und manchmal auch schon Aspekte biographischer Schemata klärt. Der Therapeut moderiert diesen Klärungsprozess, wie sonst in der Klärungsorientierten Psychotherapie, nur dass die Klärung nicht so tief geht wie in der Einzeltherapie. Und vor allem findet die Klärung hier insbesondere *im Hinblick auf IB statt*, das heißt es sollen vor allem solche Aspekte klar werden, die es *IB* erlauben, die Reaktionen von IA besser zu verstehen. Dabei können aber auch IA Aspekte klar werden. Und der Therapeut kann IA mit Inhalten konfrontieren, um IA zu verdeutlichen, dass Interpretationen übertrieben, Handlungen ungünstig, Veränderungen nötig sind. Das Vorgehen dient also dazu,

- dass IB Aspekte des Handelns von IA versteht und
- dass auch IA neue Erkenntnisse gewinnt und
- dass IA lernt, Aspekte IB zu verdeutlichen und
- dass IB lernt, IA zuzuhören und zu verstehen.

2. Schritt: Aspekte direkt kommunizieren

Im zweiten Schritt soll IA dann die geklärten Aspekte IB direkt sagen.

Der Therapeut sollte IA dann dazu auffordern, IB direkt anzusprechen und IB zentrale Inhalte zu erklären, wenn er den Eindruck hat,

- dass nun im Klärungsprozess (zwischen IA und dem Therapeuten) wichtige Aspekte deutlich geworden sind,
- dass diese bedeutsam/neu/zentral sind,
- dass diese IB noch nicht klar sind oder IB noch deutlicher werden sollten.

IA versucht dann, diese Inhalte so kurz, prägnant und verständlich wie möglich IB zu erläutern. Der Therapeut kann dabei unterstützen; er kann auch korrigieren, ergänzen oder erläutern, wenn er den Eindruck hat, IA hat wichtige Aspekte noch nicht klar gemacht oder IB kann die Inhalte so, wie IA sie sagt, noch nicht verstehen.

3. Schritt: Verstandenes kommunizieren

Nachdem IA die Inhalte kommuniziert hat, fordert der Therapeut IB auf, das, was er verstanden hat, noch mal an IA zurückzumelden: Was hat er verstanden von dem, was IA meint? Hat er verstanden, was das *für IA* bedeutet? Versteht er nun, warum IA so denkt und handelt?

Versteht IB etwas nicht, dann sollte er es auch äußern und der Therapeut hilft unter Umständen aktiv dabei zu klären, was IB nicht versteht, damit IB eine gezielte Frage an IA stellen kann.

Versteht IB etwas, dann formuliert er es und sagt dies IA direkt.

4. Schritt: Prüfen

Nun ist es an IA zu prüfen, ob er sich ausreichend verstanden fühlt. Dazu wird er vom Therapeuten dann aufgefordert, *genau* zu prüfen, ob IB

- verstanden hat, was IA meint,
- genau das verstanden hat, was IA sagen wollte,
- das von IA Gemeinte tief oder genau genug verstanden hat.

Aufgabe des Therapeuten ist hier, den Prozess zu supervidieren: Wenn *der Therapeut* den Eindruck hat, dass IB noch nicht ausreichend verstanden hat, was IA meint, dann interveniert der Therapeut und handelt, als hätte IA signalisiert, das Verstehen sei *nicht* gut (auch wenn IA sich verstanden fühlen sollte). Der Therapeut macht dadurch deutlich, dass es hier *nicht* um ein oberflächliches oder scheinbares Verstehen geht, sondern darum, wirklich zu verstehen, was ein Partner meint und auch alle Implikationen für die Beziehung zu verstehen. *Der Therapeut* ist also die letzte Instanz, die entscheidet, ob das durch IB kommunizierte Verstehen ausreichend ist oder nicht.

Fühlt sich IA ausreichend verstanden (und ist der Therapeut ebenfalls dieser Ansicht), dann setzen Therapeut und IA den Klärungsprozess fort und steigen wieder, mit vertieften Inhalten, bei Stufe 1 ein und die Schritte werden erneut durchlaufen.

Ist das Verstehen nicht ausreichend (IA fühlt sich nicht verstanden, dem Therapeuten reicht das Verstehen nicht oder IB hat eine Frage), dann versucht IA das IB zu verdeutlichen, was er meint; unter Umständen klären auch Therapeut und IA die Inhalte noch weiter, sodass sie klarer und verständlicher werden, dann erläutert IA die gleichen Inhalte noch mal IB. Dies wird so lange durchgeführt, bis IB die relevanten Aspekte ausreichend verstanden hat (vgl. Abbildung 13).

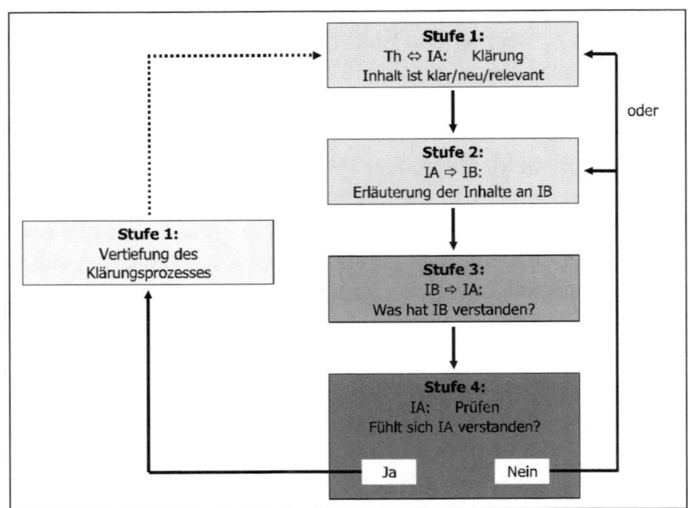

Abbildung 13: Schritte des therapeutischen Vorgehens in Phase 4 (Verstehenstraining)

Der Therapeut kann den Prozess auch jederzeit mit *IB* weiterführen und IA dazu verpflichten, zuzuhören und das Verstandene zurückzugeben. Dies ist sinnvoll, wenn bei einem bestimmten Inhalt bei IB Schemata, Emotionen, Widerstände deutlich werden, die es IB erschweren, sich weiter auf die Inhalte von IA einzulassen, oder die erwarten lassen, dass sich IB nicht verständnisvoll auf IA einstellen kann. *Dabei bleibt man im Grunde am Thema*, nämlich an Aspekten, die durch die Klärung mit IA aufgekommen sind, klärt aber nun relevante Annahmen, Wünsche oder Störungen von IB. Hier stehen also wieder *Beziehungsaspekte* im Vordergrund, die im Prozess einen Wechsel von IA zu IB *erforderlich* machen.

12.3 Implikationen

Auf der Beziehungsebene geht es hier, wie in Phase 3, darum, dass IA und IB über Probleme verhandeln: Dass sie Aspekte klären, sich gegenseitig besser verstehen, sich stärker entgegenkommen, tragfähige Kompromisse aushandeln usw. Aber es geht *gleichzeitig* um ein Training: Die beiden Partner sollen *lernen*, einander zuzuhören, aufeinander zuzugehen, sich gegenseitig zu verstehen und damit auch lernen, wie sie *in Zukunft* konstruktiv mit auftauchenden Problemen umgehen können.
Die Übung zwingt den zuhörenden Partner,

- dem anderen eine Zeit lang zuzuhören, ihn nicht zu unterbrechen und nicht sofort zu intervenieren,
- sich zu bemühen, genau zu verstehen, was der andere meint,
- dabei seine eigenen Bewertungen zurückzustellen,
- sein Verstehen am anderen zu validieren, also nochmals zu formulieren, was man verstanden hat und zu lernen, dass *der Partner* bestimmt, ob er sich verstanden fühlt!

Unseres Erachtens nach ist aber gerade der Aspekt, dass die Partner lernen, beim Zuhören und Verstehen ihre eigenen Schemata, Interpretationen oder Wünsche *zurückzustellen* und sich dann ganz auf den Partner einzustellen, von großer Bedeutung: Dies ist ein *Training in Empathie* und dies ermöglicht, den Partner tiefer und besser kennenzulernen, zu verstehen, was ihn bewegt und wie er denkt und ein tieferes Verständnis und damit auch eine höhere Akzeptanz für den Partner zu entwickeln!

Letztlich überwacht der Therapeut den gesamten Prozess und es ist auch der Therapeut, der entscheidet, ob IB den Partner IA tatsächlich verstanden hat: Hat der *Therapeut* den Eindruck, dass IB *nicht* deutlich macht, dass er IA verstanden hat, dann akzeptiert es der Therapeut auch *nicht*, wenn IA sagen sollte, er habe sich ausreichend verstanden gefühlt! In diesem Fall gilt die Regel: Das Ganze noch mal von vorn! Die Standards bestimmt der Therapeut und *der* achtet darauf, dass die Partner sich *wirklich* gegenseitig verstehen!

In dieser Phase steuert der Therapeut und gibt den Klienten eine Vielzahl von Hilfestellungen:

- Der Therapeut arbeitet zusammen mit IA heraus, was dieser meint und was er seinem Partner tatsächlich sagen will. Hierbei verbalisiert der Therapeut Aspekte des von IA Gesagten.

- Der Therapeut hilft IB dabei, Aspekte der Informationen von IA zu verstehen: Er erläutert noch einmal, was IA gemeint hat u.a.
- Versteht IB IA nicht, dann klärt der Therapeut mit IB, was das Problem ist: Was versteht IB nicht? Was missversteht IB und aus welchem Grund? Dadurch klärt der Therapeut, welche Aspekte IA noch einmal, genauer oder ausführlicher erläutern muss. Auch hier klärt der Therapeut somit Missverständnisse und schafft Voraussetzungen für ein gegenseitiges Verstehen.
- Der Therapeut hält in dem Prozess beide Partner am Thema: Zum Beispiel verhindert der Therapeut, dass Nebenschauplätze aufgemacht werden, dass das Thema gewechselt wird u.a. Der Therapeut sorgt auch dafür, dass die Regeln eingehalten werden, man sich nicht beschuldigt und Du-Botschaften sendet usw.
- Eine wichtige Aufgabe des Therapeuten liegt auch darin, Einstellungen, Auffassungen, Schemata u.a. eines (oder beider) Partner(s) zu explizieren: Macht einer der Partner z.B. in Einzelaussagen deutlich, dass er nicht nachvollziehen kann, dass seine Partnerin eigene Interessen hat und Aktivitäten ohne ihn machen möchte, und lässt er erkennen, dass er Aktionen von ihr, die sie alleine macht, als gegen die Beziehung oder gegen ihn gerichtet auffasst, dann sollte der Therapeut deutlich machen, dass der Klient ein Schema der Art aufweist: „In Beziehungen macht man alles zusammen oder man hat keine Beziehung." Damit eröffnet der Therapeut dann ein höchst relevantes Thema. Natürlich kann eine solche Explikation für den Partner, dessen Schema aufgedeckt wird, konfrontativ sein: Es hilft aber nichts, wenn das Schema relevant ist, muss es expliziert werden und seine Konsequenzen für die Beziehung müssen verhandelt werden.
- Der Therapeut kann die Klienten auch konfrontieren, wenn sie z.B. versuchen, Interaktionsspiele zu spielen. Der Therapeut kann dann deutlich machen, was die Intentionen und was die Strategien sind.

Der Therapeut geht in dieser Phase jedoch noch nicht (weit) in eine biographische Analyse und klärt noch keine grundlegenden Schemata: Es geht hier um die *Übung* von Verstehen und, ähnlich wie in Phase 3, darum, *in einem friedlichen und kooperativen Modus* miteinander zu verhandeln, *noch nicht* um tiefe Klärung von Schemata.

12.4 Therapeutisches Beispiel für Phase 4

12.4.1 Transkript

Th1: Ja, Frau X, Herr X, ich würde heute gerne mal mit Ihnen etwas anders vorgehen, um einfach noch ein bisschen tiefer zu gehen, weil ich den Eindruck hatte, ich weiß nicht, ob Sie den teilen, dass wir ja eigentlich schon relativ viel in Bewegung gesetzt haben. Aber ich denke, wir könnten noch ein bisschen mehr tun.

Was ich Ihnen anbiete, ist, dass wir einfach noch mal das gegenseitige Verständnis erhöhen. Das Sie sozusagen noch mal genau verstehen, warum Ihr Mann bestimmte Dinge macht und einfach mal gucken, was verbindet er damit, was bedeutet das für ihn, sodass Sie mal gucken, was heißt das für Sie, ändert das Ihre Einschätzung, ändert es Ihre Einstellung, ändert es Ihr Verhalten? Und umgekehrt.

Sie gucken also, warum reagiert der Partner so, wie er reagiert, wie kann ich das verstehen, was heißt das für mich? Das ist ein spezielles Vorgehen, was ein bisschen anders ist als das, was wir bisher gemacht haben.

Ich würde gerne wieder haben, dass einer von Ihnen anfängt, genau wie sonst auch und würde mit Ihnen weiter klären, was das eigentlich für Sie bedeutet.

Und ich werde zwischendurch immer den anderen bitten, mal zu sagen, was er verstanden hat. Also wenn ich mit Ihnen an Ihren Annahmen, an dem was Sie ärgert, was Sie aufregt, arbeite, dann würde ich immer mal eine Pause machen und Sie bitten, Ihrer Frau zu sagen, was Sie verstanden haben. Und dann würde ich Sie bitten, ihm zu sagen, ob Sie sich verstanden gefühlt haben.

Verstehen Sie, es ist ja auch wichtig, wenn er Sie versteht, dass Sie auch den Eindruck haben, er versteht Sie richtig. Wir machen das immer abwechselnd: Ich arbeite mit Ihnen, Sie sagen, was Sie verstanden haben und Sie sagen, ok, ich fühle mich verstanden und dann gehen wir wieder einen Schritt weiter. Und dann machen wir das wieder. Sodass wir immer sicher stellen, dass wir nicht vorpreschen und Sie dann irgendwann denken: Oh, ich kapier es gar nicht mehr, sondern dass Sie immer auch sagen: Ok, ich hab's verstanden, ich komm mit, ich krieg das mit und umgekehrt. Und wir werden dann wechseln, dass Sie dann ein Problem thematisieren und wir das da genauso machen.

Aber ich muss Ihnen auch sagen, wir haben das ja in der vorherigen Stunde so gemacht, dass Sie auch schnell gewechselt haben, es kann hier sein, dass es einfach länger dauert, weil wir jetzt gründlicher vorgehen. Und es könnte durchaus sein, wenn einer von Ihnen anfängt, der andere in der gleichen Stunde nicht mehr dran kommt. Muss nicht sein, kann aber sein. Ich möchte Sie aber darauf vorbereiten, dass Sie wissen, wenn Sie eine Entscheidung treffen, dass das möglicherweise bedeutet, dass wir möglicherweise die ganze Stunde dann mit dem Betreffenden arbeiten. Das ist möglicherweise auch in Ihrem Interesse, jetzt wollen wir nicht mehr oberflächlich sein, jetzt wollen wir gründlich sein, jetzt wollen wir wirklich gucken, das Verständnis zu vertiefen und dafür brauchen wir einfach Zeit. Ist das ok für Sie?

Frau X1: Ok.

Herr X2: Ja.

TH2: Gut. Dann würde ich Sie wieder bitten, eine Entscheidung zu treffen, wer anfangen will. Wie gesagt, der nächste ist dann spätestens beim nächsten Mal dran. Es wird wechseln, Sie kommen beide dran, das garantiere ich Ihnen, sodass wir, wenn Sie jetzt anfangen, eigentlich nur entscheiden, wer anfängt, aber der andere kommt dann ...

Frau X3: Aber das ist dann ja eigentlich deine Übung. Du sagst ja, du fühlst dich unverstanden. Dann fang du doch an!

TH3: Ja, ist das ok für Sie?

Herr X4: Ja.

TH4: Dann wählen Sie doch mal aus, mit welchem Thema Sie das jetzt machen wollen, das würde ich völlig freistellen, dass können Sie dann für sich entscheiden.

Herr X5: Ich denke, für mich wäre wichtig, dass ich mich wirklich unverstanden fühle.

TH5: Ok, legen wir los. Dann würde ich Sie bitten, einfach noch mal zu sagen, was das für Sie bedeutet. Wann das auftaucht, was das in Ihnen auslöst, dass wir uns also noch mal den ganzen Bereich gründlich anschauen. Was heißt das für Sie, Sie fühlen sich unverstanden?

Herr X6: Kann ich das an einem Beispiel festmachen?

TH6: Super!

Herr X7: Ich kann nur das Beispiel mit meinem Arbeitskollegen noch mal aufnehmen ...

TH7: Ok, erzählen Sie noch mal!

Herr X8: Ja, das hatte ich ja schon angedeutet, den find ich halt ganz schlimm, der ist halt unhöflich, grüßt einen häufig auch nicht, guckt dann auch häufig, dass er auch eine halbe Stunde eher geht, drückt mir die unangenehmsten Fälle auf.

TH8: Das heißt Sie empfinden ihn als völlig unsolidarisch, eigentlich eine Zumutung.

Herr X9: Ja! Das ärgert mich sehr und ich kann mich da auch irgendwie gar nicht durchsetzen.

TH9: Was meinen Sie denn damit: ... und ich kann mich nicht durchsetzen. Das heißt eigentlich würden Sie sich, wenn ich Sie richtig verstehe, schon gerne abgrenzen und dem mal die Meinung sagen, weil der sich so unmöglich verhält.

Herr X10: Eigentlich schon.

TH10: ... eigentlich schon ... Aber irgendwie trauen Sie sich nicht, irgendetwas hindert Sie, da wirklich mal zu sagen, jetzt ist Schluss!

Herr X11: Ja, ich hab so das Gefühl, der stellt mich vor vollendete Tatsachen, wenn er dann sagt, das können Sie doch auch mal noch eben erledigen, ich muss heute ... ich weiß nicht, irgendetwas ist dann ... ich hab einen Zahnarzttermin. Und dann erwisch ich mich dabei, dass ich Ja sage und im nächsten Moment ärger ich mich dann.

TH11: Ja, versteh ich.

Herr X12: Aber gut, das hab ich mir dann eingebrockt, dann muss ich das natürlich auch fertig machen.

TH12: Das heißt Sie haben von sich selbst so den Eindruck, Sie lassen sich da viel zu sehr bluffen, Sie sind eigentlich gutmütig und denken, der ist auch gutmütig, aber im Grunde zieht der Sie über den Tisch.

Herr X13: Als gutmütig erlebe ich den ehrlich gesagt nicht, nee. Ich finde schon, das ist ein ziemliches Arschloch ...

TH13: Aber warum lassen Sie sich dann bluffen an der Stelle, das versteh ich noch nicht. Wenn Sie wissen, dass der ein Arsch ist, müssen Sie doch denken, der zieht mich wieder über den Tisch.

Herr X14: Ja, aber ... Ich hab auch mal versucht zu sagen: Nein, das ist deine Arbeit, dann mach das doch auch fertig. Dann fängt er halt an, mit mir zu diskutieren.

TH14: Und das löst was bei Ihnen aus?

Herr X15: Ich fühl mich dann ohnmächtig ...

TH15: ... ohnmächtig ...

Herr X16: Ich muss mich rechtfertigen, fühl mich dominiert.

TH16: ... fühlen sich ohnmächtig, ok. Ich würde Sie mal bitten, das kurz, was Sie mir jetzt gesagt haben, kurz und knapp Ihrer Frau zu sagen. Dass Sie sich ohnmächtig fühlen ... und Ihrer Frau erläutern, wie es Ihnen in der Situation eigentlich geht. Nicht lang, ganz kurz, um ihr das sozusagen mitzuteilen.

Herr X17: Bei dem Beispiel mit dem Arbeitskollegen, von dem ich dir so oft erzählt habe, der immer Arbeit auf mich abwälzt und so, das ist für mich richtig schlimm, also eigentlich merk ich, ich will das gar nicht, trau mich aber auch nicht Nein zu sagen, und wenn ich es mal probiere, ja dann hakt der nach und dann weiß ich gar nicht, wie ich mich aus der Affäre ziehen soll, fühl mich total ohnmächtig und sag dann halt lieber Ja.

TH17 (zu Frau X): Ich würde Sie jetzt bitten, das nicht zu kommentieren, sondern einfach mal zu gucken, und zu sagen, was Sie verstanden haben. Versuchen Sie einfach mal, sich reinzuversetzen, in das, was Ihr Mann sagt, und gucken Sie, ob Sie das nachvollziehen können. Und versuchen dann mal, ihm zu sagen, was Sie davon verstehen. Sagen Sie es ihm bitte.

Frau X18: Also du sagst, das ist ein Arschloch und dass du eigentlich das Gefühl hast, du kannst nichts machen.

TH18: Ist das korrekt? Fühlen Sie sich korrekt verstanden?

Herr X19: Ja.

TH19 (zu Herrn X): Ok. Dann würde ich gerne noch einen Schritt weiter gucken. Sie sagen, Sie fühlen sich ohnmächtig. Ich hab noch nicht ganz verstanden, was Sie ohnmächtig macht in dem Augenblick. Was hindert Sie, einfach zu sagen, du bist ein Arsch, lass mich in Ruhe.

Herr X20: Ja, ich muss das ja erklären, warum ich das zum Beispiel nicht machen wollen würde. Der sagt dann, gut aber unter Kollegen ist das doch so, ich hab jetzt einen Zahnarzttermin und das musst du doch machen. Eine Hand wäscht die andere, jetzt sei doch nicht unkollegial.

TH20: Und das löst bei Ihnen so was aus, dass Sie denken, ja dann bin ich unkollegial, wenn ich dann Nein sage?

Herr X21: Jajaja ... auch was dann andere vielleicht von mir denken ...

TH21: Ach so, was andere von mir denken ... die denken, ich bin unkollegial ...

Herr X22: Jaja ...

TH22: Jaja ... aber eigentlich denken Sie ja, der nutzt Sie aus. Das heißt, eigentlich ist der unkollegial, nicht Sie.

Herr X23: Ja schon, aber wenn der Chef dann vielleicht fragt, sind die und die Vorgänge fertig und der sagt dann: Ja, sorry, aber der X wollte das nicht machen, ich hatte doch hier die Kiefergeschichte, kann ich jetzt auch nicht ändern. Was soll ich denn da machen?

TH23: Wissen Sie, es erstaunt mich ein bisschen, dass Sie tatsächlich sagen, Sie sind in der Situation so hilflos. Ich würde mir vorstellen, dass Sie dann dem Chef die Situation erklären. Das Kieferproblem ist das Kieferproblem von dem! Wenn der seine Aufträge nicht zustande kriegt, dann ist das sein Problem.

Herr X24: Ja, aber ich trau mir das nicht zu, ich hab da irgendwie Angst.

TH24: Was genau macht Ihnen Angst?

Herr X25: Ja, auch gerade, wenn ich das dem Chef dann so stecke, das wird dem Kollegen überhaupt nicht passen.

TH25: Und das heißt, der macht dann wieder was?

Herr X26: Das weiß ich nicht, aber zunächst mal würde das für mich heißen, dass ich die Situation ein Stück weit eskalieren lasse ...

TH26: ... dass Sie möglicherweise noch gefährlicher wird.

Herr X27: Die wird für mich einfach unkontrollierbarer.

TH27: ... unkontrollierbarer, aha ... Ok, ich würde Sie mal wieder bitten, dass Sie das, was wir jetzt erarbeitet haben, noch mal Ihrer Frau zurückmelden. Wie es Ihnen damit geht.

Herr X28: Ja, ich mach das deswegen, weil mich das einerseits zwar schon stört, ich aber Angst habe, wenn ich mich wehre, wird da alles nur noch schlimmer. Das eskaliert und ich hab Angst davor, dass ich dann überfordert bin.

TH28 (an Frau X): Versuchen Sie mal, das was Sie verstanden haben, ihm zurück zu geben. Was Sie nachvollziehen können. Versuchen Sie, es mal nicht zu kommentieren, einfach nur zu gucken, können Sie es nachvollziehen, was können Sie nachvollziehen.

Frau X29: Ich find es halt ganz schwierig, weil das ist doch das Gleiche, was er zu mir auch gesagt hat.

TH29: Wenn Sie es schwierig finden, gucken Sie doch mal, was Sie nicht verstehen. Vielleicht können Sie ihm eine Frage stellen. Was Sie noch nicht verstehen. Versuchen Sie es mal nicht zu kommentieren, einfach nur zu gucken, was verstehen Sie nicht? Und dann lassen Sie uns mal klären, was verstehen Sie nicht. Denn dann fragen wir ihn und dann gucken wir mal, was er damit macht.

Frau X30: Das ist mir irgendwie so fremd, dass man denkt, wenn man den Mund aufmacht, wird es schlimm. Oder schlimmer, oder so. Da denk ich mir, im Gegenteil: Wenn man was tut, verhindert man, das es schlimmer wird. Das versteh ich irgendwie nicht so gut.

TH30 (zu Herrn X): Ja, das würde ich gerne mal an Sie geben. Warum genau denken Sie, dass es schlimm ist? Ihre Frau sagt, es gibt auch eine Alternative, dass man denkt: Ok, dann hat man doch Kontrolle.

Herr X31: Jaja, vom Kopf her ist mir das schon klar ...

TH31: Vom Kopf her ist Ihnen das klar. Wirklich? Gucken Sie mal. Das wäre sehr schön, wenn Sie sagen würden, vom Kopf her ist Ihnen das klar.

Herr X32: Also ich könnte mir vorstellen, dass andere Menschen sich da anders verhalten. Nur ich traue es mir nicht zu.

TH32: Sie trauen es sich nicht zu. Aber dann hätte ich noch mal die Frage: Wieso eigentlich nicht? Was ist Ihre Angst? Lassen Sie uns das mal durchdenken. Denken Sie das mal zu Ende. Verstehen Sie, ich find das immer sehr wichtig, auch Katastrophen zu Ende zu denken. Zu überlegen, was könnte schlimmstenfalls eigentlich passieren, wenn Sie es drauf ankommen lassen würden.

Herr X33: Ja, das Problem ist ja, das hatte ich ja schon mal gesagt, wenn bei uns da so Schwierigkeiten waren, das ich das Gefühl hab, meine Frau ist da einfach schlagfertiger, die kann mir auch das Wort umdrehen.

TH33: Bei Ihrem Kollegen haben Sie auch das Gefühl: Der ist schlagfertiger?

Herr X34: Der schüchtert mich ein ...

TH34: Der könnte Sie einschüchtern ... Also Sie sind dem eigentlich nicht gewachsen.

Herr X35: Der ist selbstsicherer im Auftreten, ich hab das Gefühl, der hat auch bei den Kollegen ein besseres Standing als ich. Der hat Abitur, ich hab nur mittlere Reife, der schüchtert mich ein, einfach. Ich hab das Gefühl, ich hab so gar nichts, was ich dagegen halten kann.

TH35: Ich würde Sie gerne noch mal bitten, einfach noch mal die Perspektive zu wechseln. Wenn Sie sich mal überlegen, Sie wären jetzt einer Ihrer Kollegen, einer der netten Kollegen. Und dieser nette Kollege würde Sie sehen und das hören, was Sie sagen. Stellen Sie sich mal vor, Sie säßen jetzt auf einem anderen Stuhl und Sie sind jetzt sozusagen Ihr Kollege, der hört, dass er sagt, ich habe dem nichts entgegenzusetzen. Was würden Sie ihm sagen, wenn er sagt: Ich hab dem nichts entgegenzusetzen.

Herr X36: Schwierig ... Also was mir erst mal einfällt ist, also der Kollege, der das mit mir macht, der ist zwar fachlich super, also das sehen die anderen Kollegen glaub ich auch ein, eigentlich mit der beste. Aber bei den anderen macht er das auch nicht.

TH36: Was?

Herr X37: Denen dann irgendwelche Arbeiten noch geben, obwohl der besser ist ...

TH37: Das heißt, der schüchtert die anderen keineswegs ein.

Herr X38: Jaja ...

TH38: Das heißt, es hat nicht nur was mit ihm zu tun, es hat auch was mit Ihnen zu tun, dass Sie sich einschüchtern lassen.

Herr X39: Wenn ich mir das so überlege, scheint das so zu sein.

TH39: Dann sollten wir mal gucken, warum schüchtert der Sie ein? Wieso lassen Sie sich einschüchtern? Sie haben ja so Gedanken von, ich bin eigentlich unterlegen, also wenn ich das mal auf den Punkt bringen darf, überspitzt, bewusst überspitzt, sagen Sie: Ich bin ja eigentlich eine Pfeife verglichen mit dem. Ich bin eine Null.

Herr X40: Das hört sich nicht gut an, aber stimmt, aber ich erlebe es ...

TH40: ... das hört sich nicht gut an ... Das ist Ihre Angst. Sagen Sie es mal Ihrer Frau.

Herr X41: Ja, der schüchtert mich deswegen so ein, weil ich dann das Gefühl hab, ich bin eine Pfeife, ich kann da gar nicht gegenhalten, ich hab da nichts zu bieten.

TH41 (zu Frau X): Was verstehen Sie davon?

Frau X42: Ich bin irgendwie so ein bisschen irritiert, weil so, wie es zwischen uns läuft, wirft er mir ja immer vor, ich behandle ihn wie einen Fünfjährigen, und jetzt sagt er mir, dass er sich für eine Pfeife hält.

TH42: Was irritiert Sie daran?

Frau X43: Ja, weil er sonst immer so tut, als würde ich das so denken. Und ich ja auch immer versuche zu sagen, ich denke das gar nicht so. Und jetzt sagt er, er denkt das eigentlich selber.

TH43: Wundert Sie das, dass er das selber denkt?

Frau X44: Eigentlich schon.

TH44: Dann sagen Sie ihm das mal.

Frau X45: Das ich mich wundere?

TH45: Mh.

Frau X46: Also mich wundert, dass du denkst, du bist eine Pfeife.

TH46: Warum? Sagen Sie Ihrem Mann mal, warum.

Frau X47: Ja, weil ich dich dafür gar nicht halte. Also auch wenn ich über viele Punkte mecker und so, hast du ja auch viele Kompetenzen, die ich auf jeden Fall an dir schätze. Zum Beispiel, dass du meistens gelassen bist und dass man sich darauf verlassen kann, dass du da bist und so ...

TH47 (an Herrn X): Wie ist das für Sie, wenn Sie das hören? Ihre Frau sagt, ich wunder mich. Eigentlich, erstaunt mich das, weil ich denke: Du bist das nicht. Du hast Kompetenzen.

Herr X48: Das ist ungewohnt ... Aber es fühlt sich auch gut an. Weil das so eine Sache ist, die ich eigentlich, egal wo, sei es in der Beziehung oder im Betrieb, auch nie mitkriege. Das jemand sagt, das ist gut, das was du machst ist ok.

TH48: Ah ja. Das heißt Sie haben auch gar nicht das Gefühl, dass Sie positives Feedback kriegen, dass Ihnen mal jemand sagt, du kannst das, du bist ok.

Herr X49: Ja, es geht nicht nur um Können. Aber generell, das man was positiv findet.

TH49: Das man Sie positiv findet als Person.

Herr X50: Es geht mir gar nicht darum, dass ich nur die Rückmeldung kriege, du machst die Arbeit gut, sondern du bist ok. Das ist eine Erfahrung, die ich gar nicht mach, diese Rückmeldung.

TH50: Wie wirkt denn das auf Sie, wenn Ihre Frau das sagt?

Herr X51: Also ich bin positiv überrascht, weil also ... eigentlich hätte ich mir viel mehr davon gewünscht, das häufiger auch von meiner Frau mal zu hören, an welchen Stellen ich ihr auch wichtig bin und überhaupt auch mal die Sicht zu haben, dass ich auch was einbringe bei uns in die Beziehung.

TH51: Glauben Sie es ihr?

Herr X52: Ich würde es gerne glauben.

TH52: Was lässt Sie zweifeln?

Herr X53: Ja ... Ist nicht meine Erfahrung. Das ist so ungewohnt ... und ich hab auch das Gefühl, klar, das und das sind Seiten an dir, die ich schätze, vom Kopf kann ich mir dann auch sagen: Ok, wenn sie dich scheiße gefunden hätte, hätte sie dich nicht geheiratet.

TH53: Das sollte man hoffen, ja.

Herr X54: Aber ich hab trotzdem das Gefühl mit dem, was in die Beziehung eingebracht wird, bringt sie einfach mehr ein und da kann ich nicht gegenhalten. Ich fühl mich irgendwie so mitgezogen. Und das ist für mich einfach scheiße.

TH54: Sagen Sie es ihr mal.

Herr X55: Ich find es super, dass du auch positive Seiten jetzt benennst, die du an mir schätzt. Aber es ist nun mal schwierig, weil mir das immer noch schwer fällt, das so anzunehmen und ich dann so das Gefühl hab, das reicht dann auch eigentlich nicht.

TH55 (an Frau X): Wie ist das für Sie? Verständlich, was Ihr Mann sagt?

Frau X56: Nicht so richtig eigentlich.

TH56: Dann machen Sie ihm mal deutlich, was Sie nicht verstehen. Denn Sie sollten ihn verstehen. Und wenn Sie ihn nicht verstehen, ist es ganz wichtig zu klären, was Sie nicht verstehen.

Frau X57: Ich weiß es gar nicht so genau, was ich nicht versteh. Ich glaub, ich versteh nicht, wo das Problem ist, also er hat positive Seiten. Aber ...

TH57: ... er kann sie nicht sehen.

Frau X58: Nee. Aber ich versteh ehrlich gesagt nicht, warum nicht.

TH58: Sagen Sie es mal.

Frau X59: Na ja, ich hab ja schon gesagt, dass ich positive Seiten an dir sehe, also ich versteh ehrlich gesagt nicht, warum du die nicht sehen kannst.

TH59: Warum können Sie die nicht sehen?

Herr X60: Meine Frau hat ja gerade gesagt, was sie an mir zu schätzen weiß. Dass ich eher so ruhig bin, dass ich so besonnen bin ...

TH60: ... zuverlässig ...

Herr X61: Das ist auch so, also lautstark oder so haben wir uns eigentlich selten gestritten oder ich bin da nie laut geworden, aber das ist für mich nichts besonderes, das ist für mich eine Selbstverständlichkeit auch.

TH61: Das heißt für Sie ist das eine Selbstverständlichkeit, dass Ihre Frau sagt, ich schätze dich.

Herr X62: Ja nicht, dass sie sagt, sie schätzt mich. Aber zu sagen, es ist was tolles, dass ich da ruhig und besonnen bin. So bin ich nun mal, das ist ja nichts besonderes, das ist ja nichts, wo man besonders stolz drauf sein kann.

TH62: Aber wenn ich Sie richtig verstehe, sagen Sie: Abgesehen von den paar positiven Eigenschaften bin ich eigentlich ein Haufen Scheiße.

Herr X63: Die Angst und das Gefühl hab ich manchmal.

TH63: Die Angst?

Herr X64: Die paar positiven Seiten sind so was wie mildernde Umstände.

TH64 (an Frau X): War Ihnen das bewusst, dass Ihr Mann so viele Selbstzweifel hat?

Frau X65: Nein, ehrlich gesagt nicht. Weil, das ist auch was, was ich überhaupt nicht verstehen kann, was er eigentlich macht, ist ja, seine positiven Seiten dann auch nicht zu zeigen. Das ist ja auch das Problem ...

TH65: ... er scheint die ja auch gar nicht zu sehen.

Frau X66: Ja. Aber auch nicht zu zeigen. Wo ich denke, wenn ich doch eigentlich Zweifel hab, dann hätte ich jetzt erwartet, dass er dann besonders zeigt, was er für positive Seiten hat.

TH66: Um das zu kompensieren.

Frau X67: Genau. Und ich hab aber eher das Gefühl in letzter Zeit, dass er sich total zurückzieht und das ihm das alles scheißegal ist. Da wär ich im Leben nicht drauf gekommen.

TH67: Können Sie das denn nachvollziehen, dass er dann resigniert, wenn er so denkt?

Frau X68: Dass er dann resigniert? Nein. Das kann ich nicht nachvollziehen.

TH68: Sagen Sie ihm das mal.

Frau X69: Also das mit den Selbstzweifeln, das kann ich durchaus nachvollziehen. Aber das du dann aufgibst, das kann ich dann gar nicht nachvollziehen. Ich mein, das hatten wir ja auch schon so ein bisschen, dass ich dann eher so bin, dass ich sagen würde: Na, dann mach doch was! Und guck doch mal und frag doch mal.

TH69 (an Herrn X): Ihre Tendenz wäre eher nach vorne zu gehen, aktiv zu sein. Das zu kompensieren. Das in den Griff zu kriegen. Das scheint aber eher nicht so Ihre Strategie zu sein.

Herr X70: Nein, im Gegenteil. Mich setzt das unter Druck. Also ich hab dann das Gefühl, deswegen ziehe ich mich dann auch so zurück. Aber eigentlich würde ich ja schon gerne wollen, dass die Situation mit dem Kollegen auch ein bisschen anders wird. Aber ich trau mir das nicht zu, dass ich dagegen halten kann und wenn ich mit meiner Frau drüber rede, und die dann sagt: Mensch mach doch was dagegen, dann hab ich das Gefühl: Au Scheiße, da kommt noch so ein zusätzlicher Druck.

TH70: Ah ja. Sie sollen was tun, was Sie sich gar nicht zutrauen.

Herr X71: Ja. Und dazu kommt dann noch die Angst. Also wie gesagt, ich trau mir das nicht zu und mir macht das einen unwahrscheinlichen Druck, weil ich das Gefühl hab, wenn meine Frau mir das sagt, sie erwartet das auch, und ich fühl mich dann irgendwie auch verpflichtet, was zu machen, was ich auf gar keinen Fall will und ich eigentlich denke, das kann ich überhaupt nicht. Und ich hab dann wirklich auch Angst davor und im Zweifel, halten mich dann nicht nur meine Kollegen für eine Pfeife, sondern meine Frau hält mich auch noch für einen Waschlappen.

TH71: Ja. Sagen Sie ihr das mal.

Herr X72: Ja, also wenn du mir da Ratschläge gibst, was ich machen soll, ist das für mich so ein zusätzlicher Druck. Ich trau mich das einfach nicht, das zu machen, ich möchte auch nicht, dass du mich da für einen Waschlappen hälst, nur weil ich deinen Ratschlägen dann nicht folgen kann.

TH72 (an Frau X): Verständlich? ... Gucken Sie mal, Sie verstehen irgendetwas nicht.

Frau X73: Na ja, was du sagst ist, dass du denkst, dass ich dich für einen Waschlappen halte, wenn du meinen Ratschlägen nicht folgst.

TH73 (an Herrn X): Ist das so?

Herr X74: Na ja, wenn das einmal so wäre. Aber es ist halt immer, wenn wir über das Thema reden: Ja, Mensch, jetzt mach doch mal was, du musst da doch was machen, das ist doch schlimm, du musst das doch auch ändern ... Wenn ich das einfach so permanent höre ...

TH74: ... wird sie denken: Der kriegt es nicht auf die Reihe.

Herr X75: Ja.

TH75 (an Frau X): Ist das klar?

Frau X76: Jaja ... Aber also ich mein ehrlich muss man ja auch sagen, was er auch sagt, er kriegt es nicht auf die Reihe. Aber ich geb ihm die Ratschläge ja nicht, weil ich denke, er kriegt es nicht auf die Reihe, sondern weil ich eigentlich denke, er würde es auf die Reihe kriegen. Er muss es nur machen.

TH76: Versuchen Sie, ihm das mal klar zu machen.

Frau X77: Ja, ist das nicht klar?

TH77: Nö. Ich finde, wir könnten das noch klarer machen.

Frau X78: Na ja, ich sag dir ja nicht extra Sachen, von denen ich denke, die kannst du eh nicht umsetzen. Sondern ich sag dir natürlich die Sachen, von denen ich denke, dass das auch hilft.

TH78: Das heißt Sie haben mit den Ratschlägen eigentlich auch Zutrauen zu Ihrem Mann.

Frau X79: Ja, also ich hab immer eher den Eindruck gehabt, er muss nur mal aus den Puschen kommen. Aber nicht, dass es ein grundsätzliches Fähigkeitsproblem ist.

TH79 (an Herrn X): Wie ist das für Sie, das zu hören?

Herr X80: Ja gut, was für mich schon eine Sache ist, die gut tut, ist auch zu hören, dass sie eigentlich nichts Böses will ...

TH80: Ja. Dass es eigentlich keine Kritik ist.

Herr X81: Das finde ich schon ok.

TH81: Können Sie das glauben? Akzeptieren?

Herr X82: Ja, ich glaube das schon. Und es tut mir jetzt auch gut zu sehen, dass sie es nicht als Kritik meint. Dass sie mich eigentlich aufmuntern will.

Th82: Das tut Ihnen gut, ok.

12.4.2 Kommentar

Th1: Der Therapeut erläutert zu Beginn das Vorgehen, wiederum so, dass die Klienten einen ungefähren Eindruck bekommen. Da der Therapeut im Prozess an jeder Stelle deutlich machen wird, was jeder Klient tun soll, reicht hier ein Überblick und die Klienten müssen sich die Informationen noch nicht alle merken. Um im weiteren Prozess möglichst viel Compliance zu haben, holt sich der Therapeut auch in dieser Phase das Einverständnis beider Partner ein.

Th2: Auch hier darf das Paar entscheiden, wer anfängt.

Th4: Der Partner, der beginnt, wählt das Thema aus.

Th5: Der Therapeut beginnt nun den Klärungsprozess mit Herrn X.

Th8-15: Genau wie in der Klärungsorientierten Psychotherapie verwendet der Therapeut hier eine Abfolge von empathischen Interventionen, bei denen er deutlich macht, was er verstanden hat und mit denen er nur gering steuert; explizierende Interventionen, bei denen er deutlich über das hinausgeht, was der Klient explizit gesagt hat und vertiefende Fragen, mit deren Hilfe er den Klienten auf neue Aspekte lenkt.

Th16: Sobald der Therapeut den Eindruck hat, ein Aspekt ist nun klar (oder neu oder relevant), stoppt er den Klärungsprozess und bittet den Klienten, den Aspekt dem Partner direkt zu sagen.

Th17: Und dann bittet er die Partnerin, das Verstandene wiederzugeben, aber dabei bei den Inhalten ihres Mannes zu bleiben.

Th18: Nachdem die Partnerin wiedergegeben hat, was sie verstanden hat, bittet der Therapeut den Mann, zu überprüfen, ob sie ihn richtig verstanden hat, das heißt ob er sich verstanden fühlt.

Th19: Da der Therapeut die Äußerung der Frau auch hinreichend treffend findet, setzt er nach dieser Übung den Klärungsprozess mit dem Klienten fort.

Th23: Der Therapeut verwendet die „Technik der fiktiven Welten", indem er dem Klienten deutlich macht, dass er Verhaltensalternativen *hätte*, dass er diese aber nicht ausführt und dass es deshalb *Gründe* dafür geben muss, dass er diese nicht ausführt. Damit meint der Therapeut nicht, dass der Klient sich jetzt in dieser Art verhalten soll. Es geht hier also noch nicht um eine Verhaltensänderung, sondern nur darum deutlich zu machen, dass das Verhalten des Klienten nicht zwingend ist und dass es wichtig ist zu verstehen, welche inneren Verarbeitungen der Situation ihn zu seinem bisherigen Verhalten veranlassen.

Th24-Th26: Der Therapeut führt den Klärungsprozess noch etwas weiter.

Th27: Um den Klienten dann aufzufordern, seiner Frau nun den nächsten erarbeiteten Aspekt mitzuteilen.

Th28: Darauf folgt dann der nächste Schritt, in dem die Frau wiedergeben soll, was sie verstanden hat.

Frau X29+Th29: Da die Partnerin den Klienten hier nicht versteht, klärt der Therapeut kurz, was genau sie nicht versteht.

Th30: Dann aber verwendet der Therapeut eine Aussage von Frau X dazu, Herrn X eine vertiefende Frage zu stellen. Das ist ein dynamisches Vorgehen, bei dem der Therapeut geschickt „die Bälle verwendet, die ihm zugespielt werden". Er nutzt die Aspekte, die Frau X unklar sind, als Vorlage dazu, diese mit Herrn X zu klären.

Th31-Th41: Der Therapeut arbeitet mit Herrn X erste Aspekte seiner Selbstschemata und deren interaktionelle Konsequenzen („Einschüchterung") heraus. Diesen Erkenntnisstand möchte er Frau X vermitteln.

Frau X42-Th46: Wieder versteht Frau X nicht sofort, was zu einem Klärungsprozess mit Frau X führt.

Frau X47: Dieser führt dazu, dass Frau X nun ihrem Mann eine wichtige Rückmeldung geben kann: Sie hält ihn gar nicht für eine Pfeife!

Th48: Der Therapeut kann dann mit den Reaktionen von Herrn X auf dieses positive Feedback von Frau X klärend weiterarbeiten.

Frau X56-Frau X59: Frau X hat, aufgrund ihrer Schemata, offenbar Schwierigkeiten nachzuvollziehen, wieso ihr Mann so wenig Selbstvertrauen hat. Der Therapeut folgt jedoch hier erneut *nicht* dieser Spur, da ja *Herr X* im Zentrum der Klärungsarbeit steht (ansonsten könnte er ja auch weiter klären, was es Frau X so schwer macht, das zu verstehen und damit die Schemata von Frau X klären).

Th59: Der Therapeut nutzt jedoch erneut die von Frau X aufgeworfenen Fragen, um damit den Klärungsprozess mit *Herrn X* weiterzuführen.

Th62: Was dann zu einer recht prägnanten Formulierung führt (Formulierungen dieser Schärfe sind für den Therapeuten durchaus typisch).

Th64-Th68: Der Therapeut spricht dann mit der Frau über diesen neuen Aspekt. Er fördert damit, dass sich die Frau mit den Zweifeln und damit den negativen Schemata des Mannes auseinandersetzt und versucht, diese nachzuvollziehen und Verständnis für das Verhalten des Mannes zu entwickeln. Dass die Klientin an verschiedenen Stellen Aspekte noch nicht nachvollziehen kann, ist dabei kein Problem. Verstehen wird damit für das Paar als schrittweise verlaufender Prozess deutlich.

Frau X69: Wenn es wie hier gut funktioniert, kann der Therapeut dann durchaus zulassen, dass Frau X sich (als eine Art Co-Therapeutin) an dem Klärungsprozess ihres Mannes beteiligt. Dies ist denkbar,

- wenn er das akzeptiert,
- wenn sie verständnisvoll ist und sich bemüht, ihm zu helfen und
- wenn sie die Information nicht gegen ihn nutzt.

Läuft es nicht konstruktiv, sollte der Therapeut dies unterbrechen und Frau X wieder in die Zuhörer-Rolle schicken.

Frau X76: Frau X macht hier eine interessante Klarstellung und macht deutlich, dass sie das Problem ihres Mannes nicht für ein Kompetenzproblem, sondern für ein Motivationsproblem hält. Damit macht sie erneut deutlich, dass sie gar nicht an der Kompetenz ihres Mannes zweifelt.

Herr X81: Und diese Information kommt dann auch (langsam) bei ihm an: Damit hat der Klärungsprozess mit Herrn X zu einer wichtigen Klärung eines interaktionellen Missverständnisses geführt.

13 Phase 5: Klären biographischer Schemata

Wir gehen davon aus, dass die „Tiefe" des gegenseitigen Verstehens in einer Partnerschaft mit dem Ausmaß korreliert, mit dem man sich gegenseitig akzeptieren, respektieren und in dem man Nähe, Vertrautheit und Vertrauen herstellen kann. Daher kann man in gut verlaufenden Paartherapien das Ausmaß des gegenseitigen Verstehens noch vertiefen, indem man die jeweiligen biographischen Schemata sowie die Entstehungsgeschichte dieser Schemata klärt. Der Therapeut klärt hier, z.B. mit IA, was grundlegende Schemata sind (z.B. ein Schema wie „ich bin in Beziehungen völlig wertlos" oder „ich bin ein kompletter Versager"), welche Auswirkungen diese Schemata immer noch auf das Denken, Fühlen und Handeln von IA haben und auch, wie und durch welche biographischen Erfahrungen diese Schemata zustande gekommen sind.

Auch bei diesem Vorgehen geht es (wie in den vorigen Phasen) nicht so sehr darum, dass IA diese Schemata klärt und versteht (obwohl es hier durchaus auch wesentliche Erkenntnisgewinne geben kann), sondern es geht auch hier primär darum, dass *IB* all dies versteht: Dass IB versteht, was IA bewegt, was IA für Annahmen und Überzeugungen hat, was sie/er denkt, fühlt, tut und warum sie/er so denkt, fühlt und handelt: Damit versteht IB auch die Ängste, die Befürchtungen, die Vermeidungen; die Verletzlichkeiten von IA und er/sie versteht auch, warum IA auf manche Situationen so „merkwürdig" reagiert und warum er/sie auf bestimmte Verhaltensweisen anderer so schnell gekränkt reagiert. IB versteht aber auch die Motive und Ziele von IA: Warum sie/er so ehrgeizig ist, warum sie/er an manchen Stellen unnachgiebig ist u.a.

Damit kann IB IA nun sehr viel besser einschätzen, muss viele Handlungen von IA nicht mehr auf sich beziehen, muss an vielen Stellen nicht mehr gekränkt oder persönlich beleidigt sein, da er/sie nun weiß, dass viele Handlungen von IA gar nichts mit IB zu tun haben, sondern auf alte biographische Schemata zurückgehen.

Dieses therapeutische Vorgehen setzt zwischen den Partnern bereits Vertrauen voraus, bringt dann aber noch einmal eine Steigerung von gegenseitigem Vertrauen und gegenseitiger Nähe.

13.1 Ziele des Vorgehens

In dieser Phase geht es nicht mehr primär um gegenseitiges Verhandeln und um die Bildung von Kompromissen – obwohl dies *nach* den Klärungsprozessen auch durchaus wieder einsetzen kann: Dann sollte man als Therapeut jedoch explizit wieder in Phase 4 zurückkehren! In dieser Phase geht es ausschließlich um die *Förderung gegenseitigen Verstehens*.

Und dieses Verstehen soll nun relativ tief gehen: *Der Partner soll nun vom anderen tiefe biographische Gründe seines Erlebens, Denkens und Handelns kennenlernen.* Und darum wird der Klärungsprozess nun weit tiefer geführt als in den vorhergehenden Phasen.

Auch hier wechseln sich IA und IB ab: Beginnt IA, dann klärt der Therapeut mit IA anhand eines relevanten Themas biographische Schemata von IA für IB.

Wenn IA sich z.B. in Situationen so verhält, dass IB damit Probleme hat und der Therapeut meint, ein vertieftes Verständnis der Gründe von IA könnte IB helfen, IAs Handeln besser zu akzeptieren, dann initiiert der Therapeut mit IA einen Klärungsprozess.

Dieser folgt den folgenden Leitfragen:

1. Welches sind die relevanten Schemata, die IA veranlassen, so zu handeln, wie er handelt, Situationen so zu interpretieren, wie er sie interpretiert?
2. Lassen sich diese Schemata explizit formulieren und zwar so, dass IA sie verstehen kann und so, dass auch IB sie nachvollziehen kann?
3. Kann deutlich werden, wie sich das Denken, Fühlen und Handeln von IB aus diesen Schemata ergibt und zwar so, dass IB dies nachvollziehen kann?
4. Lässt sich zeigen, wie IA in seiner Biographie an diese Schemata gekommen ist, so, dass IB verstehen kann, warum IA diese Schemata entwickelt hat?
5. Ist es damit möglich, IB deutlich zu machen, dass IA sich diese Schemata nicht ausgesucht hat, dass er aufgrund seiner Schemata handelt und dass er deshalb selbst nur begrenzte Freiheitsgrade hat – so, dass IB sein Handeln verstehen und damit nachsichtiger beurteilen kann?
6. Ist es damit möglich, IB klarzumachen, dass IA nicht so handelt, denkt usw., um IB zu ärgern, sondern dass er biographische Gründe dafür hat und kann IB erkennen, dass er manchmal durch das Handeln von IA „gar nicht gemeint" ist?

Da der Sinn der Klärung mit IA nicht ist, dass IA seine Schemata versteht (gut, wenn dies auch passiert, es ist in der Paartherapie aber nicht das primäre Ziel), sondern dass *IB* versteht, warum IA so denkt und handelt, wie er denkt und handelt. Damit

- ist die Klärung mit IA immer auf IB gerichtet: Es ist wichtig, die Klärung immer so zu gestalten, dass *IB* verstehen kann, was an Inhalten auftaucht und verstehen kann, was aus den Erkenntnissen folgt.
- ist es auch nicht wichtig, dass der Klärungsprozess mit IA sehr tief geht: In aller Regel reicht es, das Schema und die biographische Entstehung ansatzweise zu kennen, um das Verstehen des Partners zu vertiefen und zu wissen, dass IA nicht handelt, weil er IB ärgern will, sondern dass IA so handelt, weil er gar nicht anders handeln kann. IB kann dann verstehen, dass das Handeln von IA oft gar nichts mit ihm zu tun hat, sondern dass es auf ein altes Schema zurückgeht. Und damit kann IB dann deutlich verständnisvoller auf IA reagieren.

Der Unterschied der Phase 5 von der Phase 4 ist,

- dass die Klärung nun tiefer geht und sich vor allem auf grundlegende biographische Schemata bezieht,

- dass dadurch die Klärungseinheiten, die Therapeut und IA durchführen, recht lang werden können (und auch lang sein müssen, da Klärung oft schwierig ist),
- dass der Prozess hier nicht zu IB wechselt, da es in dieser Phase nicht primär um Verhandlungen, sondern primär um Klären und Verstehen geht. Daher bleibt der Therapeut die ganze Zeit über auf Aspekte von IA konzentriert und IB versucht ausschließlich zu verstehen.

13.2 Das therapeutische Vorgehen

Insgesamt ähnelt das Vorgehen in Phase 5, dem von Phase 4. Nachdem das Paar entschieden hat, wer beginnt, wird ein vierstufiges Vorgehen eingeleitet.

Stufe 1: Klärung

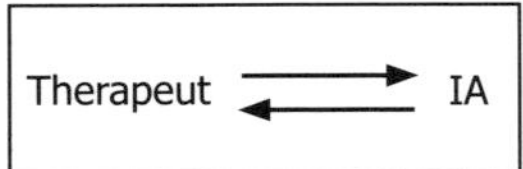

Auf Stufe 1 wird mit dem beginnenden Partner (z.B. mit IA) ein Klärungsprozess gemacht, bei dem IB zuhören soll. Der Therapeut arbeitet mit IA nach den Regeln der Klärungsorientierten Psychotherapie, um Aspekte explizit zu machen. Die Phase kann nun 5 bis15 Minuten dauern.

Sobald der Therapeut wichtige Aspekte explizit gemacht und auf den Punkt gebracht hat, geht er in Stufe 2 über.

Stufe 2: Vermittlung von Inhalten

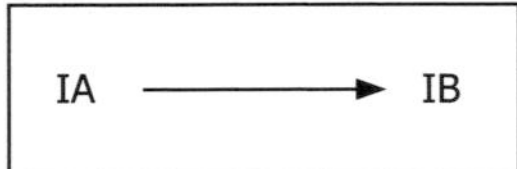

Nun soll IA (mit Hilfe des Therapeuten) IB deutlich machen, welche Aspekte im Klärungsprozess deutlich geworden sind.

Stufe 3: Kommunikation des Verstandenen

Und, ähnlich wie in Phase 4, macht daraufhin IB IA deutlich, was er verstanden hat:

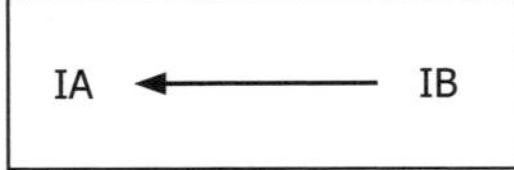

Stufe 4: Prüfung

Daraufhin prüft IA, ob er sich verstanden fühlt; falls nein, machen Klient (und/oder Therapeut) IB noch mal Aspekte deutlich, bis IB diese Aspekte so wiedergibt, dass IA sich verstanden fühlt. Dann setzt der Therapeut den Klärungsprozess mit dem Klienten fort usw.

IB sagt nichts zu den von IA geäußerten Aspekten, denn es geht hier *nicht* um ein Verhandeln. IB hört ausschließlich zu und versucht zu verstehen, was IA geklärt hat, Ziel ist es *ausschließlich*, das Verstehen von IB im Hinblick auf Inhaltsaspekte von IA zu vertiefen.

Dieser Prozess kann unter Umständen die ganze Stunde dauern, sodass IB nicht mehr selbst drankommt; in der nächsten Stunde kann dann gewechselt werden, sodass jeder Partner in gleicher Weise berücksichtigt wird.

Wichtig für den Therapeuten ist es hier, in Stufe 2 die Erkenntnisse des Klärungsprozesses mit IA noch einmal für IB prägnant zusammenzufassen, also IA dabei aktiv zu helfen, IB die relevanten *Ergebnisse* des ganzen Prozesses in klarer und verständlicher Weise mitzuteilen.

13.3 Illustration an einem Transkript

13.3.1 Das Transkript

Das folgende Transkript einer Paartherapie-Sitzung wurde durchgeführt mit einem Paar, das wegen starker Konflikte und des Gefühls zur Therapie kam, dass man gegenseitig kein Interesse mehr aneinander und sich „auseinandergelebt“ habe. Beide Partner sind Lehrer, Er, 42 Jahre, Sie, 40 Jahre, ein Sohn, 10 Jahre. In den vorhergehenden 7 Sitzungen wurde Konfliktbearbeitung gemacht und es wurde mit Klärungsarbeit begonnen, die der Therapeut (R.S.) hier nun vertieft.

Th1: Ja, Frau X, Herr X, schön, dass Sie wieder da sind. Ich würde gerne haben, dass wir in dieser Stunde ein bisschen tiefer in die Probleme ’reingehen, ok? Wir haben ja jetzt mehrere Phasen hinter uns? Am Anfang haben wir ja ein bisschen Konfliktklärung gemacht, Verhandeln gemacht, um zu gucken, dass wir aktuelle Konflikte wieder entschärfen und die Beziehung wieder ein bisschen aneinander ’rankriegen. Ich glaube, das ist uns ganz gut gelungen, wenn ich es richtig sehe.

FrauX1: Ja. Das stimmt.

HerrX1: Ja. Find’ ich auch.

Th2: In den letzten Stunden haben wir uns ja der Frage gewidmet, wie kommen Konflikte oder wie kommen Missverständnisse zwischen Ihnen zustande und das würde ich jetzt ein bisschen weiterführen, gerne bis in die Frage hinein, welche Erfahrungen aus Ihrer Biographie nehmen Sie mit, weil natürlich klar ist, wenn Sie in der Biographie bestimmte Erfahrungen gemacht haben, auf die Sie jetzt immer noch empfindlich reagieren, dann bringen Sie diese Empfindlichkeiten natürlich auch in Beziehungen. Das ist völlig klar. Das macht jeder von uns. Und wir haben die Erfahrungen gemacht, dass es sehr hilfreich ist, wenn Sie gegenseitig diese Erfahrungen und diese Prozesse, die dann ablaufen, verstehen? Also wenn Sie, sagen wir mal meinetwegen auf irgendwas empfindlich reagieren aufgrund Ihrer Erfahrungen, die Sie immer mit Ihrer Mutter gemacht haben, und sich also zeitlebens über diese Aspekte Ihrer Mutter ärgern, dann reagieren Sie möglicherweise auch allergisch darauf, wenn Ihre Frau sowas Ähnliches macht.

HerrX2: Hmhm. Verstehe.

Th3: Ihre Frau kann gar nichts dafür. Sie macht das einfach und haut in irgendeine Kerbe, ohne dass sie das will und ärgert Sie dann damit.

HerrX3: Das könnte passieren.

Th4 (lacht): Ja, und das ist völlig normal. Man muss sich klar machen, dass das nicht nur Sie betrifft, sondern dieses Problem hat jedes Paar! Jeder von uns hat immer eine eigene Geschichte und die legen wir natürlich nicht bei der Heirat an der Garderobe ab, sondern die nehmen wir eben in die Beziehung mit. Und das ist eben so und das bleibt auch so! Aber wir haben die Erfahrungen gemacht, wenn man gegenseitig versteht, warum man es macht, hat man nicht mehr das Gefühl, der Partner macht das, um einen zu ärgern, sondern man hat so das Gefühl, der Partner hatte Gründe, die er vielleicht schon seit 10 oder 20 Jahren mit sich herumschleppt. Dann ist man doch sehr viel geduldiger und gnädiger und dann regt man sich auch nicht so auf und es schaukelt sich auch nicht so schnell zwischen den Partnern hoch und das ist sehr hilfreich.

HerrX4: Hmhm.

FrauX4: Hmhm.

Th5: Ok, wenn Sie einverstanden sind, würde ich das gerne machen. Ich würde Sie gerne noch mal daran erinnern, dass wir Regeln haben. Also: ich moderiere. Das haben Sie ja jetzt auch schon mehrfach gesehen. Ich nehme nicht Stellung. Ich geh davon aus, dass Sie Lösungen füreinander finden. Das entscheiden letzten Endes Sie, das entscheide nicht ich. Sondern ich moderiere sozusagen, wie Sie miteinander umgehen, was Sie miteinander machen. Und bedenken Sie, wir haben also jetzt in dieser Situation besonders die Regel, dass, wenn ich mit einem rede, mit einem arbeite, dass der andere bitte nicht unterbricht, nicht dazwischen redet, sondern zuhört und im Wesentlichen versteht. Also dass Sie, wenn Sie zuhören, versuchen zu verstehen, was der Partner sagt. Ich werde von Zeit zu Zeit dann unterbrechen und dann versuchen wir zu gucken, wie viel der andere verstanden hat. Also, wenn ich z.B. mit Ihnen (zur Partnerin) so eine Klärung einer biographischen Erfahrung mache, dann würde ich Sie (zum Partner) bitten, eine Zeitlang zuzuhören und an einem bestimmten Punkt wird Ihre Frau dann sagen, was wir herausgefunden oder erarbeitet haben und ich würde Sie dann bitten, das gar nicht zu kommentieren. Das machen wir dann am Ende. Also gar nicht Stellung dazu zu nehmen, sondern nur mal zu gucken, also ihr wiederzugeben, was Sie verstanden haben.

HerrX5: Hmhm.

Th6: Also nur sagen, was haben Sie verstanden, was ist Ihnen aufgefallen, was ist Ihnen klar geworden. Eventuell auch ihr 'ne Frage zu stellen, falls Sie bestimmte Dinge nicht verstanden haben. Also wenn wir mit Ihnen (zur Partnerin) arbeiten, geht's im Wesentlichen darum, dass Sie (zum Partner) neue Aspekte verstehen, warum Ihre Frau so denkt, so handelt, so fühlt, wie sie fühlt. Und umgekehrt dann genauso. Wenn ich mit Ihnen kläre, dann würde ich Sie bitten, nicht zu unterbrechen, ok? Ihren Mann ausreden zu lassen. Und dann wird Ihr Mann von Zeit zu Zeit sagen, was wir geklärt haben und dann würde ich Sie bitten, zu versuchen zu gucken: „Was hab ich verstanden? Was ist mir klar geworden?“ Also, was ist mir jetzt aufgefallen? Und wenn Sie etwas nicht verstanden haben, Ihren Mann zu fragen, sodass Sie praktisch neue Erkenntnisse kriegen über das, was Ihr Mann denkt oder fühlt und warum er so handelt."

FrauX6: Also schon der Versuch, dass ich einfach verstehe, warum er manchmal so wütend wird oder so entnervt reagiert.

Th7: Exakt.

FrauX7: Ok.

Th8: Genau das. Also die ganze Übung dient dem gegenseitigen Verstehen, dem gegenseitigen tieferen Kennenlernen, so wie man das normalerweise in Partnerschaften nicht macht, weil es auch schwierig ist. Das ist ein schwieriger Prozess.

FrauX8: Ja, das ist sehr schwierig.

HerrX8 (leise): Das glaub ich auch.

Th9: Deswegen braucht man in der Regel auch einen Moderator und diese Moderatorfunktion will ich dann übernehmen, und dann gucken wir einfach mal, wie weit wir kommen, wie viel deutlich wird und wenn irgendwas deutlich wird, dann sollten wir uns am Schluss darüber unterhalten, was es jetzt für Sie heißt.

FrauX9: Hmhm.

Th10: Zum Beispiel, ob daraus jetzt etwas folgt. Ob sich da was ändert. Ob da jetzt daraus neue Kompromisse entstehen, müssen wir dann mal gucken. Das kann man vorher nicht sehen. Das ist einfach 'ne Erfahrungsfrage. Ok?

FrauX10: Ok.

HerrX10: Hmhm.

Th11: Ja? Dann würde ich Sie bitten, einfach mal zu gucken, also wer von Ihnen möchte anfangen? Sie kennen das Spiel ja schon. Einer fängt an und das möchte ich nicht entscheiden, sondern das sollten Sie übernehmen.

FrauX11: Ja ...

HerrX11: Was meinst Du?

FrauX12: Also, ich glaub', ich habe 'was Aktuelles, was gestern wieder war. Soll ich dann anfangen?

HerrX12: Ok.

Th13: Wäre das für Sie ok?

HerrX13: Ja.

Th14: Also es wird auf jeden Fall ausgeglichen. Also wenn Sie jetzt anfangen, dann sind Sie natürlich als Nächster dran.

HerrX14: Ah ja. Ok.

Th15: Das ist ja, Sie kennen das Prinzip ja. Natürlich muss ich dann erst mal mit dem einen mehr Zeit verbringen und der andere muss dann eben warten, aber ich garantiere Ihnen, das wechselt auch dann wieder, sodass Sie als Nächstes dran sind, dass immer zwischen Ihnen ein Ausgleich entsteht.

FrauX15: Hmhm.

Th16: Wenn Sie irgendwie das Gefühl haben, Sie finden das nicht ok oder Sie haben das Gefühl, Sie kommen zu kurz, dann bitte sagen Sie sofort Bescheid, dann können wir das ausgleichen. Ok?

HerrX16: Ok.

Th17: Ja. Dann würde ich sagen, womit möchten Sie gerne ... vielleicht lassen Sie uns erst mal das Thema festlegen, worum's gehen soll.

FrauX17: Also wir haben ja letzte Stunde schon so ein bisschen darüber gesprochen, dass ich mir wünsche, dass du mehr im Haushalt machst. Oder, dass ich so einfach so das Gefühl hab, ich hab viel zu viel zu tun. Dann haben wir auch letzte Woche noch so'n bisschen darüber gesprochen. Auch noch, als wir hier nach der Sitzung 'raus gingen.

Th18: Hmhm. Aber sagen Sie es bitte erst mal mir.

FrauX18: Ok. Und dann ging das auch erst mal ganz gut und weshalb ich das aber jetzt gern noch mal ansprechen würde, ist, dass es gestern dann wieder, also da hab ich wieder das Gefühl gehabt, ich bin mit allem völlig allein gelassen.

Th19: Ja. Also ich möchte gerne noch mal aufgreifen, also... erst mal, bevor ich das gerne vertiefen würde, sagen Sie: „Eigentlich hat es sich aber schon gebessert."

FrauX19: Genau. Also, so wenn man jetzt bedenkt, wie sich das letzte Woche so entwickelt hat, nach unserem letzte Gespräch ging das eigentlich.

Th20: Ja. Das ist schon mal wichtig.

FrauX20: Aber gestern dachte ich echt wieder: Oah! Ich könnte ausflippen!

Th21: Ok. Also dann erzählen Sie mal.

FrauX21: Ok, also ich hatte gestern einen anstrengenden Tag. Ich hab den ganzen Tag gestern gearbeitet. Dann habe ich unseren Sohn um vier aus der Betreuung abgeholt. Ich hab dann noch gekocht und ich glaub, du kamst gestern auch später, so um sieben, halb acht oder so? Und er kommt einfach und setzt sich an den gedeckten Tisch: „Schatz, was gibt's zu essen?"

HerrX21: Ja, aber ich hatte 'nen langen Tag.

FrauX23: Ja, aber den hatte ich auch. Und ...

Th23 (an Sie gewandt): Was hat Sie denn daran gestört?

FrauX23: Also mich hat's irgendwo gestört ... ihm ist gar nicht aufgefallen, dass ich etwas Besonderes gekocht hatte, dass ich in der Zeit, also, er zieht sich ja immer erst um, wenn er nach Hause kommt und ich hatte auch am Nachmittag noch gebügelt, das heißt es lag ziemlich viel Wäsche auf der Treppe nach oben. Ich dachte, ich flipp aus! Ich komm da eben in den Flur und die Wäsche liegt da noch, also als er nach Hause kam, hätte er locker die Wäsche mitnehmen können, aber er ist drüber gestiegen und als ich's ihm nachher gesagt habe, war da ... oder ich weiß gar nicht, hab ich es dir gesagt? Jedenfalls war ich supersauer und konnte mich auch gar nicht mehr richtig beruhigen. Ich saß dann einfach nur nachher abends vor dem Fernseher und war stinkesauer.

Th24: Ok. Nehmen wir dann einfach mal das. Ist es ok, wenn wir da jetzt gleich mal einsteigen?

HerrX24: Ja, ok.

Th25: Ich würd gerne mal haben, dass Sie das noch mal auf sich wirken lassen. Sie sagen: Ok, es lag Wäsche auf der Treppe. Ihr Mann hätte das sehen können oder er wäre ja fast drüber gestolpert.

FrauX25: Ja! Genau!

Th26: Und Sie denken: Eigentlich hätte er sie auch mit nach oben nehmen können.

FrauX26: Ja.

Th27: Was genau hat Sie daran geärgert, dass er es nicht gemacht hat?

FrauX27: Dass er es übersehen hat, dass es ihm gar nicht aufgefallen ist.

Th28: Was ist da so schlimm aus Ihrer Sicht?

FrauX28: Hmm ...

Th29: Sehen Sie, ich will Ihnen das nicht ausreden. Ich denke, wir sollten nur einfach mal genauer gucken: Was genau ärgert Sie? Und warum ärgert Sie das? Was löst es aus? Sie sehen, da ist die Wäsche, Ihr Mann geht hoch, nimmt die nicht mit. Eigentlich hätte er es tun sollen. Was hat Sie daran geärgert, dass er es nicht gemacht hat?

FrauX29: Vielleicht muss man auch noch sagen, es waren vor allem seine Sachen.

Th30: Aha, ok.

FrauX30: Das heißt, ich bügle schon für ihn die ganzen Hemden ...

Th31: Hmhm.

FrauX31: Ich mein', er braucht sie auch beruflich, das ist klar, aber ich hätte mir auch gewünscht, dass er es einfach gesehen hätte, dass ich seine Hemden gebügelt habe und er hätte sie einfach nur noch in den Schrank hängen müssen.

Th32: Ja. Er hätte es sehen müssen. Und das soll er dann. Das hätten sie sich gewünscht, dass er das sieht.

FrauX32: Ja genau. Das hätte ich mir gewünscht.

Th33: Was hätte das denn für Sie bedeutet, wenn er es sieht. Er gibt Ihnen ja Signale. Was für eins? Was ist das für ein Signal?

FrauX33: Dass er wahr ..., dass er was wahrnimmt, dass was ich ... das ich was getan habe.

Th34: Hmhm.

FrauX34: Das hat auch, glaube ich, sowas, das hat auch mit Respekt zu tun. Ich fühle mich da auch nicht richtig respektiert.

Th35: Das finde ich ganz wichtig, dass Sie sagen, die Wäsche ist ja eigentlich nur ein Aufhänger. Es hätte auch was anderes sein können.

FrauX35: Ja ...

Th36: Irgendwie sieht er *Sie* nicht, sagen Sie. Er sieht *Sie* nicht. Ja. Es ist nicht... ich will nicht sagen, dass das objektiv ist. Lassen Sie uns mal klären, was das für Sie bedeutet.

FrauX36: Ok.

Th37: Stimmt es, dass Sie eigentlich sagen, es geht um *Sie*, nicht um die Wäsche?

FrauX37: Hmm, er sieht mich ja manchmal schon.

Th38: Ok, ja.

FrauX38: Es ist ja nicht so, dass wir nicht auch was schönes Gemeinsames machen oder dass er auch manchmal zu mir kommt und sagt: „Ich hab dich lieb!" oder so was.

Th39: Das finde ich auch total wichtig, dass Sie das sagen. Dass es durchaus Phasen gibt, wo Sie sich gesehen fühlen. Ok?

FrauX39: Ja, ok.

Th40: Das finde ich auch wichtig, dass er das weiß. Aber Sie sagen, es gibt Stellen, wie das an der Treppe, wo das nicht so ist.

FrauX40: Genau. Da hab ich ... ja, wenn Sie das so sagen, eigentlich hab ich mich da wirklich ... jaaaa

Th41: ... nicht gesehen gefühlt.

FrauX41: Ja, nicht gesehen gefühlt. Schon.

Th42: Ja. Ja. Ok, gucken Sie mal nach, was das in Ihnen auslöst. Also Sie haben sich nicht gesehen gefühlt. Was verbinden Sie noch damit? Ich hab das Gefühl, dass das noch mehr für Sie bedeutet. „Ich bin nicht gesehen." heißt was noch? Was löst das noch aus?

FrauX42: Ja, er nimmt mich, ja, es löst aber auch sowas wie ... also irgendwie war ich nicht nur sauer, sondern auch traurig.

Th43: Ja. Traurig. Traurig, dass er Sie nicht sieht und dass er Ihnen das Signal nicht gibt.

FrauX43: Ja, und irgendwie so das Gefühl: Oah, schon wieder nicht!

Th44: Aha. Was macht Sie traurig?

FrauX44 (seufzend): Traurig irgendwo, sodass ich schon ... ja ... ich mein, tja, wir sind jetzt seit 12 Jahren verheiratet und man denkt, irgendwann hört das alles so auf, aber ... (seufzt) ich würd eigentlich schon gerne wissen, was ich, ja ...

Th45: ... was Sie ihm bedeuten.

FrauX45: Ja, also eigentlich schon. Ja, und wenn wir uns den ganzen Tag nicht sehen, dann hab ich auch, wie gesagt, was gemacht und er läuft einfach über die Wäsche drüber. Da hab ich schon so'n Gefühl gehabt: Ok, also er merkt es noch nicht mal!

Th46: Hmhm.

FrauX46: Ich bin ihm vielleicht völlig gleichgültig.

HerrX46: Boah, und ich war total genervt einfach.

FrauX47: Ja! Aber da kann ich doch nichts zu.

Th48: Ja. Sagen Sie ihm mal, was wir jetzt herausgefunden haben. Dass Sie eigentlich gerne mal so'n Signal, nach wie vor, von ihm hätten: Ich seh dich! Was noch? Ich respektier' dich!

FrauX48: Ja.

Th49: Was würden Sie sagen? Was würden Sie ihm noch sagen? Was ist Ihr Bedürfnis? Sie hätten ja gern Signale, dass er Ihnen was deutlich macht, eigentlich immer mal wieder deutlich macht.

FrauX49: Hmhm.

Th50: Ich werd von dir gesehen, weil ich was für dich bin? Wichtig?

FrauX50: Wichtig, weil du die Frau bist, die ich liebe.

Th51: Aha. Sagen Sie es ihm mal.

FrauX51: Also jetzt einfach so? Also gestern Abend, da hätte ich es mir einfach nur gewünscht, ähm, ja, was wir ja eigentlich gerade sagten, es lag ja gar nicht so an der Wäsche, aber es sprang dann irgendwie so was an wie, dass ich mir gewünscht hätte, ähm, du siehst das, was ich gemacht habe, du respektierst das. Ich glaube, dass wäre mir wichtig gewesen, weil, ähm, weil wir schon 12 Jahre verheiratet sind und ich hätte einfach gerne so eine Botschaft bekommen mal: Du bist die Frau, die ich immer noch liebe und respektiere. Irgendwie so. Kann man's so sagen?

Th52: Es ist im Wesentlichen das, was Sie meinen.

FrauX52: Ja, das stimmt.

Th53: Wenn Sie das meinen, kann man das selbstverständlich so sagen.

FrauX53: Ok.

Th54 (zu ihm): Ja. Versuchen Sie mal, das nicht zu kommentieren, wenn's geht. Stellen Sie das mal zurück. Ich glaube, das können Sie. Versuchen Sie einfach mal, sich in sie reinzuversetzen und ihr noch mal zu sagen, was Sie verstanden haben. Was sie Ihnen mitteilen will.

HerrX54 (zu ihr): Na gut. Irgendwie, dass ... dass ich ... dass du merkst, dass ich dich immer noch, immer noch liebe oder dass du das Gefühl hast, das ist zu wenig, was ich mache.

FrauX54: Das mein ich so gar nicht mit zu wenig. Ähm, darf ich jetzt ...

Th55: Ja, ja, natürlich!

FrauX55: Es geht nicht um das „zu wenig", aber ich mein', wir kriegen das ja auch in unserem Freundeskreis mit ... es wird alles so normal und das will ich nicht.

Th56: Mit normal meinen Sie eigentlich abgestumpft?

FrauX56: Ja, irgendwo schon. Ich mein', es ist mir klar, dass das alles alltäglich ist und wir keine zwanzig mehr sind, aber ... gut ...

Th57: Aber Sie möchten das Signal trotzdem.

FrauX57: Ja genau.

Th58: Hmhm. Sagen Sie es ihm, was Sie eigentlich wollen. Ich glaube, das, was er nicht aufgegriffen hat, ist das mit dem „wichtig". Vielleicht sollten Sie ihm das noch mal klar machen, weil das ist Ihnen ja wichtig. Sie müssen dafür sorgen, dass er das versteht, was zentral für Sie ist.

FrauX58: Ok. Also wir haben uns ja letztes Mal darüber unterhalten, als wir letzten Samstag weg waren. Dass das alles immer nur noch so normal ist und die eigentlich nur noch so aneinander vorbei leben.

HerrX58: Hmhm.

FrauX59: Und da haben wir beide gesagt, das wollen wir nicht.

HerrX59: Ja.

FrauX60: Und gestern hatte ich so das Gefühl, genau das ist es aber, wenn du einfach gar nicht wahrnimmst, was ich mache. Ich möchte das Gefühl schon haben, ich bin ... hach ja, ich hab' 'ne Bedeutung für dich. Und es ist nicht einfach so ... ja, gut, die ist seit 11 Jahren mit mir verheiratet, oder seit 12 Jahren, das ist einfach so.

HerrX60: Hmhm, aber ich komm da von ... ich komm halt von der Arbeit heim und denk: „Boah!" was ja auch irgendwie ...

Th61: Ich versteh' ja, dass Sie die Tendenz haben, was dazu zu sagen, das ist ok, das können Sie auch gleich gerne tun. Aber bitte versuchen Sie erst mal nur zu verstehen und zu sagen, was Sie verstanden haben.

HerrX61: Ok. Ja irgendwie, dass du willst, dass ich immer noch ... dass du merkst, dass du mir immer noch was bedeutest.

FrauX61: Hmhm.

HerrX62: Und du hast das Gefühl, es ist alles abgestumpft und ...

FrauX62: Ja, nicht immer, aber in solchen Phasen halt.

HerrX63: Ja. Hmhm.

Th64: Haben Sie denn den Eindruck, er hat verstanden, was, also worum es Ihnen ging? Was ist wichtig? Dazu dient ja die Übung.

FrauX64: Ja, ich fühl mich nicht so richtig verstanden, weil er ...

Th65: Ja genau. Worum geht's Ihnen? Versuchen Sie genau ... das ist aber genau der Punkt, weil das, was wir jetzt hier machen, ist ja schwierig. Sie sehen ja im Prinzip: Verstehen, kann ich Ihnen als Therapeut sagen, und Therapeuten brauchen 10 Jahre Training, bis sie das können, gehen Sie nicht davon aus, das ist eine einfache Übung. Das ist es nicht, das verspreche ich Ihnen. Und deswegen müssen wir uns jetzt auch genau darum bemühen und deswegen ist es auch wichtig, d.h. Sie müssen lernen, sie zu verstehen, aber Sie müssen auch lernen, das so zu formulieren, dass er es versteht. Glauben Sie mir. Das ist wirklich sehr, sehr viel schwieriger, als man im Grunde genommen denkt."

FrauX65: Aber wenn ich ihm das alles immer direkt vorbete. Ich will ihm das ja auch nicht direkt vorbeten, ich würde mir schon wünschen, dass er es einfach auch bemerkt.

Th66: Ja gut, aber dazu muss er es erst mal wissen.

FrauX66 (seufzt): Ok.

Th67: Weil er ist kein Telepath. Ich kann auch verstehen, dass man gerne hätte, dass der Partner ein Telepath ist, aber denken Sie, es hätte auch eine Menge Nachteile.

FrauX67: Ja, ok.

(alle lachen)

FrauX68: Also, was mir eigentlich wichtig ist, ist, ähm, das nicht alles so ... ja, Sie sagten gerade „abgestumpft", dass es so abgestumpft ist. Wir haben ja auch manchmal Phasen, wo wir uns einfach gut verstehen, wo ich spür, ja, dass wir uns richtig gut verstehen. Aber ich will einfach nicht 'ne, ja, nicht so eine geschwisterliche Beziehung haben. Ich will schon spüren, dass ich die Frau bin, die du liebst. Ja. Genau.

HerrX68: Spüren ...

Th69: Spüren ist, glaube ich, noch mal wichtig. Sie sagt, sie will es spüren.

FrauX69: Genau. Spüren. Ich will das wahrnehmen können.

HerrX69: Hmhm. Weil es ist ja eigentlich so, weil du bist die Frau, mit der ich zusammen sein will.

FrauX70: Ja, aber das will ich auch spüren. Ich möchte dann auch gerne so eine Botschaft von dir bekommen.

(Pause)

HerrX70: Äh, aber kriegst du doch.

(Pause)

FrauX71: Ja, aber dann säßen wir ja nicht hier.

Th72: Ja eben.

HerrX72: Hmhm.

Th73: Ich glaube, das ist auch ein ganz wichtiger Punkt an dieser Stelle. Ich würde da gern auch noch mal auf die Metaebene gehen.

HerrX73: Hmhm. Hmhm.

Th74: Weil das ist auch etwas, was man häufiger sieht in Paarentwicklungen, dass ein Partner denkt: „Aber ich geb' doch diese Botschaften." oder „Das müsste meinem Partner doch klar sein.", aber ich denke, was Ihnen beiden klar sein muss, ist, dass Botschaften von „Ich liebe dich." oder „Du bist mir wichtig." keine Informationen sind, sondern Futter. Verstehen Sie? Wenn es Information wäre, wenn es darum ginge, dass Ihre Frau das weiß, muss man sagen, das weiß sie sicher. Das ist überhaupt nicht der Punkt.

HerrX74: Hmhm.

Th75: Sondern diese Botschaften sind Futter, verstehen Sie? Und Futter bedeutet, wenn Sie gestern gegessen haben, sind Sie heute trotzdem wieder hungrig.

FrauX75: Hmhm.

HerrX75: Ah ja, ok. Hmhm.

Th76: Verstehen Sie? Das ist genau der Punkt. Also man muss es sich sagen, weil der andere *das Bedürfnis* hat, es zu hören, nicht weil er sozusagen es nicht weiß. Ich glaube, man geht oft gegenseitig davon aus, so nach dem Motto: „Na ja, das weiß der andere ja." Aber machen Sie sich bitte beide klar: Es geht nicht um Informationen.

HerrX76: Hmhm.

Th77: Wissen tun Sie das beide. Das ist nicht der Punkt. Sie haben ein Bedürfnis, ein Motiv, es immer wieder zu hören, und ein Motiv, nach dem wir immer wieder hungrig werden.

HerrX77: Also du willst das immer wieder hören.

FrauX77: Genau. Dann ... Du musst es mir nicht immer wieder sagen, aber ich würde es mir halt wünschen, durch gewisse Sachen, mir dann einfach zu zeigen. Gut, wir haben jetzt gesagt, die Wäsche ist ein Aufhänger, aber durch solche Punkte auch will ich es einfach merken. Oder wenn du mir Blumen mitbringst oder merkst, dass ich irgendwie den Tisch besonders gedeckt habe.

HerrX78: Hmhm.

FrauX78: Aber ich würd mir halt wünschen, dass solche Punkte auch wahrgenommen werden und nicht einfach so darüber hinweg gegangen wird.

Th79: Können Sie noch mal sagen, was Sie verstanden haben?

HerrX79: Also ich hab' das so verstanden, dass das mit der Wäsche zum Beispiel so was ist, dass du dann irgendwie willst, dass ich, äh, das ich das bemerke, dass du dir die Mühe gemacht hast oder dass ich das irgendwie honoriere.

FrauX79: Hach, das hört sich so hart an, aber irgendwie so ungefähr schon. Ja.

HerrX80: Hmhm. Aber das stimmt. Ich hab dir schon lange keine Blumen mehr gebracht.

Th81 (zu ihr): Ok. Ich würde Sie gerne noch mal bitten, dass wir vielleicht noch mal einen Schritt weiter gehen. Sie sagen, Sie brauchen das.

FrauX81: Hmhm.

Th82: Können Sie auch sagen, warum immer? Wofür? Also Sie wollen von ihm hören oder auch sehen durch seine Aktionen: „Ich bin wichtig. Ich bin Teil deines Lebens. Ich spiele für dich eine Rolle. Ich bin bedeutsam für dich." Darum geht es doch?

FrauX82: Ja, irgendwo schon.

Th83: Was macht es für Sie so wichtig? Ich will mit der Frage das überhaupt nicht in Abrede stellen. Bitte missverstehen Sie mich nicht. Ich würde gerne einfach nur mal verstehen und würde auch gerne haben, dass er das versteht.

HerrX83: Ja!

Th84: Warum ist es so wichtig für Sie?

FrauX84: Hmhm. Also eigentlich das, was Sie ja gerade schon sagten. Es immer wieder ..., er sagt es mir zwar und wir machen auch irgendwas Nettes, aber es ist dann wie der Hunger, der einfach wieder kommt.

Th85: Ja. Ja.

FrauX85: Und, ähm, das ist ja eigentlich was, was sich durch's ganze Leben zieht. Man hat ja immer wieder was gegessen, aber am nächsten Tag gibt's trotzdem wieder Hunger.

Th86: Ja, ja. Aber warum ist es für *Sie* so wichtig? Was ist das für ein Zustand? Vielleicht können wir so mal gucken. In was für einen Zustand kommen Sie, wenn Sie diese Information nicht bekommen?

FrauX86: Da ist dann schon so eine Unsicherheit. Ja.

Th87: Unsicherheit.

FrauX87: So'ne Unsicherheit ... ja ok, wenn wir bei dem Wort wichtig bleiben, bin ich ihm überhaupt noch wichtig?

Th88: Ah ja.

FrauX88: Spiele ich in seinem Leben überhaupt noch eine Rolle?

Th89: Ah ja. Das heißt, es kann sein, dass diese Zweifel relativ schnell aufkommen.

FrauX89: Ja, was heißt schnell, aber, ja doch, also sie treten schon häufiger auf.

Th90: Ja. Eben. Sie treten häufiger auf. Das ist auch völlig in Ordnung. Ich will nur, dass Sie's verstehen. Ich will gerne noch mal verstehen. Haben Sie 'ne Idee, warum Sie jetzt häufiger aufkommen? Man könnte ja auch sagen: „Nee, es ist doch eigentlich klar." Er sagt: „Das müsste doch eigentlich klar sein."

HerrX90: Hm.

Th91: Aber Sie sagen, die Zweifel kommen auf. Haben Sie 'ne Idee, warum das so ist?

FrauX91: Das war eigentlich irgendwie immer schon so.

Th92: Schon in Ihrer Biographie?

FrauX92: Ja, auch seitdem wir zusammen ... also irgendwo, ja, irgendwie kenne ich das gar nicht anders.

Th93: Hmhm. Auch schon als Kind? So aus der Erinnerung ...

FrauX93 (seufzt): Ähm, ja, aber ... Ja, auch.

Th94: Wie hat sich das damals bemerkbar gemacht?

FrauX94: Also mein Vater hat sehr viel gearbeitet und er war, ähm, ... also ich hatte noch 'nen älteren Bruder zuhause, und, ähm, es war dann immer 'was Besonderes, wenn Papa dann abends nach Hause kam.

Th95: Hmhm.

FrauX95: Und, ähm, ja da war halt, glaube ich, auch so das Gefühl, dass ich das manchmal so hatte: „Ok, ich spiel da nicht wirklich 'ne wichtige Rolle.

Th96: Wieso kam das? Er hat sich zu wenig gekümmert aus Ihrer Sicht?

FrauX96: Ja, meine Mutter sagt, das stimmt zwar nicht, aber ich hatte schon das Gefühl.

Th97: Ja, ich würde Ihnen gerne noch mal sagen, wir nehmen wichtig, was Ihr Gefühl ist, nicht, ob das objektiv so war.

FrauX97: Hmhm.

Th98: Verstehen Sie? Objektivität spielt eigentlich fast überhaupt keine Rolle. Es ist wichtig, was Sie erlebt haben und aus Ihrer Sicht war es schon so, dass Sie eigentlich gedacht haben: „Ich krieg zu wenig."

FrauX98: Ja, also mein Bruder ist sieben Jahre älter und der hat sich dann mit dem Papa da schon über was ganz anderes unterhalten. Das war dann auch alles schon viel spannender, was er so in der Schule gemacht hat oder der war erfolgreich mit dem Fußball spielen.

Th99: Der hat schon viel mehr Aufmerksamkeit gekriegt als Sie.

FrauX99: Ja, irgendwo schon.

Th100: Eigentlich blieb zu wenig für Sie übrig.

FrauX100: Ja eigentlich kaum, weil er hat viel gearbeitet, ja, und dann kam mein Bruder ...

Th101: Ja.

FrauX101: ... ja, und was dann noch so übrig blieb, das bekam ich.

Th102: Ja. Daraus sind immer Zweifel in Ihnen entstanden: „Bin ich wirklich wichtig für ihn?"

FrauX102: Ja, irgendwo schon, ja.

Th103: Hmhm. Und diese Zweifel machen auch ein ganz starkes Bedürfnis danach, das zu hören, zu spüren, es gesagt zu kriegen.

FrauX103: Ja. Genau. Das macht zum einen diese ... sehr traurig ... aber zum an ....

Th104: ... wenn es nicht kommt.

FrauX104: Ja, wenn es nicht kommt ...

Th105: Es macht Sie traurig, wenn es dann nicht kommt.

FrauX105: Genau. Aber auch so wütend, wo ich so denke: „Verdammt noch mal, irgendwo muss ich es doch mal kriegen!"

Th106: Ja. Ja. Verstehe. Irgendwie gibt es so'n Gefühl von „Verdammt, es steht mir auch zu und das will ich auch."

FrauX106: Genau, also, ich mein, ich hab jetzt ... also ich bin fast vierzig und, ähm, ich finde, dass steht mir jetzt auch zu.

Th107: Ja, hmhm. Sagen Sie es ihm mal. Sagen Sie es ihm auch mal aus ihrer Biographie, weil ich denke, dass sollte er auch wissen.

FrauX107: Ähm, du kennst ja meinen Papa und du weißt ja, dass, ähm, mein Bruder für ihn immer die erste Geige gespielt hat, eigentlich, ne? Also wenn die beiden über Fußball lamentieren und philosophieren und so'n Kram ...

HerrX107: Hmhm.

FrauX108: Ähm, und was wir ja so gerade schon gesagt haben, dass ich das Gefühl auch irgendwo schon als Kind hatte, dass eigentlich Papa kaum Zeit für mich hatte.

HerrX108: Hmhm.

FrauX109: Ja, er, er hat sehr viel gearbeitet. Das weißt du auch, ne, wie viel der immer unterwegs war. Ja und wenn er dann kam ...

HerrX109: Hmhm.

FrauX110: ... ging's vor allem mit meinem Brüderchen.

HerrX110: Hmhm.

Th111: Sagen Sie ihm mal, was für Sie daraus gefolgt ist, denn das ist ja ein wichtiger Punkt. Eigentlich haben Sie ja die Zuwendung, die Aufmerksamkeit, das Ernst nehmen, das Für-ihn-da-sein eigentlich immer vermisst.

FrauX111: Genau. Also ich hab eigentlich vermisst, dass Papa mich ernst nimmt, dass er auch mal fragt, wie es bei mir war, auch wenn es nicht so spannend war im Kindergarten oder in der Grundschule wie nachher.

Th112: Hmhm.

FrauX112: Und ich wollte gerne, dass er mir auch mal zuhört und für mich da ist.

Th113 (zu ihm): Sagen Sie ihr mal, was Sie verstanden haben?

HerrX113: Ja, irgendwie dass ... dass es mal ... (gerät ins Stottern)

Th114: Sagen Sie einfach mal aus Ihrer Sicht, wie Sie das jetzt verstehen. Sie müssen das ja jetzt nicht wörtlich wiederholen. Darum geht es gar nicht, sondern dass Sie mal sagen, was Sie jetzt so mitgekriegt haben.

HerrX114: Ok, also du hast irgendwie zu wenig gekriegt. Irgendwie ... hm, hast du es dann vermisst und hast es nicht gekriegt und irgendwie denkst du, das ... würde dir jetzt aber zustehen, dass ...

FrauX114: Na ja, steht ja jedem irgendwo zu. Das find' ich jetzt gar nicht so, dass das so was Seltsames ist.

Th115: Na ja, so ist es eben ... resultiert schon aus dem Gefühl, zu wenig zu kriegen.

FrauX115: Hmhm.

Th116: Also wenn Sie das Gefühl haben, Sie kriegen von irgendwas genug, müssen Sie es nicht einfordern.

FrauX116: Das stimmt.

Th117: Ja und das muss man eben sehen. Das resultiert einfach fast immer aus dem Gefühl von „Ich hab was, was mir wichtig war, nicht in dem Maße gekriegt, in dem ich's gebraucht hätte."

FrauX117: Hmhm.

HerrX117: Aber das kann ich auch verstehen, dass du das, was du gebraucht hättest, nicht gekriegt hast.

FrauX118: Ja, du kennst das ja bei uns zuhause. Du weißt ja, wie das da bei uns immer so ablief. Das ist ja bis heute eigentlich nicht anders.

HerrX118: Hmhm.

FrauX119: Ne, also solange mein Bruder nicht da ist, ist es ok, kaum erscheint er und seine Familie, bin ich völlig abgemeldet.

HerrX119: Hmhm.

Th120: Haben Sie denn jetzt das Gefühl, dass Ihr Mann genau das versteht, was Sie ihm sagen wollen? Oder gibt's noch was Wichtiges, wo Sie denken, dass sollte er auch verstehen?

FrauX120: Hm.

Th121: Ich finde, dass Sie ihm jetzt noch mal sagen sollten, dass Sie aufgrund Ihrer biographischen Erfahrung auch heute die Erfahrung, etwas Wichtiges nicht zu kriegen, traurig macht.

FrauX121: Hmhm. Ok, also damals, wenn ich das Gefühl hatte, Papa kam endlich nach Hause, aber der hat mich gar nicht beachtet, dann hat mich das unheimlich traurig gemacht. Ne? Also ich saß dann zwar da wirklich mit am Tisch, aber mir hat überhaupt keiner zugehört. Ob ich da gesessen hätte oder nicht, war völlig egal. Das hat mich total traurig gemacht.

Th122 (zu ihm): Können Sie diese Erfahrung nachvollziehen?

HerrX122: Hmhm. Aber heute bist du ja nicht traurig. Heute bist du ja wütend.

FrauX122: Ja, aber ich glaube nicht im ersten Gefühl. Im ersten Gefühl bin ich traurig ...

Th123: Ja, und das sagten Sie ja auch gerade.

FrauX123: ... und dann denke ich immer so: „Verdammt noch mal! Nicht jetzt immer noch!"

HerrX123: Hmhm. Hmhm.

FrauX124: Und ich glaub, erst dann kommt die Wut.

HerrX124: Hmhm. Hm.

FrauX125: Ich glaube, so ist das. Ich glaub', ich bin nicht zuerst wütend, ich glaub', ich bin zuerst traurig eigentlich.

HerrX125: Hmhm. Also es hat dich traurig gemacht, dass du es nicht gekriegt hast von deinem Papa, irgendwie dich ... dass der da nach Hause kommt und sich mit dir beschäftigt.

FrauX126: Genau. Ich hätte mir einfach gewünscht ... ich kann mich noch an eine Szene erinnern, ich saß ... ich war auf 'nem Kindergeburtstag reiten und ich wollte ihm so viel erzählen. Ich fand das so toll. Und es hat ihn überhaupt nicht interessiert.

HerrX126: Hmhm.

FrauX127: Ich hab drei Mal angefangen und immer hieß es: „Ja Schatz, später."

HerrX127: Hmhm.

FrauX128: Und das fand' ich damals ganz, ganz furchtbar.

HerrX128: Hmhm.

FrauX129: Weil für mich ... ich fand' das einfach ganz toll einfach und ... es hat niemanden interessiert.

HerrX129: Hmhm.

FrauX130: Und das hat mich echt traurig gemacht und ich glaube, das ist das dann auch so, wenn du dann nach Hause kommst. Auf der einen Seite versteh' ich's, aber auf der anderen Seite ist das dann wieder so ein Gefühl von „Er interessiert sich null für mich."

HerrX130: Hmhm.

Th131: Eigentlich löst das so ein Gefühl von „Schon wieder!" aus.

FrauX131: Ja genau! Schon wieder! Schon wieder jemand, der viel arbeitet, aber wo ich wieder auf der Strecke bleibe.

HerrX131: Hm.

Th132 (zu ihm): Ist Ihnen das klar? Also mir ist wichtig, dass Ihnen klar ist, dass Sie sozusagen der Auslöser davon sind, aber nicht die Ursache.

HerrX132: Hmhm. Ok.

Th133: Also Sie lösen etwas aus, was eigentlich in Ihrer Biographie entstanden ist.

HerrX133: Aha, ok. Hmhm. Ja, irgendwie gibt es ja auch Ähnlichkeiten zwischen deinem Papa und mir. Ich arbeite auch viel. Muss ich ja irgendwie auch.

FrauX133: Zum Glück gibt's nicht so viele Ähnlichkeiten.

(alle lachen)

FrauX134: Aber das mit der Arbeit ... ja klar, das ...

HerrX134: Ja, hmhm. Ok. Hmhm.

Th135: Ist Ihnen das denn klar? Können Sie denn Ihrer Frau noch mal sagen, dass Sie das verstanden haben? Vor allem das ist ja auch ein wichtiger Punkt, ne? Wir schleppen Erfahrungen mit aus unserer Biographie ...

HerrX135: Hmhm.

Th136: ... und diese Erfahrungen machen uns empfindlich.

HerrX136: Hmhm.

Th137: Und der Partner löst das aus, aber letzten Endes ist der nicht die Ursache, sondern wird ... wir nennen das „triggern", also man triggert sozusagen alte Erfahrungen immer wieder. Das ist ungefähr so, als hätte sie an der Stelle irgendwie eine Allergie. Ich sag immer, das ist so, das ist wie eine Allergie.

HerrX137: Hmhm.

Th138: Und man muss nur einmal sozusagen einen kleinen Reiz setzen, wie bei der Allergie auch, so ein winziger Pollen, und trotzdem Reaktionen auslösen.

HerrX138: Hmhm. Hmhm.

FrauX138: Hmhm.

Th139: Sagen Sie Ihr noch mal, was Sie davon verstanden haben.

HerrX139: Ja, dass ich eigentlich so nur dann der Auslöser bin, wenn ich von der Arbeit komme. Dafür, dass ... ja ... dafür, dass du dann das Gefühl hast, du kriegst ... ich interessier' mich nicht für dich.

FrauX139: Ja.

HerrX140: Du denkst dann, ich interessiere mich nicht für dich. Und du bist mir nicht wichtig. Und das macht dich traurig. Und dann wütend. Ja, ich glaube, das verstehe ich.

Th141: Hmhm.

HerrX141: Dass du mir eigentlich ... dass ich ... dass du mir nichts bedeutest dann.

FrauX141: Ich weiß ja eigentlich, dass ich dir was bedeute. Es ist ja eigentlich, wir wären ja dann auch nicht 12 Jahre verheiratet, aber so diese Grundtendenz kommt dann plötzlich wieder.

Th142: Ja, ja.

FrauX142: Diese Traurigkeit.

Th143: Ja, ja. Ja, ja, aber das sind alte Erfahrungen, die wieder hochkommen und in dem Augenblick, muss man einfach sagen, nützt einem die rationale Erkenntnis, dass es eigentlich nicht so ist, nichts.

FrauX143: Ja und die Traurigkeit kommt dann ziemlich schnell hoch, wenn, ähm, mein Partner dann so: „Eh, das ist doch nur die Wäsche. Was stellst du dich denn so an?“ Boah, dann werd ich richtig sauer. Und nachher frage ich mich: „Meine Güte, jetzt ist schon wieder so'n Abend wieder so kaputt gegangen. Wir haben so wenig Zeit und jetzt ist die schon wieder so ... ja, kaputt eigentlich, die Zeit.“

HerrX143: Hmhm.

FrauX144: Weil ich bin dann stinkesauer, du verstehst es nicht und wir sitzen beide vor dem Fernseher und irgendwo ...

Th145: Schmollen.

FrauX145: Ja. Irgendwo schon. Ja, und das war gestern halt wieder so'n Punkt.

HerrX145: Hm.

Th146: Ja. Was soll daraus resultieren, dass Sie das jetzt verstehen? Was heißt das für Sie? Was wollen Sie damit machen?

HerrX146: Ja, ich versteh' irgendwie, dass das schwierig für dich ist, wenn ich irgendwie ... wenn ... wenn du das Gefühl hast, dass ich mich nicht für dich interessiere, irgendwie wie dein Papa früher, also, was weiß ich, irgendwie so nach Hause komme und mich nach oben verziehe oder genervt bin und ... dann versteh ich das, dass es für dich dann schwierig ist, weil du dann das Gefühl hast, ich interessier' mich nicht für dich.

Th147: Hmhm.

FrauX147: Hmhm.

HerrX147: Das kann ich verstehen.

Th148: Na ja, im Grunde genommen haben Sie ja zwei Optionen und mehrere Abstufungen dazwischen. Die eine Option ist, dass Sie sagen: „Ich weiß jetzt, wie das für sie ist und ich stell' mich sozusagen auf ihre Empfindlichkeit ein irgendwie." oder sie können sich sagen: „Also ihre Empfindlichkeit, das geht mir völlig am Arsch vorbei!"

HerrX148: Nee, mir geht das nicht ... also es tut mir schon leid. Das will ich auch nicht.

Th149: Ok.

HerrX149: Also ... aber irgendwie merke ich schon, dass ich auch, wenn ich von der Arbeit komme und genervt bin, dass ich das dann total schwer finde, dann irgendwie. Ich merke, da steht die Wäsche und denke: „Boah, jetzt auch noch das!"

Th150: Hmhm.

HerrX150: Aber ich versteh' das auch, dass das im Moment ... dass das schlimm ist für dich ist, dass es dir eigentlich um was anderes geht.

Th151: Hmhm.

HerrX151: Mit dem Umsetzen ist es also schwierig, aber es ist nicht so, dass ich es prinzipiell nicht will. Also mir ist das ... ich ... du bedeutest mir ja sehr viel, aber irgendwie ...

Th152 (zu ihr): Ist das ok, wenn er das sagt? Glauben Sie ihm das?

FrauX152: Einerseits ja, aber ich merkte auch gerade schon wieder „Ooh, schon wieder die Wäsche!" Ich komm nach Hause und „Ooh, schon wieder die Wäsche!". Da hab ich schon gedacht ... äh. Ich dachte, es wär' klar, dass es nicht die Wäsche ist und warum fängt er dann jetzt wieder mit an.

Th153: Ja, weil er an der Stelle auch erst mal emotional reagiert nach 'nem anstrengenden Tag. Hat er nicht unbedingt etwas anderes auf dem Schirm.

HerrX153: Und es geht mir ja auch nicht darum, dass ich dir sagen will, du bedeutest mir nichts ...

FrauX153: Hmhm.

HerrX154: ... eigentlich, aber ich verstehe, dass das schlimm für dich ist.

FrauX154: Ja, aber ich mein', dass das ... was vorher bei mir sozusagen von früher hochkommt, dann bei ihm hochkommt, das ist ...

Th155: Ja, Sie müssen bedenken, er ist möglicherweise an der Stelle... hat er es nicht auf dem Schirm, dass die Wäsche im Prinzip was für Sie bedeutet.

FrauX155: Hmhm.

Th156: Er kommt nach Hause, sagt er, wenn ich Sie richtig verstehe...

HerrX156: Richtig.

Th157: ... und ist einfach abgespannt, hat einfach schlicht sozusagen seine Abspannung und seine Erschöpfung auf dem Schirm und nicht, dass er jetzt die Wäsche mit hochnehmen sollte, weil das für Sie von Bedeutung ist.

FrauX157: Hmhm. Ok.

Th158: Aber ich denke, wir sollten einfach gucken, was folgt daraus. Dass er ... auf jeden Fall könnten Sie sagen: Ich versuche, sensibler zu werden.

HerrX158: Hmhm.

Th159: Und an ... vielleicht auch an ... wie gesagt, die Wäsche ist ja nur ein Beispiel.

FrauX159: Ja.

Th160: Ok? Dass Sie sagen: „Ich versuche überhaupt, sensibler zu werden, weil ich weiß, dass es wichtig für sie ist ...

HerrX160: Hmhm.

Th161: ... aus ihrer Biographie und da versuch ich ihr entgegenzukommen, aber auf Ihrer Seite könnten Sie auch sagen: „Ja gut, ab und zu, wenn er sagt: „Ich bin so angestrengt.“, könnten Sie ja auch mal sagen: Geschenkt.“

HerrX161: Vielleicht geht ja, also...ich hab’, ich will das dann halt ... ich merke, dass mir das schwerfällt. Dass ich denke, ich muss das jetzt immer machen. Und dann komm ich nach Hause und bin total gestresst und bin genervt und wenn ich ... so dass ist ... das finde ich schwierig dann, wenn ich immer aufpassen muss ... hm, aber ich ... ja, ich versteh’ ja, dass es dir nicht um die Wäsche geht.

FrauX161: Ok, vielleicht ist es ja jetzt auch wirklich ... hm, ja, vielleicht sollten wir uns jetzt daran nicht so festmachen. Ich weiß allerdings nicht, wie’s mir gelingen soll.

Th162: Ja, ja. Das ist klar. Aber ich frage mich, ich habe eine Frage an Sie.

FrauX162: Ja.

Th163: Wissen Sie, es ist ein Interaktionsprozess zwischen Ihnen. Sie beide verhalten sich miteinander. (zu ihr) Und Sie möchten gerne, dass man Sie beachtet. Und Sie sagten auch, dass es Sie triggert. Was würde dagegen sprechen, es ihm auch an der Stelle zu sagen?

FrauX163: Hmhm. Eigentlich gar nichts.

Th164: Bevor Sie sauer werden.

FrauX164: Ja, wenn ich sauer bin, ist es zu spät, weil dann bin ich wieder in meinem Film drin.

Th165: Ja, deshalb sag ich’s. Wenn man sauer ist, dann ist man dicht. Es ist dann schwierig. Verhandeln kann man erst, wenn man wieder runterkommt in der Regel. Weil jetzt weiß er es ja.

FrauX165: Hmhm.

Th166: Verstehen Sie? Sie müssen es ihm ja nicht neu sagen, sondern Sie könnten ja untereinander sozusagen Signale ausmachen, dass er auch relativ schnell wieder auf dem Schirm hat: „Ja, ok. Es geht wieder um das Thema Wichtigkeit ...“

HerrX166: Hmhm.

FrauX166: Also einfach fragen: „Wenn du hochgehst, nimm bitte deine Hemden mit.“ Hmhm.

Th167: Ne? Weil Sie müssen sich eins klarmachen. Das ist immer ganz wichtig, dass das immer gegenseitig ein sehr starkes Missverständnis werden kann: Also wenn er die Hemden mal nicht mitnimmt, ist das ja aus seiner Sicht keineswegs ’ne Aktion, wo er Sie verletzten will.

HerrX167: Ja.

Th168: Das ist ja das, was er ja sagt und ich glaube, das ist auch so, ne? Weil, er hat manchmal, wenn er nach Hause kommt, ist er erschöpft, er hat andere Dinge im Kopf und er vergisst einfach, dass bestimmte Dinge wichtig wären. Und wenn das der Fall ist und Sie denken: „Verdammte Scheiße, schon wieder!“

FrauX168: Einfach so als Rückmeldung.

Th169: Sie könnten ja, Sie könnten ihm das ja auf den Schirm bringen. Einfach gucken, weil ich denke, wenn er das weiß, wär er sicher bereit, es zu tun. Wenn ich Sie richtig verstehe.

HerrX169: Wenn ich schon ehrlicherweise sehe ... ich seh' ja, dass die Wäsche da steht und dann denk ich: „Oah, jetzt auch das noch!" Also...

Th170: Ja gut, Sie sehen, dass die Wäsche da steht. Sie sehen in dem Augenblick, wenn ich Sie richtig verstanden habe, nicht, dass es ja sozusagen eigentlich nicht die Wäsche ist, um was es geht, sondern die Wichtigkeitssignale.

HerrX170: Ne, das versteh' ich ... das ...

FrauX170: Ja, ich würd einfach gerne immer wieder so eine Botschaft schon hören von: Ey Schatz, du bist mir wichtig!

Th171: Ja.

HerrX171: Hmhm.

FrauX171: Ich hab dich lieb!

HerrX172: Hmm

FrauX172: Hm.

HerrX173: Weißt du, ich will dir das auch gerne geben. Ich versteh' auch, dass du das mehr brauchst. Ich weiß nicht, ob das ... ich glaube nicht, dass ich, wenn ich abends nach so einem Arbeitstag nach Hause komme, dass ich dann ... ähm, ich brauch' dann einfach erst mal meine Ruhe. Ich bin auch total ... ich finde das schwer, ich mein, ... ja gut.

Th174: Na ja, da müssten wir im Einzelfall gleich mal gucken, ne? Was Sie so bereit wären, ihm erst zuzugestehen, so ... ich will mal sagen: Brauchen Sie sozusagen das Wichtigkeitssignal schon in der ersten Sekunde, wenn er durch die Tür kommt?

FrauX174: Nein. Natürlich nicht! Das nicht. Äh ... ich hab jetzt auch gerade überlegt, also ... mit der Wäsche ... es ist Quatsch eigentlich, es daran festzumachen ... ne? Dass ich es entweder sage oder ...

Th175: Hmhm.

FrauX175: ... es dann so hinstelle, dass er trotzdem gut hoch kommt oder das selbst hoch bringe.

Th176: Ja. Ok.

FrauX176: Dass mir das vielleicht auch manchmal, sozusagen, bewusst wird: „Ok, es liegt jetzt nicht an der Wäsche."

Th177: Na ja, trotzdem ist Ihr Anliegen ja berechtigt. Man muss das nicht unbedingt an der Wäsche festmachen, aber insgesamt geht es schon darum, dass Sie sagen: „Ich brauche ab und zu Signale, ... "

HerrX177: Hmhm.

Th178: ... die mir deutlich machen, immer wieder deutlich machen: „Ich spiele 'ne Rolle in seinem Leben! Ich bin wichtig! Ich kriege Aufmerksamkeit! Ich habe Bedeutung!

FrauX178: Genau.

Th179: Das ist ja das, was Sie ihm eigentlich sagen wollen.

HerrX179: Das Futter oder ...

Th180: Das Futter. Genau.

HerrX180: Ok.

FrauX180: Genau. Aber das brauch' ich, ähm, nicht in jeder Minute. So ist es ja gar nicht. Aber ich brauch's schon, wie Sie ja sagten, täglich.

HerrX181: Hmhm.

Th182 (zu ihm): Ok?

HerrX182: Hm, ich hab...ich komm dann nach Hause und denk' schon, du ärgerst dich schon, weil ich so lange weg war, also ...

Th183: Und deswegen müssen Sie sie auch nicht weiter beachten?

HerrX183: Hm... ja, ich glaub, dass ich dann nicht mehr so viel ... ich glaub, dann lasse ich die Wäsche erst recht stehen.

Th184: Ja, ich kann das nachvollziehen, was Sie sagen, aber eigentlich ist es doch aus der Sicht Ihrer Frau keine wirklich gute Strategie, ne?

HerrX184: Das verstehe ich.

FrauX184: Also wir haben uns ja wirklich schon auch ... das haben wir ja hier schon lang besprochen, wir essen abends später, einfach weil wir sagen: „Ok, dass ist schon 'ne Zeit, die für uns einfach als Familie reserviert sein sollte.“ Also da bemühen wir uns ja schon, also dass du, so wie jemand anderes, schon um halb fünf zuhause sein kannst, also eigentlich ist das kein Problem mehr.

HerrX185: Hmhm. Hm.

FrauX185: Es ist ... ja, also auch für unseren Sohn ist das in Ordnung, dass wir sagen: „Ok, wir essen halt abends erst um halb acht. Das ... “

Th186: Ja, aber das heißt doch einfach, dass Sie beide an dieser Stelle etwas achtsamer sein sollten. (zu ihm) Dass Sie achtsamer sein könnten, zu gucken, an welchen Stellen geben Sie Ihrer Frau Signale? Wollen Sie das auch? Möchten Sie das auch? (zu ihr) Und Sie etwas achtsamer sein könnten, ihm auch ab und zu mal ein Signal geben könnten, dass Sie es brauchen. Dass er es wieder auf dem Schirm hat.

HerrX186: Hmhm.

FrauX186: Ok, ja, aber es ist nicht leicht.

Th187: Nein. Nein. Wissen Sie, wenn das leicht wäre, säßen Sie hier nicht.

FrauX187: Ja.

Th188: Ja, das muss man sich mal klar machen. Natürlich ist es nicht leicht.

FrauX188: Hmhm.

Th189: Ich bin persönlich, das habe ich auch, glaube ich, schon mal gesagt, der Meinung, dass 'ne Paarbeziehung zu führen das Schwierigste ist, auf das ein Mensch sich einlassen kann. Also kommen Sie mir nicht mit leicht!

(alle lachen)

FrauX189: Ja.

Th190: Das ... ist nicht.

FrauX190: Hmhm.

Th191: Ok?

FrauX191: Ok.

Th192: Wollen wir das erst mal so stehen lassen?

FrauX192: Ich würd' ... probieren wir es einfach mal jetzt, ne?

HerrX192: Ja, ich hab's einfach noch nicht ...

FrauX193: Ich probier', mehr zu sagen.

HerrX193: Ok. Du probierst, mehr zu sagen ... Ja. Ok.

Th194: Ok, dann sollten wir noch mal kurz durchgehen, was genau Sie nun vereinbaren wollen ...

13.3.2 Kommentar

Hat der Therapeut wie hier schon mehrere Stunden mit dem Paar gearbeitet, dann kann er schon Einiges voraussetzen: Eine tragfähige Beziehung und dass die Partner die Regeln kennen und sich wahrscheinlich weitgehend daran halten werden.

Th1-Th4: Dennoch gibt der Therapeut eine Einleitung: Zum Einen, um in die Inhalte einzuführen, zum Anderen, um Kontakt zu den Personen aufzunehmen.

Th5-Th10: Der Therapeut weist noch einmal auf die Regeln hin und umreißt die Aufgaben der Stunde.

FrauX17: Die Klientin fängt mit dem Prozess an: Sie nimmt eine aktuelle Situation als Aufhänger.

Th14: Der Therapeut greift alle Aspekte auf und macht die salient, die deutlich machen, dass Problemaspekte sich schon gebessert haben.

Th23: Hier steigt der Therapeut in den Klärungsprozess ein: Er steuert die Klientin auf die Aspekte der Verarbeitung: Die Frage ist, welche Motive bzw. welche Schemata liegen der Reaktion zugrunde?

Th24-Th41: Der Therapeut steuert den Klärungsprozess der Klienten und (wie in Th41) hilft den Klienten stellenweise durch Explizierungen.

Th42: Der Therapeut versucht, den Klärungsprozess noch weiter zu vertiefen: Dabei ist die ganze Zeit über klar, dass der Therapeut zwar mit der Klientin relevante Aspekte klärt, er das aber im Wesentlichen im Hinblick auf Herrn X tut. *Dieser* soll verstehen, was genau in seiner Frau vorgeht, was seine Frau möchte und was sein Handeln in ihr auslöst.

HerrX46: Auch in dieser Phase können sich Klienten manchmal nicht völlig an die Regeln halten. Dies ist hier ein Signal für den Therapeuten, zunächst den Klärungsprozess mit Frau X zu unterbrechen und Herrn X in den Prozess einzubeziehen.

Th48: Daher bittet er Frau X, Herrn X den „Erkenntnisstand“ mitzuteilen, damit Herr X die Information „auf sich wirken lassen kann“.

FrauX51: Daraufhin sagt sie ihrem Mann einige Aspekte.

Th54: Der Therapeut macht ihm noch mal deutlich, was seine Aufgabe ist und was er nicht tun soll.

HerrX54: Er gibt dann Aspekte wieder.

FrauX54: Von denen sie aber denkt, er hat wesentliche Aspekte nicht verstanden.

FrauX55: Woraufhin sie ihm noch mal – mit Unterstützung des Therapeuten – deutlich macht, worum es ihr geht.

Th58: Der Therapeut macht noch einmal explizit, was der wesentliche Aspekt ist, den Herr X noch nicht aufgegriffen hat und den sie ihm noch einmal klarmachen soll.

Th61: Der Therapeut macht Herrn X noch mal deutlich, was er tun soll: Nur versuchen, seine Frau zu verstehen.

Th64: Der Therapeut fragt Frau X, ob sie sich ausreichend verstanden fühlt. Hier kann der Therapeut intervenieren und deutlich machen, dass *er* der Ansicht ist, Herr X habe sie noch nicht ausreichend verstanden, *selbst dann*, wenn sie sich schon ausreichend verstanden fühlen sollte. Der Therapeut kann somit den Prozess vertiefen/verbessern/deutlicher machen und über das hinausgehen, was die Partner explizit äußern.

Th65: Der Therapeut „normalisiert“ hier, indem er deutlich macht, dass Verstehen ein schwieriger Prozess ist: Wenn ein Partner Probleme hat, den anderen zu verstehen, dass das nicht gegen ihn verwendet werden sollte und er sollte nicht frustriert werden, daher ist es immer wichtig, deutlich zu machen, dass der Prozess auch schwierig ist – und man ihn *macht, weil* er schwierig ist.

FrauX65: Auf „Telepathie-Annahmen“ oder „Telepathie-Wünsche“ sollte ein Therapeut immer sofort eingehen und deutlich machen, dass man sinnvollerweise von einem Postulat ausgehen sollte: Wenn man will, dass der Partner etwas weiß oder etwas tut, dann muss man das dem Partner mitteilen und zwar so, dass dieser es verstehen kann.

Th79: Hier erläutert der Therapeut noch einen wesentlichen Aspekt: Feedback an einen Partner ist keine Information, sondern Futter: Viele Klienten haben hier „misconceptions“, die man beheben sollte.

Th81: Nachdem Frau X Herrn X deutlich gemacht hat, worum es ihr geht, Herr X geäußert hat, was er verstanden hat und Frau X dieses Statement akzeptiert hat, setzt der Therapeut nun den Klärungsprozess fort.

Th85: Der Therapeut versucht, die Gründe für die hohe Bedeutung von Wichtigkeit zu klären. In einem solchen Prozess ist es oft hilfreich, biographische Wurzeln dieser Bedeutung herauszuarbeiten, denn genau das macht es oft den Partnern verständlich, wieso die Person so empfindet und handelt, wie sie es tut.

FrauX85: Hier kommt Frau X auf eine biographische Spur, die sie dann weiter verfolgt.

FrauX94: Hier wird deutlich, dass, anders als in der Einzeltherapie, hier eine Klärung, wie Schemata *genau* aussehen oder wie sie entstanden sind, nicht nötig ist. Denn es geht ja im Wesentlichen darum, dass *der Partner* versteht, warum die Person so verarbeitet, wie sie verarbeitet und dazu reicht es meist, wenn er biographische Gründe *im Prinzip* versteht: Details der Schemata etc. sind dazu in aller Regel nicht erforderlich.

Th102/103/105: Der Therapeut bringt noch einmal die wesentlichen Aspekte „auf den Punkt“: Wiederum tut er das im Wesentlichen, damit *Herr X* versteht, worum es Frau X geht.

Th107: Hier unterbricht der Therapeut erneut den Klärungsprozess, weil er den Eindruck hat, es gibt bereits neue Aspekte, die Herr X verstehen und berücksichtigen sollte. Also leitet er dies nun ein.

Th111: Der Therapeut hilft hier der Klientin, indem er die zentralen Punkte stellvertretend für die Klientin sehr zentral und prägnant formuliert; er tut dies, weil die Klientin stark „an der Peripherie“ geblieben ist und bisher die relevanten Aspekte nicht wirklich deutlich gemacht hat. Dies macht noch mal klar, dass es eine ganz wesentliche Aufgabe des Therapeuten ist, Inhalte zu konkretisieren, präzisieren, zentralisieren und „auf den Punkt zu bringen“.

Th117: Der Therapeut macht deutlich, dass die Klientin ihr Bedürfnis ernst nehmen sollte: Wir gehen ja davon aus, dass die Probleme meist nicht in den Bedürfnissen liegen, sondern in den Normen und Regeln und in den Strategien, mit deren Hilfe man sie realisiert bekommen will.

Th121: Auch hier bringt der Therapeut noch mal wesentliche Aspekte ein, die die Klientin aus seiner Sicht noch nicht klar genug formuliert hat.

Th136: Der Therapeut ist sich nicht sicher, ob die wesentlichen Botschaften wirklich schon „bei Herrn X angekommen sind“: Daher fordert er Herrn X auf, noch mal deutlich zu machen, was er verstanden hat.

HerrX141: Hier wird dann zum ersten Mal erkennbar, dass Herr X wahrscheinlich die relevanten Aspekte erfasst hat.

Th146: Angesichts der Zeit versucht der Therapeut nun, den Prozess zu beenden und leitet daher in die nächste Phase über. Die Frage ist nun: Was resultiert aus den Erkenntnissen? Was wollen beide nun damit machen? Ändert das etwas und wenn ja, was?

HerrX148: Herr X signalisiert, dass er bereit ist, etwas zu verändern.

HerrX149: Macht aber auch deutlich, dass es nicht leicht sein wird.

Th152: Der Therapeut fragt sie, ob sie ihm glaubt, dass er etwas ändern will: Dies sollte offen thematisiert werden, denn der Therapeut will ja nicht „Lippenbekenntnisse“, sondern echte Absichten und er will, dass jeder dem anderen (erneut) vertraut.

Th155: Daher müssen nun noch Probleme in den Interpretationen geklärt und behoben werden.

Th158: Bei dem Versuch, etwas, was man ändern möchte, auch tatsächlich in den Alltag umzusetzen, treten meist Probleme auf: Missverständnisse, andere Bedürfnisse etc. Das liegt einfach daran, dass in Beziehungen praktisch fast alle Aspekte mit fast allen anderen verbunden sind. Deshalb sollte man sich hier Zeit nehmen und auch sehen, dass hier neue Probleme auftauchen können, die man dann wiederum weiter bearbeiten muss.

Th163-169: Der Therapeut kann aber auch neue Lösungsideen einbringen und deutlich machen, dass beide sich bewegen müssen o.ä.

Th170-188: Der Therapeut muss verhandeln, immer wieder deutlich machen, worum es geht und gucken, welche Lösungen sind möglich.

Th185: Der Therapeut fasst zusammen, was beide Partner tun können und tun sollten.

14 Besondere Fragen der Paartherapie

14.1 Der Abschluss der Therapie

Unserer Erfahrung nach sind Paartherapien deutlich kürzer als Einzeltherapien: Offenbar erzeugt eine Veränderung der Paar-Dynamik eine deutlich schnellere und stabilere Lösung, als sie bei einem einzelnen Klienten möglich ist. Viele Paare sind schon nach der Phase der Konflikt-Bearbeitung so zufrieden mit den angeregten positiven Veränderungen, dass sie die Paartherapie von sich aus abschließen.

Nach unseren Erfahrungen mündet die Paartherapie auch deutlich häufiger in eine Reaktivierung der Partnerschaft als in eine Trennung (ca. 90% der Paare setzen die Beziehung fort).

Wir geben den Therapien meist folgende Struktur:

- Einleitung: Eine Einzelstunde, die sich auf IA und IB aufteilt.
- Als nächstes führen wir eine Doppelstunde durch, in der die Problemliste erstellt wird und die erste Konfliktbearbeitungssitzung stattfindet.
- Von da an werden einstündige, in Ausnahmefällen zweistündige Sitzungen anberaumt.
- Hat sich die Beziehung deutlich verbessert, dann gehen wir auf 14-tägige Sitzungen über, um den Effekt zu stabilisieren.

Interessanterweise haben wir durchweg die Erfahrung gemacht, dass Paare, denen man konstruktiv helfen konnte, dem Therapeuten gegenüber deutlich dankbarer, manchmal „euphorisch", sind als Einzelklienten. Ein Grund dafür könnte sein, dass die positiven Effekte sich (ähnlich wie die negativen) im System verstärken und den Klienten damit deutlicher werden; ein anderer Grund könnte darin liegen, dass die Therapien kürzer sind und den Klienten daher der Kontrast zum Zustand vor Therapiebeginn noch deutlicher vor Augen steht.

14.2 Unkooperative Partner

Meist findet man als Therapeut in der Paartherapie die Situation vor, dass nicht beide Partner in gleichem Ausmaß an einer konstruktiven Veränderung des Zustandes durch Therapie interessiert sind.

Das ist in aller Regel aber nicht weiter tragisch, denn die angeführten Interventionen des Therapeuten dienen auch und wesentlich dazu, Änderungsmotivation zu schaffen und zu stärken, und dies gelingt in den meisten Fällen auch gut. Daher muss ein Therapeut im Hinblick auf ungleiche Motivation der Partner oder eine schwache Änderungsmotivation eines Partners nicht beunruhigt sein.

Dennoch kann es Partner geben, die „auf stur schalten" und sich vom Therapeuten nicht motivieren lassen, meist weil sie auf dem Standpunkt bestehen möchten, an dem Paarproblem nicht beteiligt zu sein: Sie wollen, dass der Partner „sein" Problem löst und sie damit in Ruhe lässt.

Dies kann sich darin zeigen, dass einer der Partner nicht zur Paartherapie kommt: In diesem Fall kann Paartherapie logischerweise nicht stattfinden und der motivierte Partner kann in Einzeltherapie gehen und dort klären, wie er mit der Situation umgehen will (und auf diese Entscheidung hat der unkooperative Partner dann keinerlei Einfluss mehr!).

Deutlich mehr Probleme bereiten die „pseudo-kooperativen" Partner: Partner, die deutlich nicht motiviert sind, sich konstruktiv an einer Paartherapie zu beteiligen (oder die im Grunde schon zu einer Trennung entschlossen sind), die aber dennoch zur Therapie mitkommen und das *Image* aufmachen, sie seien motiviert und kooperativ.

Hier sollte der Therapeut einer Devise der KOP folgen: *Es ist nicht entscheidend, was ein Klient sagt, es ist entscheidend, was ein Klient tut.* Demzufolge sollte der Therapeut sich nicht durch das Image „bluffen" lassen, sondern sehr genau beachten, wie der Klient in der Paartherapie tatsächlich agiert.
Die Fragen sind also:

- Macht der Klient durch sein Handeln dem Partner und dem Therapeuten gegenüber deutlich, dass er aktiv mitarbeitet, ebenfalls Verantwortung für das Problem übernimmt, sich an Klärungen und Verhandlungen beteiligt, dem Partner entgegenkommt usw.?
- Geht er konstruktiv auf Interventionen des Therapeuten ein, hält er sich an Regeln, verhält er sich tatsächlich compliant?
- Verbessert sich seine Kooperation im Laufe der ersten drei Stunden?

Ist dies alles nicht der Fall, dann sollte der Therapeut

- die Motivation des Klienten offen hinterfragen und, falls der Klient beteuert, motiviert zu sein, sollte der Therapeut sofort nachfragen: „Was genau sind Sie denn bereit, dazu zu tun? An welchen Stellen sind Sie bereit, Ihrem Partner entgegen zu kommen? Wo genau sehen Sie denn Ihren Anteil an dem Problem?";
- den Klienten immer dann, wenn er *nicht* kooperiert, damit konfrontieren, z.B.: „Sie möchten also Ihrem Partner hier nicht entgegenkommen. Im Grunde sehen Sie nicht, dass Sie einen Anteil an dem Problem haben. Sie sind hier eindeutig nicht zu einem Kompromiss bereit.";
- die Ausführungen des Klienten, die implizit, indirekt, euphemistisch u.a. sein können, auch explizit machen, auf den Punkt bringen, knackig und „schonungslos" formulieren, um genau das deutlich zu machen, was der Klient meint (aber eventuell nicht offen sagt).

Nachdem der Therapeut einige Male die mangelnde Kooperation des Partners deutlich gemacht hat, kann er eine sogenannte „gelbe Karte"-Intervention realisieren: Er sagt dem Klienten,

- dass er den Eindruck hat, dass dieser die Partnerschaft nicht verbessern will,

- dass das aus seiner Sicht auch ok ist: Es ist die Entscheidung des Klienten, die der Therapeut zu akzeptieren hat,
- dass der Therapeut allerdings, falls dies so ist, eine Fortsetzung der Paartherapie grundsätzlich nicht für sinnvoll hält (da eine Paartherapie nur dann erfolgreich sein kann, wenn beide Partner kooperativ sind).

Falls der Klient dann beteuert, er wolle mitarbeiten, dann macht der Therapeut eine Auflage: Der Klient soll jetzt und hier konkret angeben,

- was genau er verändern möchte,
- was genau er in der Therapie bearbeiten möchte,
- was genau er dazu beitragen will und wird.

Kann der Klient dies nicht tun, dann erklärt der Therapeut die Paartherapie für beendet und bespricht mit dem Paar, wie nun weiter vorgegangen werden soll.

Falls der Klient hier etwas angibt, gibt der Therapeut der Therapie noch eine Chance: Er prüft, ob der Klient in den nächsten beiden Stunden dieses Programm tatsächlich in die *Tat (!)* umsetzt: Falls ja, kann die Therapie weitergeführt werden, falls nein, beendet der Therapeut dann die Therapie. Möglich sind dann:

- Der Übergang der Paartherapie in Trennungs-/Scheidungsberatung.
- Die Fortsetzung der Problembearbeitung durch einen Partner in einer Einzeltherapie.

14.3 Gewalt in der Partnerschaft

Sollte in der Paartherapie deutlich werden, dass in der Partnerschaft eine Gewaltkomponente vorliegt (ein Partner schlägt den anderen, vergewaltigt, droht mit Gewalt o.ä.), dann muss dieses Thema in jedem Fall vorrangig behandelt werden.

Primäres Ziel der Therapie muss es dann sein, diese Gewalt zuverlässig zu beenden. Möglich sind

- zunächst Einzelgespräche: Mit dem Gewaltausübenden darüber, was bei ihm Aggression auslöst, warum es zu Gewalt kommt, was er selbst und sein Partner tun können, um Gewalt zu verhindern; mit dem Gewaltopfer darüber, wie es die Gewalt empfindet, warum es sich die Gewalt gefallen lässt, was es selbst dazu beiträgt, Gewalt auszulösen und was es selbst oder der Partner tun können, um Gewalt zu verhindern;
- Verhandlungen darüber, ob beide bereit sind, das Problem zu verändern, was beide tun können, um kritische Situationen zu entschärfen, wie Alternativstrategien aussehen könnten;
- gegebenenfalls Einzeltherapien zur Aggressionsbewältigung bzw. zum Erlernen eines konstruktiveren Umgangs mit Partnergewalt.

Unseres Erachtens sollte in der Paartherapie erst dann über andere Themen gearbeitet werden, wenn es gelungen ist, das Gewaltproblem unter Kontrolle zu bekommen: Auf keinen Fall sollte dieses Thema ausgeklammert oder verharmlost werden.

15 Psychotherapie mit homosexuellen Paaren

Prof. Dr. Philipp Hammelstein

Das hier vorgestellte Konzept einer Klärungsorientierten Paartherapie (KOPT) ist in erster Linie ein Prozesskonzept und nur in zweiter Linie ein Inhaltskonzept. Das prozessuale Konzept macht Empfehlungen dazu, in welche Phasen sich die KOPT gliedert und innerhalb welcher Phasen welche Interventionen bzw. Interventionsstrategien auf der Mikroebene zu verfolgen sind (Kapitel 5 bis 7). Inhaltlich verweist die KOPT darauf, welche psychologischen Ebenen bei der Paartherapie zu beachten sind (vgl. Kapitel 3).

Der Prozess einer KOPT mit homosexuellen Paaren unterscheidet sich in keiner Form von der KOPT mit heterosexuellen Paaren. Inhaltlich können bestimmte Themen hinzukommen bzw. die Gewichtung einzelner Themen mag in der Paartherapie mit homosexuellen Paaren anders sein. Dies liegt daran, dass homosexuelle Menschen häufig andere Sozialisationserfahrungen haben und gesellschaftlich anderen Einflussfaktoren ausgesetzt sind, die wiederum die Identität und die Art und Weise, wie Paarbeziehungen gelebt werden und gelebt werden können, beeinflussen (Hammelstein, 2006a, 2007).

In diesem Kapitel soll neben grundsätzlichen Überlegungen zur Psychotherapie mit homosexuellen Klienten die Besonderheiten der KOPT mit homosexuellen Paaren aufgezeigt werden. Es ist dabei ein Verweis auf *mögliche* Themen, die nicht in jeder Paartherapie relevant sein mögen.

15.1 Grundsätzliches zur Psychotherapie mit homosexuellen Klienten

Martin Dannecker, dessen soziologische Analysen und Studien viel zu einer anderen Sicht der Sexualwissenschaft auf schwule Männer beigetragen haben dürften, äußerte im Zusammenhang mit der Strafrechtsreform des § 175[1]: „Das Dubiose und zu Verändernde an der sozialen Lage der Homosexuellen wurde reduziert auf das Phänomen der Pönalisierung.

---

[1] Der seit 1871 gültige und von den Nationalsozialisten verschärfte §175 des Strafgesetzbuches stellte die „Unzucht“ zwischen Personen männlichen Geschlechts unter Strafe. Er bestand nach dem Dritten Reich in der BRD in unveränderter Form fort und wurde 1969 erstmalig und 1972 zum zweiten Mal reformiert. Erst 1994 wurde er ersatzlos gestrichen.

Schließlich führte die Abstraktion vom gesamten Lebenszusammenhang der Homosexuellen zu der weit verbreiteten Vorstellung, die Abwesenheit diskriminierender Strafbestimmungen sei identisch mit der Anwesenheit von empathischer Toleranz." (Dannecker, 1974, S. 21). In Anlehnung an diesen Satz ließe sich wohl heute konstatieren, dass es eine allgemeine Haltung in Psychologie, Psychiatrie und Psychotherapie ist, dass die Abwesenheit von Pathologisierung identisch sei mit der Anwesenheit empathischer Toleranz.

Die Abwesenheit von Pathologisierung (die zudem noch nicht alle Therapeuten erreicht hat) reicht nicht aus, um mit lesbischen Frauen und schwulen Männern psychotherapeutisch zu arbeiten. Schwule Männer sind nicht heterosexuelle Männer mit anderem Sexualverhalten. Homosexuelle Männer und Frauen unterscheiden sich in ihrer Sozialisation, in Erfahrungen von Diskriminierung oder in ihren Lebensentwürfen zum Teil grundlegend von heterosexuellen Männern und Frauen. Dabei bilden Lesben und Schwule keine homogene Gruppe, sondern weisen wiederum hohe interindividuelle Unterschiede auf. Doch lassen sich typische Erfahrungen und Themen schwuler Männer und lesbischer Frauen herausheben. Diese psychischen Verarbeitungsmuster werden dabei stark beeinflusst von gesellschaftlichen oder kulturellen Faktoren. Und so lässt sich sagen, dass wer als heterosexueller Therapeut oder heterosexuelle Therapeutin mit homosexuellen Klienten arbeitet, in eine fremde Welt eintaucht, welche die eigenen Wertvorstellungen zum Teil massiv berühren (und im positiven Falle auch infrage stellen) wird.

In der psychotherapeutischen Arbeit mit homosexuellen Klienten ist es wesentlich, über die möglichen Besonderheiten in der Sozialisation und Erfahrung der Klienten informiert zu sein. Hier gilt der Satz von Kort „it's not enough to be gay friendly, you have to be gay informed" (Kort, 2008). Dieses Kapitel möchte diesem Anliegen näher kommen.

Im Rahmen einer Paartherapie kommen vor allem folgende Aspekte in Betracht:

- der Minoritätsstress, dem der einzelne homosexuelle Partner, aber auch das Paar als Ganzes ausgesetzt sind,
- das Ausmaß und der Umgang mit internalisierter Homonegativität und
- die Gestaltung von Sexualität im Rahmen des Risikos sexuell übertragbarer Infektionen.

15.2 Der Einfluss des Minoritätsstresses

Heterosexuelle Paarbeziehungen und die daraus entstehenden Familiensysteme stehen in Deutschland unter einem besonderen juristischen Schutz, werden juristisch gefördert und sind gesellschaftlich gemeinhin anerkannt. Homosexuelle Paare erfahren zwar in jüngerer Zeit ebenfalls eine juristische Förderung im Rahmen des Gesetzes über die eingetragene Lebenspartnerschaft (LPartG), was aber nicht eine ausbleibende Diskriminierung im Alltag bedeutet. Man möge sich nur den Unterschied vorstellen, wie Menschen auf ein frisch verliebtes heterosexuelles Paar reagieren, das an der Supermarktkasse turtelt und sich gegenseitig küsst, im Vergleich zum analogen Verhalten eines lesbischen oder schwulen Paares. Die verbalen und nonverbalen Reaktionen, mit denen ein solches Paar konfrontiert wird (wie Kopfschütteln, betretenes Zur-Seite-Schauen oder im stärkeren Falle abfällige Kommentare), sind ein Teil dessen, was als Minoritätsstress bezeichnet wird (Hammelstein, 2006a; Meyer, 2003).

Minoritätsstress bezieht sich auf den zusätzlichen Stress, dem Individuen aus stigmatisierten sozialen Kategorien ausgesetzt sind als Ergebnis ihrer sozialen (meist Minoritäts-) Position. Dem Modell liegt die Annahme zugrunde, dass der Minoritätsstress folgende Eigenschaften aufweist:

a) Er ist *einzigartig*, das heißt der Minoritätsstress wirkt additiv zu den allgemeinen Stressoren, denen alle Menschen ausgesetzt sind.
b) Er ist *chronisch*, d.h. er bezieht sich auf die stabilen grundlegenden sozialen und kulturellen Strukturen.
c) Er ist *sozialbasiert*, d.h. er hat seine Ursachen eher in allgemeinen sozialen Prozessen, Institutionen und Strukturen und weniger in individuellen Ereignissen oder Bedingungen, die allgemeine Stressoren charakterisieren.

Innerhalb des Minoritätsstressmodells unterscheidet Meyer (2003) zwischen distalem und proximalem Stress. Distaler Stress bezieht sich dabei auf Ereignise und soziale Strukturen außerhalb der Person (wie z.B. Diskriminierung und Vorurteile), die durch Wahrnehmungs- und Verarbeitungsprozesse zu proximalem Stress werden können. Meyer unterscheidet drei Prozesse des Minoritätsstress, die für homo- und bisexuelle Menschen relevant sein können (hier von distal zu proximal aufgeführt):

a) externale, objektive stressreiche Ereignisse und Bedingungen sowohl akuter als auch chronischer Art (z.B. antischwule Gewalterfahrungen, Diskriminierung am Arbeitsplatz);
b) die Erwartungen solcher Ereignisse und die Vigilanz, welche diese Erwartung erfordert und
c) die Internalisierung negativer sozialer Einstellungen, die sich sowohl in einer internaliserten Homonegativität (bzw. Heterosexismus) oder auch in der (teilweisen bis gänzlichen) Verheimlichung der eigenen sexuellen Orientierung niederschlagen kann.

Der Minoritätsstress löst aber nicht nur höhere Anforderungen der Bewältigung auf Seiten der Minoritätsmitglieder aus, er kann auch zu Ressourcen führen wie bspw. einer Gruppensolidarität bzw. einer stärkeren Kohäsion der Minorität. Diese können sich wiederum in bestimmten sozialen Institutionen und Einrichtungen niederschlagen (z.B. AIDS-Hilfen, Überfalltelefone für Opfer antihomosexueller Gewalt, Schwulen- und Lesbenzentren etc.), die den Minoritätsstress abpuffern können. Hinzu kommen natürlich die individuellen Ressourcen der betroffenen Person, welche dem chronischen und akuten Minoritätsstress ausgesetzt ist.

Was bedeutet dies nun für das psychotherapeutische Arbeiten mit einem homosexuellen Paar? Der Minoritätsstress besteht für jeden Partner individuell, aber auch das Paar als Ganzes ist dem Minoritätsstress ausgesetzt. Die Selbstverständlichkeit, mit der einem heterosexuellen Paar in der Öffentlichkeit, im beruflichen Umfeld, in der Familie oder im Freundes- und Bekanntenkreis begegnet wird, besteht bei homosexuellen Paaren nicht von vornherein. Toleranz und Akzeptanz müssen in jedem neuen Umfeld geprüft oder erarbeitet werden. Dies hängt – abgesehen von externalen Faktoren (Einstellungen und Vorbehalte des entsprechenden Umfeldes) – nicht zuletzt von den Verarbeitungsmechanismen und Ressourcen der Partner ab. Die mangelnde Selbstverständlichkeit, die heute noch schwulen und lesbischen Paaren entgegengebracht wird (welche sich im Sinne einer Positiv-Diskriminierung auch in einer überdeutlichen Akzeptanz des Paares äußern kann), führt dazu, dass die Paare sich immer wieder ihrer „Sonderstellung" bewusst werden. Gleichzeitig erfordert dies eine implizite oder explizite Abstimmung des Paares, wie die Partner mit diesen Situationen umgehen wollen:

- Erlaubt sich das Paar Zärtlichkeiten in der Öffentlichkeit?
- Passen die Partner ihr Verhalten an die Erwartungen des Umfeldes an oder orientieren sie sich an ihren eigenen Normen?
- Gibt sich das Paar als solches überhaupt zu erkennen?

Diese und ähnliche Themen können je nach Umfeld anders beantwortet werden. Beispielsweise kann es sein, dass ein lesbisches Paar bei heterosexuellen Bekannten durchaus Zärtlichkeiten zulässt, diese aber im familiären Kreis unterlässt, aber als Paar zu erkennen bleibt, während es bei beruflichen Anlässen gar nicht als lesbisches Paar zu erkennen ist. Diese Abstimmung innerhalb des Paares und die Anpassung an antizipierte Erwartungen und Normen in unterschiedlichen Settings kann für manche Paare eine Herausforderung und auch einen möglichen Konfliktbereich darstellen.

An dieser Stelle wird deutlich, dass das sogenannte „öffentliche Coming-Out", also das Sich-zu-erkennen-Geben als homo- oder bisexueller Mensch, ein lebenslanger Prozess ist, der auch über die Lebensspanne hinweg und in unterschiedlichen Umwelten unterschiedlich gesteuert wird. Aus diesem Grund erscheint es unerlässlich, jeden Partner einzeln (in Therapiephase 1 der KOPT) nach seinem Coming-Out zu fragen. Hieraus lassen sich wichtige Hinweise auf mögliche intrafamiliäre Konflikte, aber auch Ressourcen und Verarbeitungsstrategien im Umgang mit dem Minoritätsstress ableiten. Hilfreich sind Fragen der Art:

- Wann ist Ihnen bewusst geworden, dass Sie schwul/lesbisch sind?
- Wie hat Ihr familiäres Umfeld, wie haben Ihre Freunde auf diese Nachricht reagiert?
- Wie sind Sie mit möglichen Anfeindungen, Abbrüchen von Kontakten etc. umgegangen?
- In welchem Umfeld geben Sie sich heute als lesbisch/schwul zu erkennen?
- Gibt es Bereiche, in denen Menschen, mit denen Sie regelmäßig zu tun haben, nicht wissen, dass Sie schwul/lesbisch sind?
- Sind Sie mit dieser Situation zufrieden?
- Wie erleben Sie den Umgang Ihres Partners mit diesen Themen?
- Gibt es Unstimmigkeiten darüber, in welchen Situationen Sie sich als Paar zu erkennen geben?

Mit diesen Fragen verbunden ist auch der Bereich, den wir als *internalisierte Homonegativität* bezeichnen, also das Ausmaß, mit dem ich mich selbst als homosexuellen Menschen ablehne. Je besser ich mich selber als schwuler Mann oder lesbische Frau akzeptieren kann und je selbstverständlicher mir selber meine sexuelle Orientierung ist, desto mehr intrapsychische Ressourcen habe ich zur Verfügung, um dem Minoritätsstress zu begegnen.

15.3 Ausmaß und Umgang mit internalisierter Homosexualität

Unter verinnerlichter Homonegativität (oder früher „internalisierter Homophobie“) wird die Internalisierung der meist in der Sozialisation erfahrenen Ablehnung der Homosexualität durch das Umfeld (Eltern, Geschwister, Lehrer, Peers, Medien) verstanden. Bereits Dannecker fand in einer der ersten affirmativen soziologischen Studien über schwule Männer in der Bundesrepublik, dass schwule Männer zum Teil einen „Homosexuellen-Hass“ (Dannecker & Reiche, 1974, S. 351) verspüren, der sich in der Ablehnung all desjenigen zeigt, was als spezifisch schwul von außen zu erkennen sei (effeminiertes „tuntiges“ Verhalten).

„Schwul“, „Homo“ oder „Schwuchtel“ gelten heute als die meistverwendeten Schimpfwörter an deutschen Schulen. Dabei kommt noch hinzu, dass der Ausdruck „schwul“ zunehmend als Ausdruck für all das verwendet wird, was schlecht ist. Mit einer „schwulen Mathearbeit“ ist eine schlechte Klausur gemeint. Damit ersetzt der Ausdruck in der Jugendsprache zum Teil das, was in der Fäkalsprache als „Scheiße“ klassifiziert wird, d.h. die beiden Ausdrücke werden in der Bedeutung synonym verwendet. Wie schwer muss es homosexuellen Jugendlichen in ihrem Identitätsfindungsprozess fallen, eine zentrale Seite von ihnen zu akzeptieren, die von ihren Peers mit Fäkalien gleichgesetzt wird?

Häufig sind die direkten Beschimpfungen oder indirekte Abwertungen nicht die ersten, die prähomosexuelle Jugendliche erfahren. Das Gefühl des Anders-Seins und das Erlebtwerden als abweichend bzw. anders findet in der Regel schon viel früher statt. So kommt Fiedler (2004) in seiner Übersicht zu dem Schluss, dass das geschlechtsrollenkonforme bzw. nicht-geschlechtsrollenkonforme Verhalten in der Kindheit als einer der sicheren Prädiktoren für die spätere Sexualorientierung zu sehen ist. Homosexuelle Männer berichten in überwiegendem Maße davon, dass sie in ihrer Kindheit weniger Interesse an sportlichen Aktivitäten hatten bzw. an Aktivitäten wie Raufen oder Balgen (wobei gerade lesbischen Frauen häufig eine Affinität zu den Tätigkeiten beschrieben wird, die gleichaltrige Jungen gezeigt haben).

Dieses Phänomen wurde von psychoanalytischen Theoretikern immer wieder als (negativer) Ödipalkonflikt (fehl-)gedeutet. Es ist m.E. der Ausgangspunkt für die häufig zu findende problematische Beziehung zwischen schwulen Männern und ihren Vätern bzw. in Teilen auch zwischen lesbischen Frauen und ihren Müttern. Vermutlich erleben Väter das geschlechtsrollennonkonforme Verhalten ihrer Söhne als Enttäuschung und grundlegende Diskrepanz zwischen ihnen: anders als sie selbst balgen sich ihre Söhne nicht, spielen ungern Fußball oder bevorzugen möglicherweise das Spiel mit Puppen. Dies dürfte nicht bei wenigen Vätern zu abwertenden Bemerkungen bzw. dem (meist erfolglosen) Versuch führen, auf dieses Verhalten ihrer Söhne korrigierend einzuwirken. Äußerungen wie „das macht ein Junge nicht“, „ein Junge wehrt sich“, „Du bist doch kein Mädchen“ etc. dürften eine Basis für negative Einträge ins Selbstkonzept sein (vgl. Savin-Williams, 2001).

Aber selbst wenn diese Frustration des Bedürfnisses nach Akzeptanz und Anerkennung durch die Eltern ausbleibt und sogar das Coming-Out von den Eltern wohlwollend begleitet werden sollte, reichen die Erfahrungen mit Peers oder Lehrern oder die entsprechenden Normvorstellungen von Religion und (in abnehmendem Maße) Medien aus, um die grundlegende Erfahrung zu machen, dass Schwul- oder Lesbisch-Sein nicht akzeptabel sei. Es ist für einen schwulen Mann in unserer Gesellschaft kaum möglich, durch die Sozialisation zu gelangen und die Abwertung von Homosexualität *nicht* zu verinnerlichen (bei lesbischen Frauen ist dies möglicherweise weniger stark ausgeprägt). Dies schlägt sich als internalisierte Homonegativität oder – um in der Terminologie der KOP zu sprechen – als negatives schwules Selbstkonzept (SSK-) bzw. negatives lesbisches Selbstkonzept (SLK-) nieder. Damit ist es aber dem Menschen selber häufig gar nicht bewusst. Ein homosexueller Mensch kann ein gelungenes Coming-Out durchlebt, ein positives schwules bzw. lesbisches Netzwerk aufgebaut und einen befriedigenden Berufsalltag haben und dennoch ein impizites negatives schwules oder lesbisches Selbstkonzept aufweisen. Die Äußerung von Klienten, dass sie zu ihrer Homosexualität stünden und auch ihnen fremden Menschen darüber Auskunft geben würden, spricht *nicht* gegen ein negatives schwules Selbstkonzept.

Internalisierte Homonegativität korreliert mit einer Vielzahl an psychischen Symptomen, so z.B. mit geringerem Selbstbewusstsein, erhöhtem psychischen Stress, geringerer sozialer Unterstützung, höherer depressiver Symptomatik, vermehrtem Substanzkonsum, geringerer Nutzung von Safer-Sex-Praktiken (zusammenfassend Szymanski, Kashubeck-West & Meyer, 2008). Hinweise auf ein SSK- bzw. SLK- lassen sich beispielsweise aus der Frage ziehen, ob der Klient, wenn er denn wiedergeboren werden könnte, gerne wieder als lesbische Frau bzw. schwuler Mann auf die Welt käme.

Hat einer der Partner ein SSK- bzw. SLK-, so ist zunächst festzustellen, inwiefern dies Partnerschaftsprobleme fördert. Dies kann beispielsweise darin bestehen, dass es unterschiedliche Auffassungen darüber gibt, wie offen mit der eigenen sexuellen Orientierung umgegangen werden soll (s.o.), aber auch darin, dass am anderen Partner Aspekte kritisiert werden, die als „typisch lesbisch" oder „typisch schwul" wahrgenommen werden. Therapeutisch verändert werden kann das negative lesbische oder schwule Selbstkonzept nur in einzeltherapeutischen Sitzungen mit den entsprechenden Strategien wie bspw. dem Ein-Personen-Rollenspiel (Sachse, Püschel, Fasbender & Breil, 2008) oder der imaginativen Schema-Modifikation (Hammelstein, 2011). Die Indikationsentscheidung, ob mit einem der Partner zu diesem Zweck einzeltherapeutische Sitzungen gemacht werden, hängt davon ab, wie stark das entsprechende Schema ausgeprägt ist und wie viele Paarthemen hierdurch beeinflusst werden. Hilfreich kann es für ein Paar allerdings auch schon sein, wenn der Psychotherapeut über psychoedukative Elemente versucht, das entsprechende Konfliktthema auf den Bereich der internalisierten Homonegativität zurückzuführen.

Fallbeispiel

Klaus (28 J.) und Peter (32 J.) sind seit zwei Jahren ein Paar. Klaus ist seit drei Jahren HIV-positiv und informierte seinen Partner hierüber zu Beginn der Partnerschaft. Paarschwierigkeiten gab es in der Frage der sexuellen Treue bzw. dem Erleben von Eifersucht, der gemeinsamen Freizeitgestaltung und dem Erleben der sexuellen Beziehungsqualität. Beide Partner gaben an, den anderen zu lieben und bereit zu sein, viel auszuprobieren, um die Beziehungsqualität zu verbessern. Während Klaus gerne auffällige Frisuren, betont modische Kleidung, die auch mal weibliche Elemente betonte, trug, zeigte sich Peter gerne in unauffällig sportlichem Stil. Peter störte es sehr, wenn sie als Paar gemeinsam ausgingen und Klaus hierbei entsprechend auffällig angezogen war: „Wenn er es unbedingt tragen will, dann soll er es doch machen, wenn ich nicht dabei bin. Aber wenn wir zusammen ausgehen, dann muss er doch nicht diese großen Handtaschen mitnehmen". In der Paarsitzung konnte herausgearbeitet werden, dass es Peter vornehmlich darum ging, was andere schwule Männer über ihn selbst denken könnten („der steht ja auf tuntige Männer"), was für ihn seine Männlichkeit infrage stellte. Dies ist therapeutisch gesehen ein Verweis auf ein SSK- bzw. eine internalisierte Homonegativität. Da die übergeordneten Problembereiche, die das Paar bearbeiten wollte, hiermit nicht in Zusammenhang zu stehen schienen, wurde auf eine einzeltherapeutische Bearbeitung verzichtet. Peter wurde das Konzept einer „verinnerlichten Ablehnung der eigenen sexuellen Orientierung" näher gebracht, erklärt, wie es in der biographischen Entwicklung hierzu kommen kann und welche Einflüsse dies auf aktuelles Verhalten und Erleben haben kann. Peter konnte diese Erklärung gut aufnehmen und brachte eigene Beispiele aus seiner Biographie ein, die diese These stützten. Da er selber das Ziel hatte, selbstbewusster mit seiner eigenen sexuellen Orientierung umzugehen, wurden mit dem Paar gemeinsam Schritte überlegt, wie auch Klaus ihn hierin unterstützen könnte und wie in Zukunft mit diesem Thema umgegangen werden sollte.

Das Erkennen von internalisierter Homonegativität mag für heterosexuelle Therapeutinnen und Therapeuten zuweilen eine Herausforderung darstellen. Denn Schwule und Lesben, die ein starkes SSK- bzw. SLK- aufweisen, kompensieren in der Regel darüber, dass sie betont geschlechtsrollenkonform (also besonders männlich oder besonders weiblich) auftreten oder betont vermeintlich heterosexuelle Normen (über sexuelle Treue o.ä.) vertreten. Hierbei treffen sie auf ein therapeutisches Gegenüber, das in vielen Fällen diesen Haltungen näher steht als beispielsweise lesbischen Frauen, die ihre männlichen Anteile betonen oder schwulen Männern, die Treue unabhängig von sexueller Treue begreifen. Für den Therapeuten ist es hier wichtig, sich seiner eigenen Normen bewusst zu sein und diese im Rahmen der therapeutischen Arbeit zurückzustellen.

15.4 Gestaltung von Sexualität im Rahmen des Risikos sexuell übertragbarer Infektionen

Sexuell übertragbare Infektionen (STIs, „sexual transmitted infections") sind kein Thema, das ausschließlich auf schwule oder bisexuelle Paare bezogen ist. Allerdings sind Männer, die Sex mit Männern haben, in Deutschland weiterhin die Hauptbetroffenengruppe für eine Infektion mit HIV. So haben sich nach Schätzungen ca. 75% aller Neuinfektionen im Jahr 2011 über mann-männlichen Sexualkontakt infiziert (Robert Koch-Institut, 2011). HIV gilt heute als eine chronische Infektion, die medikamentös vielfach gut einstellbar ist, aber mit teilweise beträchtlichen Gesundheitseinbußen einhergeht (vgl. Hammelstein, 2006b). Die Lebenserwartung ist mittlerweile nur noch leicht geringer als bei HIV-negativen Menschen. Der Verlauf der Infektion und die Ausprägung damit einhergehender körperlicher Erkrankungen hat sich durch die seit Ende der 1990er entwickelte antiretrovirale Therapie so verändert, dass mittlerweile von einem „neuen AIDS“ die Rede ist.

Der Bereich von HIV und entsprechendem sexuellen Risikoverhalten ist vor allem bei Paaren relevant, in denen einer mit HIV-infiziert ist, während der andere HIV-negativ getestet ist (sogenannte serodiskordante Paare). Zumdem ist er relevant für Paare, in denen beide HIV-negativ getestet sind und in denen nicht beide Partner sexuell monogam leben wollen.

Bei diskordanten Paaren tauchen häufig beim infizierten Partner Ängste auf, den geliebten Partner infizieren zu können. Gleichzeitig gibt es nach einer bestimmten Dauer der Beziehung beim nicht infizierten Partner häufig den Wunsch, eine intensivere (d.h. kondomlose) Sexualität mit dem Partner leben zu können. Hier ist es aus psychotherapeutischer Sicht hilfreich, das Paar zunächst an lokale AIDS-Hilfen sowie den HIV-Schwerpunktarzt zu verweisen. Nach Einholung aller relevanten Informationen kann die Abwägung eines Für und Widers des ungeschützten Verkehrs dann wieder Thema paartherapeutischer Sitzungen sein.

Sind beide Partner HIV-negativ getestet (oder davon überzeugt, HIV-negativ zu sein), wird das Thema relevant, wenn mindestens einer von beiden nicht sexuell monogam lebt. Da dies durchaus schambesetzt sein kann, ist es notwendig, das Thema des Sexualverhaltens in den Einzelgesprächen vor Beginn der Paargespräche gezielt anzusprechen:

- Leben Sie sexuell monogam?
- Gab es Situationen, in denen Sie gerne mit einem anderen Mann sexuell aktiv geworden wären? Glauben Sie, dass es in Zukunft solche Situationen geben wird?
- Wie zufrieden sind Sie mit Ihrer Sexualität?
- Möchten Sie auch in Zukunft sexuell monogam leben?

Lebt ein Partner nicht sexuell monogam, sollten auch folgende Aspekte angesprochen werden:

- Welche konkreten Absprachen haben Sie mit Ihrem Partner für sexuelle Aktivitäten außerhalb der Beziehung?
- Wie gelingt es Ihnen, außerhalb der Partnerschaft Safer-Sex-Praktiken einzuhalten?
- Wie würden Sie damit umgehen, wenn Sie einmal außerhalb der Partnerschaft ungeschützten Sex gehabt haben?
- Welche Absprachen haben Sie für Safer Sex innerhalb Ihrer Beziehung?

Häufig verzichten schwule Paare nach einer gewissen Zeit auf das Kondom innerhalb ihrer Beziehung. Aus präventiver Sicht ist es hier notwendig zu klären, inwiefern sexuelle Kontakte außerhalb der Partnerschaft thematisiert werden. Dies erscheint für die einzelnen Partner häufig schwierig, wenn sexuelle Monogamie ausgehandelt wurde. In Studien zum Sexualverhalten schwuler Männer zeigt sich, dass der Anteil an „offenen Beziehungen“ in langandauernden Partnerschaften und mit höherem Alter zunimmt (vgl. Bochow, Schmidt & Grote, 2007). Viele schwule Paare scheinen die Beziehung nach Jahren zu öffnen, um sie erhalten zu können.

In Paartherapien mit schwulen Männern ist die Frage, ob die Beziehung sexuell geöffnet werden soll und wenn ja, mit welchen Regel ein häufiger Arbeitsschwerpunkt. Wichtig bei der therapeutischen Arbeit ist hierbei die Explizierung von Ängsten und dahinterliegenden Wünschen und Beziehungsmotiven, die damit einhergehen, sowie die Erarbeitung eines Kompromisses (s. hierzu Kapitel 3.2).

In Partnerschaften, in denen sexuelle Kontakte außerhalb der Partnerschaft als Beziehungsregel zugelassen werden, wird häufig das Prinzip der „negotiated safety" realisiert (also der ausgehandelten Sicherheit). Dies impliziert meist, dass außerhalb der Partnerschaft Praktiken des Safer Sex eingehalten werden (bei Analverkehr Kondom, keine Ejakulation im Mundbereich). Für die Paartherapie ist hierbei relevant, ob das Paar darüber kommunizieren kann, wenn das Einhalten dieser Regeln nicht gelungen ist und wie das Paar dann im Anschluss weiter verfahren will.

15.5 Empfehlungen

Es gibt grundsätzliche Empfehlungen für Psychotherapeuten, die mit homosexuellen Klienten arbeiten, auf die hier nur verwiesen werden soll. Diese Empfehlungen wurden in Form von Leitlinien bereits andernorts vorgestellt (vgl. APA Division 44, 2000; Frank, 2006).

Diese Leitlinien umfassen grundsätzliche Haltungen gegenüber homo- und bisexuellen Klienten. Aus meiner Erfahrung als Supervisor möchte ich folgende Hinweise geben, die ich in der Arbeit mit homosexuellen Klienten in Einzel- und Paartherapie für hilfreich empfinde:

1. Validiere die Erfahrungen von Diskriminierung und Stigmatisierung deines Klienten.
2. Bekenne dich zu deinem mangelnden Wissen über lesbische und schwule Lebenswelten und sorge gleichzeitig dafür, dass sich dein mangelndes Wissen reduziert.
3. Entpathologisiere Ausdrucksformen schwulen und lesbischen Lebens, mögen sie auch mit deinen eigenen Normen nicht übereinstimmen.
4. Akzeptiere das (durch die Geschichte von Psychiatrie und Psychotherapie) berechtigte Misstrauen schwuler und lesbischer Klienten gegenüber heterosexuellen Therapeuten.
5. Nutze die sozialen Netzwerke der lesbischen und schwulen Subkultur.
6. Wenn du HIV-infizierte Klienten behandelst, so sorge dafür, dass du dich mit den medizinischen Grundlagen der HIV-Infektion, deren Behandlung und Verlauf sowie möglichen Infektionswegen auskennst.
7. Nutze die Supervision bei Kollegen, die erfahren sind in der Behandlung schwuler Männer.
8. Verfalle nicht in das Gegenteil von Diskriminierung, indem du alle Ausdrucksformen lesbischen und schwulen Lebens unhinterfragt lässt. Dies lässt dich in Plausibilitätsfallen hineingeraten.

Literatur

Amodeo, J. (2007). A focusing-oriented approach to couples therapy. *Person-Centered and Experiential Psychotherapies, 6* (3), 169-182.

Antill, J.K. & Cotton, S. (1987). Self disclosure between husbands and wives: Its relationship to sex roles and marital happiness. *Australian Journal of Psychology, 39*, 11-24.

APA Division 44 (2000). Guidelines for psychotherapy with lesbian, gay and bisexual clients. *American Psychologist, 55,* 1440-1451.

Atkinson, B. (2005). *Emotional Intelligence in Couples Therapy: Advances from Neurobiology and the Science of Intimate Relationships*. New York: Norton & Company.

Atkinson, B., Atkinson, L., Kutz, P., Lata, J., Lata, K.W., Szekely, J. & Weiss, P. (2005). Rewiring neural states in couples therapy: Advances from affective neuroscience. *Journal of Systemic Therapies, 24* (3), 3-16.

Barry, R.A., Bunde, M., Brock, R.L. & Lawrence, E. (2009). Validity and utility of a multidimensional model of received support in intimate relationships. *Journal of Family Psychology, 23* (1), 48-57.

Baucom, D.H. (1982). A comparison of behavioral contracting and problem-solving/communications training in behavioral marital therapy. *Behavioral Therapy, 13*, 162-174.

Baucom, D.H. & Epstein, N.H. (1990). *Cognitive behavioral marital therapy.* New York: Brunner & Mazel.

Baucom, D.H., Epstein, N.H. & LaTaillade, J.J. (2002). Cognitive-behavioral couple therapy. In: A.S. Gurman & N.S. Jacobson (Eds.), *Clinical Handbook of Couple Therapy*, 26-58. New York: Guilford Press.

Becker, K. & Sachse, R. (1998). *Therapeutisches Verstehen*. Göttingen: Hogrefe.

Bierhoff, W. & Grau, I. (1997). Dimensionen enger Beziehungen: Entwicklung von globalen Skalen zur Einschätzung von Beziehungseinstellungen. *Diagnostica, 43* (3), 210-229.

Bochow, M., Schmidt, A.J. & Grote, S. (2007). *Wie leben schwule Männer heute? Lebensstile, Szene, Sex, AIDS 2007*. Berlin: Bundeszentrale für gesundheitliche Aufklärung.

Bodenmann, G. (2001). Neuere Entwicklungen in der kognitiv-verhaltenstherapeutischen Paartherapie. *Psychotherapeut, 46*, 161-168.

Bodenmann, G. (2004). *Verhaltenstherapie mit Paaren. Ein modernes Handbuch für die psychologische Beratung und Behandlung*. Bern: Hans Huber.

Bodenmann, G. (2005). Dyadic coping and its significance for marital functioning. In: T. Revenson, K. Kayser & G. Bodenmann (Eds.), *Couples coping with stress: Emer-*

ging perspectives on dyadic coping, 33-50. Washington, DC: American Psychological Association.

Bodenmann, G. (2007). Dyadic coping and the 3-phase method in working with couples. In: L. VandeCreek (Ed.), *Innovations in clinical practice: Focus on group and family therapy*, 235-252. Sarasota, FL: Professional Resources Press.

Bodenmann, G. (2008). *Dyadic Coping Inventar: Manual* [Dyadic Coping Inventory: Manual]. Bern, Switzerland: Huber.

Bodenmann, G., Plancherel, B., Beach, S., Widmer, K., Gabriel, B., Meuwly, N., Charvoz, L., Hautzinger, M. & Schramm, E. (2008). Effects of coping-oriented couples therapy on depression: A randomized clinical trial. *Journal of Consulting and Clinical Psychology, 76* (6), 944-954.

Bodenmann, G. & Shantinath, S.D. (2004). The Couples Coping Enhancement Training (CCET): A new approach to prevention of marital distress based upon stress and coping. *Family Relations, 53*, 477-484.

Bodenmann, G., Widmer, K., Charvoz, L. & Bradbury, T.N. (2004). Differences in individual and dyadic coping in depressed, non-depressed and remitted persons. *Journal of Psychopathology and Behavioral Assessment, 26*, 75-85.

Bornstein, P.H., Anton, B., Harowski, K.J., Wetzien, R.T., McIntyre, T.J. & Hocker, J. (1981). Behavioral-communication treatment of marital discord: positive behaviors. *Behavioral Counseling Quart, 1*, 189-201.

Burke, R.J., Weir, T. & Harrison, D. (1976). Disclosure of problems and tensions experienced by marital problems. *Psychological Reports, 38*, 531-542.

Buunk, B. (1980). Extramarital sex in the Netherlands. *Alternative Lifestyles, 5*, 237-250.

Caplan, T. (2008). Needs ABC: Needs Acquisition and Behavior Change – An integrative model for couples therapy. *Journal of Psychotherapy Integration, 18* (4), 421-436.

Cherlin, A. (1992). *Marriage, divorce, and remarriage.* Cambridge, MA: Harvard University Press.

Christensen, A., Atkins, D.C., Berns, S., Wheeler, J., Baucom, D.H. & Simpson, L.E. (2004). Traditional versus integrative behavioral couple therapy for significantly and chronically distressed married couples. *Journal of Consulting and Clinical Psychology, 72*, 176-191.

Dannecker, M. & Reiche, R. (1974). *Der gewöhnliche Homosexuelle. Eine soziologische Untersuchung über männliche Homosexuelle in der Bundesrepublik.* Frankfurt a.M.: Fischer.

Davidson, B., Balswick, J. & Halverson, C. (1983). Affective self-disclosure and marital adjustment. *Journal of Marriage and Family, February*, 93-102.

Davila, J. & Kashy, D.A. (2009). Secure nase processes in couples: Daily associations between support experiences and attachment security. *Journal of Family Psychology, 23* (1), 76-88.

Engl, J. & Thurmaier, F. (2003). *KOMKOM – Kommunikationskompetenz. Training in der Paarberatung. Kursleitermanual.* München: Institut für Forschung und Ausbildung in Kommunikationstherapie e.V.

Enright, R.D. & The Human Development Study Group (1991). The moral development of forgiveness. In: W. Kurtines & J. Gewirtz (Eds.), *Handbook of moral behavior and development*, 123-152. Hillsdale, NJ: Erlbaum.

Fiedler, P. (2004). *Sexuelle Orientierung und sexuelle Abweichung. Heterosexualität, Homosexualität, Transgenderismus, Paraphilien, sexueller Missbrauch, sexuelle Gewalt.* Weinheim: Beltz.

Fincham, F.D. & Beach, S.R.H. (2002). Forgiveness in marriage: Implications for psychological aggression and constructive communication. *Personal Relationships, 9*, 239-251.

Fincham, F.D., Beach, S.R.H. & Davila, J. (2007). Longitudinal relations between forgiveness and conflict resolution in marriage. *Journal of Family Psychology, 21* (3), 542-545.

Fincham, F.D., Hall, J. & Beach, S.R.H. (2006). Forgiveness in marriage: Current status and future directions. *Family Relations, 55,* 415-427.

Fincham, F.D., Paleari, F.G. & Regalia, C. (2002). Forgiveness in marriage: The role of relationship quality, attributions, and empathy. *Personal Relationships, 9*, 27-37.

Fisher, D.V. (1986). Decision-making and self-disclosure. *Journal of Social and Personal Relationships, 3,* 323-336.

Frank, U. (2006). Entwicklung von Leitlinien für die Psychotherapie von Lesben, Schwulen und Bisexuellen. *Verhaltenstherapie & psychosoziale Praxis, 38,* 613-624.

Frank, E., Anderson, C. & Rubinstein, D. (1978). Frequency of sexual dysfunction in „normal couples“. *New English Journal of Medicine, 299*, 111-115.

Gallup, G. Jr. (1990). *The Gallup poll: Public opinion 1990.* Wilmington, DE: Scholarly Resources.

Gordon, K.C. & Baucom, D.H. (2003). Forgiveness and marriage: Preliminary support for a synthesized model of recovery from a marital betrayal. *American Journal of Family Therapy, 31*, 179-199.

Gordon, K.C., Burton, S. & Porter, L. (2004). The role of forgiveness: Predicting women in domestic violence shelters intentions to return to their partners. *Journal of Family Psychology, 18*, 331-338.

Gordon, K.C., Hughes, F.M., Tomcik, N.D., Dixon, L.J. & Litzinger, S.C. (2009). Widening spheres of impact: The role of forgibeness in marital and family functioning. *Journal of Family Psychology, 23* (1), 1-13.

Gottman, J.M. (1994). *What predicts divorce?* Hillsdale, NJ: Erlbaum.

Greeley, A. (1994). Marital infidelity. *Society, 31*, 9-13.

Greenberg, L.S. & Goldman, R.N. (2008). *Emotion-focused couples therapy – the dynamics of emotion, love, and power.* Washington: APA.

Greenberg, L.S. & Johnson, S.M. (1986a). Affect in marital therapy. *Journal of Marital and Family Therapy, 12*, 1-10.

Greenberg, L.S. & Johnson, S.M. (1986b). When to evoke emotion and why. *Journal of Marital and Family Therapy, 12*, 19-23.

Greenberg, L.S. & Johnson, S.M. (1988a). *Emotionally focused therapy for couples.* New York: Guilford.

Greenberg, L.S. & Johnson, S.M. (1988b). Curative principles in marital therapy: A response to Wile. *Journal of Family Psychology, 2*, 28-31.

Greenberg, L.S. & Johnson, S.M. (1990). Emotional change processes on couples therapy. In: E.A. Bleckman (Ed.), *Emotions and the family: For better or for worse*, 137-153. Hillsdale: Erlbaum.

Greenberg, L.S., James, P. & Conry, R. (1988). Perceived change processess in emotionally focused couple therapy. *Family Psychology, 2*, 4-23.

Guerney, B.G. (1994). The role of emotion in relationship enhancement marital/family therapy. In: S.M. Johnson & L.S. Greenberg (Eds.), *The heart of the matter – perspectives on emotion in marital therapy*, 124-147. New York: Brunner/Mazel Publishers.

Gurman, A.S., Kniskern, D.P. & Pinsof, W.M. (1986). Research on marital and family therapies. In: S.L. Garfield & A.E. Bergin (Eds.), *Handbook of psychotherapy and behavior change*, 565-624. New York: Wiley.

Hahlweg, K. (1986). *Partnerschaftliche Interaktion. Empirische Untersuchungen zur Analyse und Modifikation von Beziehungsstörungen.* München: Röttger.

Hahlweg, K. (2004). Strengthening partnerships and families. In: P.L. Chase-Lindale, K. Kiernan & R.J. Friedman (Eds.), *Human development across lives and generations*, 204-238. Cambridge, England: Cambridge University Press.

Hahlweg, K., Kelley, A. & Markman, H.J. (1997). The concept of a healthy marriage. In: W.K. Halford & H.J. Markman (Eds.), *Clinical handbook of marriage and couples interventions*, 3-12. Chichester, NY: Wiley.

Hahlweg, K. & Markman, H.J. (1988). Effectiveness of behavioral marital therapy. Empirical status of behavioral techniques in preventing and alleviating marital distress. *Journal of Consulting and Clinical Psychology, 56*, 440-447.

Hahlweg, K., Revenstorf, D. & Schindler, L. (1984). Effects of behavioral marital therapy on couple's communication and problem-solving skills. *Journal of Consulting and Clinical Psychology, 52*, 533-566.

Hahlweg, K. & Schröder, B. (1993). Kommunikationstraining. In: M. Linden & M. Hautzinger (Hrsg.), *Verhaltenstherapie*, 193-200. Berlin: Springer.

Hammelstein, P. (2006a). Die Bedeutung des Geschlechts und der sexuellen Orientierung für die Gesundheit. In B. Renneberg & P. Hammelstein (Hrsg.), *Gesundheitspsychologie*, 88-95. Berlin: Springer.

Hammelstein, P. (2006b). Sexuelles Kontaktverhalten. In B. Renneberg & P. Hammelstein (Hrsg.), *Gesundheitspsychologie*, 229-244. Berlin: Springer.

Hammelstein, P. (2007). Psychotherapeutisches Arbeiten mit schwulen Männern. Ein Beitrag zur Diskussion. *Verhaltenstherapie & Psychosoziale Praxis, 39*, 43-54.

Hammelstein, P. (2011). Die Bearbeitung von Selbst- und Beziehungsschemata durch geleitete Imagination. In: R. Sachse, J. Fasbender, J. Breil & M. Sachse (Hrsg.). *Perspektiven Klärungsorientierter Psychotherapie II.* Lengerich: Pabst.

Hansen, J.E. & Schuldt, W.J. (1984). Marital self-disclosure and marital satisfaction. *Journal of Marriage and Family, 46*, 923-926.

Hauch, M. (2000). Intimität wagen. Paartherapie bei sexuellen Problemen. In: P. Kaiser (Hrsg.), *Partnerschaft und Paartherapie*, 305-322. Göttingen: Hogrefe.

Heekerens, H.-P. (2000). Die Emotions-Fokussierte Paartherapie: Ansatz, Ergebnis- und Prozessevaluation. In: P. Kaiser (Hrsg.), *Partnerschaft und Paartherapie*, 323-337. Göttingen: Hogrefe.

Henderson-King, D.H. & Veroff, J. (1994). Sexual satisfaction and marital well-being in the first years of marriage. *Journal of Social and Personal Relationships, 11*, 509-534.

Hendrick, S.S. (1981). Self-disclosure and marital satisfaction. *Journal of Personality and Social Psychology, 40*, 1150-1159.

Hinde, R.A. (1993). Auf dem Weg zu einer Wissenschaft zwischenmenschlicher Beziehungen. In: A.E. Auhagen & M.V. Salisch (Hrsg.), *Zwischenmenschliche Beziehungen*, 7-36. Göttingen: Hogrefe.

Hinde, R.A. & Stevenson-Hinde, J. (1987). Interpersonal relationships and child development. *Developmental Review, 7*, 1-21.

Hooley, J. & Hahlweg, K. (1989). Marital satisfaction and marital communication in German and English couples. *Behavioral Assessment, 11*, 119-133.

Jacobson, N.S. (1978). Specific and nonspecific factors in the effectiveness of a behavioral approach to the treatment of marital discord. *Journal of Consulting and Clinical Psychology, 46*, 442-452.

Jacobson, N.S. (1991). Behavioral versus insight-oriented marital therapy: Labels can be misleading. *Journal of Consulting and Clinical Psychology, 59*, 142-145.

Jacobson, N.S. (1992). Behavioral couple therapy: A new beginning. *Behavior Therapy, 23*, 493-506.

Jacobson, N.S. & Addis, M.E. (1993). Research on couples and couple therapy: What do we know? Where are we going? *Journal of Consulting and Clinical Psychology, 61,* 85-93.

Jacobson, N.S. & Margolin, G. (1979). *Marital therapy: Strategies based on social-learning and behavior exchange principles*. New York: Brunner/Mazel.

Johnson, S.M. (1984). *A comparative treatment study of experiential and behavioral approches to marital therapy*. Doctoral Dissertation. University of British Columbia, Vancouver.

Johnson, S.M. (2002). Marital problems. In: D.H. Sprenkle (Ed.), *Effectiveness research in marriage and family therapy*, 163-190. Alexandria, VA: American Association for Marriage and Family Therapy.

Johnson, S.M. (2004). *The practice of emotionally focused couple therapy*, 2nd Edition. New York: Brunner-Routledge.

Johnson, S.M. & Greenberg, L.S. (1985a). The differential effects of experiential and problem-solving interventions in resolving marital conflict. *Journal of Consulting and Clinical Psychology, 53*, 175-184.

Johnson, S.M. & Greenberg, L.S. (1985b). Emotionally focused couples therapy: An outcome study. *Journal of Marital and Family Therapy, 11*, 313-317.

Johnson, S.M. & Greenberg, L.S. (1987a). Emotionally focused marital therapy: An overview. *Psychotherapy, 24*, 552-560.

Johnson, S.M. & Greenberg, L.S. (1987b). Integration in marital therapy: Issues and progress. *Journal of Integrative and Eclectic Psychotherapy, 6,* 205-219.

Johnson, S.M. & Greenberg, L.S. (1989). The therapeutic alliance in marital therapy. *Journal of Cognitive Psychotherapy, 3*, 97-110.

Johnson, S.M. & Greenberg, L.S. (1992). Emotionally focused therapy: Restructuring attachment. In: S.H. Budman, M.F. Hoyt & S. Friedman (Eds.), *The first session in brief therapy*, 204-224. New York: Guilford.

Johnson, S.M. & Greenberg, L.S. (1994a). Emotion in Intimate Relationships: Theory and implications for therapy. In: S.M. Johnson & L.S. Greenberg (Eds.), *The heart of the matter – perspectives on emotion in marital therapy*, 3-22. New York: Brunner/ Mazel Publishers.

Johnson, S.M. & Greenberg, L.S. (1994b). Emotion in intimate interactions: A synthesis. In: S.M. Johnson & L.S. Greenberg (Eds.), *The heart of the matter – perspectives on emotion in marital therapy*, 297-323. New York: Brunner/Mazel Publishers.

Johnson, S.M. & Greenberg, L.S. (1995). The emotionally focused approach to problems in adult attachment. In: N.S. Jacobson & A.S. Gurman (Eds.), *Clinical Handbook of Couple Therapy*, 121-141. New York: Guilford.

Karney, B.R. & Bradbury, T.N. (1995). The longitudinal course of marital quality and stability: A review of theory, method, and research. *Psychological Bulletin, 118*, 3-34.

Kearns, J.N. & Fincham, F.D. (2004). A prototype analysis of forgiveness. *Personality and Social Psychology Bulletin, 30*, 838-855.

Kochenstein, P. (2000). Sexualität und Partnerschaft aus sexualtherapeutischer Sicht. In: S.K.D. Sulz (Hrsg.), *Paartherapie. Von unglücklichen Verstrickungen zu befreiter Beziehung*, 285-304. München: CIP-Medien.

Koerner, K. & Jacobson, N.S. (1994). Emotion and behavioral couple therapy. In: S.M. Johnson & L.S. Greenberg (Eds.), *The heart of the matter – perspectives on emotion in marital therapy*, 207-226. New York: Brunner/Mazel Publishers.

Kort, J. (2008). *Gay affirmative therapy for the straight clinican. The essential guide*. New York: Norton.

Kowalczyk, A. (2000). Systemische Paartherapie. In: P. Kaiser (Hrsg.), *Partnerschaft und Paartherapie*, 323-338. Göttingen: Hogrefe.

Krabbe, H. (1992). Beratungsangebote vor, während und nach Trennung und Scheidung. In: W.F. Fthenakis & H.R. Kunze (Hrsg.), *Trennung und Scheidung – Familie am Ende?*, 122-143. Grafschaft: Vektor.

Kreische, R. (2000). Psychoanalytische Paartherapie. In: P. Kaiser (Hrsg.), *Partnerschaft und Paartherapie*, 257-270. Göttingen: Hogrefe.

Kröger, C. (2006). Bereicherung der Sexualität in der Paartherapie. In: W. Lutz (Hrsg.), *Lehrbuch der Paartherapie*, 212-238. Basel: Ernst Reinhardt Verlag.

Kröger, C., Hahlweg, K. & Klann, N. (2007). Welche Auswirkungen hat Ehe- und Paarberatung auf die Sexualität und die sexuelle Zufriedenheit? *Zeitschrift für Klinische Psychologie und Psychotherapie, 36* (2), 121-127.

Kurdek, L.A. (2005). Gender and marital satisfaction early in marriage: A growth curve approach. *Journal of Marriage and Family, 67*, 68-74.

Laumann, E.O., Gagnon, J.H., Michael, R.T. & Michaels, S. (1994). *The social organization of sexuality*. Chicago: University of Chicago Press.

Laurenceau, J., Feldman Barrett, L. & Pietromonaco, P.R. (1998). Intimacy as an interpersonal process: The importance of self-disclosure, partner disclosure, and perceived partner responsiveness in interpersonal exchanges. *Journal of Personality and Social Psychology, 74*, 1238-1251.

Laurenceau, J., Feldman Barrett, L. & Rovine, M.J. (2005). The interpersonal process model of intimacy in marriage: A daily-diary and multilevel modeling approach. *Journal of Family Psychology, 19*, 314-323.

Linster, H.W. (2000). Klientenzentrierte Paartherapie. In: P. Kaiser (Hrsg.), *Partnerschaft und Paartherapie*, 271-291. Göttingen: Hogrefe.

Lutz, W. & Weinmann-Lutz, B. (2006). Zur Stabilität von Scheidungsvorhersagen – ein Beitrag zur Debatte [The stability of predictions on divorce]. *Zeitschrift für Psychologie, 214,* 161-171.

Manne, S., Ostroff, J., Rini, C., Fox, K., Goldstein, L. & Grana, G. (2004). The interpersonal process model of intimacy: The role of self-disclosure, partner disclosure, and partner responsiveness in interactions between breast cancer patients and their partners. *Journal of Family Psychology, 18*, 589-599.

Meyer, I. H. (2003). Prejudice, social stress, and mental health in lesbian, gay and bisexual populations: Conceptual issues and research evidence. *Psychological Bulletin, 129 (5),* 674-697.

Mitchell, A.E., Castellani, A.M., Herrington, R.L., Joseph, J.I., Doss, B.D. & Snyder, D.K. (2008). Predictors of intimacy in couple's discussions of relationship injuries: An observational study. *Journal of Family Psychology, 22* (1), 21-29.

Notarius, C. & Markman, H. (1996). *Wir können uns doch verstehen. Paare lernen mit Differenzen leben*. Reinbek: Rowohlt.

Pasch, L.A. & Bradbury, T.N. (1998). Social support, conflict and the development of marital dysfunction. *Journal of Consulting and Clinical Psychology, 66*, 219-230.

Pierce, R.A. (1994). Helping couples make authentic emotional contact. In: S.M. Johnson & L.S. Greenberg (Eds.), *The heart of the matter – perspectives on emotion in marital therapy*, 75-107. New York: Brunner/Mazel Publishers.

Pinsof, W.M. (2002). Marriage in the 20th century in western civilization: Trends, research, therapy, and perspectives. *Family Process, 41*, 135-157.

Plack, K. & Kröger, C. (2008). Paartherapie nach außerpartnerschaftlichen Beziehungen – ein kognitiv-behavioraler Behandlungsansatz. *Verhaltenstherapie & Verhaltensmedizin, 29* (2), 111-121.

Poppers, K.R. (2009). *Auf der Suche nach einer besseren Welt*. München: Pieper.

Püschel, O. & Sachse, R. (2009). Eine motivationstheoretische Fundierung Klärungsorientierter Psychotherapie. In: R. Sachse, J. Fasbender, J. Breil & O. Püschel (Hrsg.), *Grundlagen und Konzepte Klärungsorientierter Psychotherapie,* 89-110. Göttingen: Hogrefe.

Rauchfleisch, U., Frossard, J., Wasser, G., Wiesendanger, K. & Roth, W. (2002). *Gleich und doch anders. Psychotherapie und Beratung von Lesben, Schwulen, Bisexuellen und ihren Angehörigen*. Stuttgart: Klett-Cotta.

Rehman, U.S. & Holtzworth-Munroe, A. (2007). A cross-cultural examination of the relation of marital communication behavior to marital satisfaction. *Journal of Family Psychology, 21* (4), 759-763.

Reis, H.T. & Shaver, P. (1988). Intimacy as an interpersonal process. In: S.W. Duck, D.F. Hay, S.E. Hobfoll, W.J. Ickes & B.M. Montgomery (Eds.), *Handbook of personal relationships: Theory, research and interventions*, 367-389. Oxford: Wiley.

Revenstorf, D. (2000). Liebe und Paartherapie. In: S.K.D. Sulz (Hrsg.), *Paartherapie. Von unglücklichen Verstrickungen zu befreiter Beziehung*, 111-128. München: CIP-Medien.

Robert-Koch-Institut (2011). Zum Welt-AIDS-Tag. *Epidemiologisches Bulletin, 46*, 415-428.

Rogge, R.D., Bradbury, T.N., Hahlweg, K., Engl, J. & Thurmaier, F. (2006). Predicting marital distress and dissolution: Refining the two-factor hypothesis. *Journal of Family Psychology, 20* (1), 156-159.

Sachse, R. (1992a). *Zielorientierte Gesprächspsychotherapie – Eine grundlegende Neukonzeption*. Göttingen: Hogrefe.

Sachse, R. (1992b). Zielorientiertes Handeln in der Gesprächspsychotherapie: Zum tatsächlichen und notwendigen Einfluß von Therapeuten auf die Explizierungsprozesse bei Klienten. *Zeitschrift für Klinische Psychologie, 21*, 286-301.

Sachse, R. (1993). Empathie. In: A. Schorr (Hrsg.), *Handwörterbuch der Angewandten Psychologie*, 170-173. Bonn: Deutscher Psychologen-Verlag.

Sachse, R. (1996a). Empathisches Verstehen. In M. Linden & M. Hautzinger (Hrsg.), *Verhaltenstherapie: Techniken, Einzelverfahren und Behandlungsanleitungen*, 24-30. Berlin: Springer.

Sachse, R. (1996b). *Praxis der Zielorientierten Gesprächspsychotherapie*. Göttingen: Hogrefe.

Sachse, R. (1999a). *Lehrbuch der Gesprächspsychotherapie*. Göttingen: Hogrefe.

Sachse, R. (1999b). *Persönlichkeitsstörungen. Psychotherapie dysfunktionaler Interaktionsstile*, 2. Auflage. Göttingen: Hogrefe.

Sachse, R. (2001a). *Psychologische Psychotherapie der Persönlichkeitsstörungen*. Göttingen: Hogrefe.

Sachse, R. (2001b). Persönlichkeitsstörung als Interaktionsstörung: Der Beitrag der Gesprächspsychotherapie zur Modellbildung und Intervention. *Psychotherapie, 5, 2*, 282-292.

Sachse, R. (2003a). *Klärungsorientierte Psychotherapie*. Göttingen: Hogrefe.

Sachse, R. (2003b). *Von der Gesprächspsychotherapie zur Klärungsorientierten Psychotherapie*. Bochum: Institut für Psychologische Psychotherapie.

Sachse, R. (2004a). *Persönlichkeitsstörungen. Leitfaden für eine Psychologische Psychotherapie*. Göttingen: Hogrefe.

Sachse, R. (2004b). Histrionische und narzisstische Persönlichkeitsstörungen. In: R. Merod (Hrsg.), *Behandlung von Persönlichkeitsstörungen*, 357-404. Tübingen: DGVT-Verlag.

Sachse, R. (2004c). *Selbstverliebt – aber richtig*. Klett-Cotta.

Sachse, R. (2005). Motivklärung durch Klärungsorientierte Psychotherapie. In: J. Kosfelder, J. Michalak, S. Vocks & U. Willutzki (Hrsg.), *Fortschritte der Psychotherapieforschung*, 217-231. Göttingen: Hogrefe.

Sachse, R. (2006a). Psychotherapie-Ausbildung aus der Sicht der Expertise-Forschung. In: R. Sachse & P. Schlebusch (Hrsg.), *Perspektiven Klärungsorientierter Psychotherapie*, 306-324. Lengerich: Pabst.

Sachse, R. (2006b). *Therapeutische Beziehungsgestaltung*. Göttingen: Hogrefe.

Sachse, R. (2006c). Die Bearbeitung dysfunktionaler Schemata im Ein-Personen-Rollenspiel. In: R. Sachse & P. Schlebusch (Hrsg.), *Perspektiven Klärungsorientierter Psychotherapie*, 255-280. Lengerich: Pabst.

Sachse, R. (2006d). Narzisstische Persönlichkeitsstörungen. *Psychotherapie, 11 (2)*, 241-246.

Sachse, R. (2006e). Therapeutische Informationsverarbeitung. In: B. Strauß, F. Hohagen & F. Caspar (Hrsg.), *Lehrbuch Psychotherapie*, Teilband 2, 1359-1386. Göttingen: Hogrefe.

Sachse, R. (2007a). Klärungsorientierte Psychotherapie. In: J. Kriz & T. Slunecko (Hrsg.), *Gesprächspsychotherapie,* 138-150. Wien: Facultas.

Sachse, R. (2007b). *Wie manipuliere ich meinen Partner – aber richtig.* Stuttgart: Klett-Cotta.

Sachse, R. (2007c). Klärungsorientierte Psychotherapie bei Persönlichkeitsstörungen. *Blickpunkt EFL-Beratung*, 37-45.

Sachse, R. (2008a). Klärungsprozesse in der Psychotherapie. In: J. Margraf & S. Schneider (Hrsg.), *Lehrbuch der Verhaltenstherapie*, 3. Auflage, 227-232. Berlin: Springer.

Sachse, R. (2008b). Histrionische und narzisstische Persönlichkeitsstörung. In: M. Hermer & B. Röhrle (Hrsg.), *Handbuch der therapeutischen Beziehung*, Bd. 2, 1105-1125. Tübingen: DGVT-Verlag.

Sachse, R. (2009). Psychotherapeuten als Experten. In: R. Sachse, J. Fasbender, J. Breil & O. Püschel (Hrsg.), *Grundlagen und Konzepte Klärungsorientierter Psychotherapie,* 269-291. Göttingen: Hogrefe.

Sachse, R., Breil, J. & Fasbender, J. (2009a). Beziehungsmotive und Schemata: Eine Heuristik. In: R. Sachse, J. Fasbender, J. Breil & O. Püschel (Hrsg.), *Grundlagen und Konzepte Klärungsorientierter Psychotherapie*, 66-88. Göttingen: Hogrefe.

Sachse, R., Fasbender, J. & Breil, J. (2009b). Klärungsprozesse: Was soll im Therapieprozess geklärt werden? In: R. Sachse, J. Fasbender, J. Breil & O. Püschel (Hrsg.), *Grundlagen und Konzepte Klärungsorientierter Psychotherapie*, 36-64. Göttingen: Hogrefe.

Sachse, R., Fasbender, J., Breil, J. & Sachse, M. (2012). *Klärungsorientierte Psychotherapie der histrionischen Persönlichkeitsstörung*. Göttingen: Hogrefe.

Sachse, R., Püschel, O., Fasbender, J. & Breil, J. (2008). *Klärungsorientierte Schema-Bearbeitung – Dysfunktionale Schemata effektiv verändern*. Göttingen: Hogrefe.

Sachse, R. & Sachse, C. (2006). *Wie ruiniere ich meine Beziehung – aber endgültig?* 2. Auflage. Stuttgart: Klett-Cotta.

Sachse, R. & Sachse, M. (2009). Klärungsorientierte Psychotherapie: Empirische Ergebnisse und Schlussfolgerungen für die Praxis. In: R. Sachse, J. Fasbender, J. Breil & O. Püschel (Hrsg.), *Grundlagen und Konzepte Klärungsorientierter Psychotherapie*, 232-252. Göttingen: Hogrefe.

Sachse, R., Sachse, M. & Fasbender, J. (2010). *Klärungsorientierte Psychotherapie von Persönlichkeitsstörungen.* Göttingen: Hogrefe.

Sachse, R., Sachse, M. & Fasbender, J. (2011). *Klärungsorientierte Psychotherapie der narzisstischen Persönlichkeitsstörung*. Göttingen: Hogrefe.

Sachse, R. & Takens, R.J. (2003). *Klärungsprozesse in der Psychotherapie*. Göttingen: Hogrefe.

Savin-Williams, R. C. (2001). *Mom, dad. I'm gay. How families negotiate coming out.* Washington: American Psychological Association.

Schindler, L. (2000). Interventionsbereich Partnerschaft. In: S.K.D. Sulz (Hrsg.), *Paartherapie. Von unglücklichen Verstrickungen zu befreiter Beziehung*, 11-38. München: CIP-Medien.

Schindler, L., Hahlweg, K. & Revenstorf, D. (1998). *Partnerschaftsprobleme: Diagnose und Therapie*, 2. Auflage. Berlin: Springer.

Schindler, L., Hahlweg, K. & Revenstorf, D. (1999). *Partnerschaftsprobleme: Möglichkeiten zur Bewältigung*. Heidelberg: Springer.

Schmidt, M. (2000). Systemische Paartherapie. In: S.K.D. Sulz (Hrsg.), *Paartherapie. Von unglücklichen Verstrickungen zu befreiter Beziehung*, 219-250. München: CIP-Medien.

Schneewind, K., Vaskovics, L.A., Gotzler, P., Hofmann, B., Rost, H., Schlehlein, B., Sierwald, W. & Weiss, J. (1996). *Optionen der Lebensgestaltung junger Ehen und Kinderwunsch*. Stuttgart: Kohlhammer.

Schröder, B., Hahlweg, K., Hank, G. & Klann, N. (1994). Sexuelle Unzufriedenheit und Qualität der Partnerschaft. *Zeitschrift für Klinische Psychologie, 23*, 178-187.

Sheras, P.L. & Koch-Sheras, P.R. (2008). Commitment first, communication later: Dealing with barriers to effective couples therapy. *Journal of Contemporary Psychotherapy, 38* (3), 109-117.

Simpson, L.E., Atkins, D.C., Gattis, K.S. & Christensen, A. (2008). Low-level relationship aggression and couple therapy outcomes. *Journal of Family Psychology, 22* (1), 102-111.

Swenson, C.H. (1972). The behavior of love. In: H.O. Otto (Ed.), *Love today: A new exploration*, 35-56. New York: Association.

Szymanski, D. M., Kashubeck-West, S. & Meyer, J. (2008). Internalized heterosexism. Measurement, psychosocial correlates, and research directions. *The Counseling Psychologist, 36*, 525-574.

Uzler, V.B. (2007). *Paarbeziehungen und Sexualität.* Saarbrücken: VDM-Verlag Dr. Mueller.

Webb, D.J. (1972). *Relationship of self acceptance and self disclosure to empathy and marital need satisfaction.* Doctoral Dissertation. United States International University.

Weinmann-Lutz, B. & Lutz, W. (2006). Trennung, Scheidung und Scheidungsmediation. In: W. Lutz (Hrsg.), *Lehrbuch der Paartherapie*, 186-212. München: Reinhardt.

Wiedermann, M. (1997). Extramarital sex: Prevalence and correlates in a national survey. *Journal of Sex Research, 34*, 167-174.

Wilchfort, D. (2000). Couple Coaching. Ein Selbsthilfekonzept, basierend auf der systemischen Paartherapie. In: S.K.D. Sulz (Hrsg.), *Paartherapie. Von unglücklichen Verstrickungen zu befreiter Beziehung*, 189-217. München: CIP-Medien.

Willi, J. (2008). *Therapie der Zweierbeziehung. Einführung in die analytische Paartherapie. Anwendung des Kollusionskonzepts. Beziehungsgestaltung im therapeutischen Dreieck.* Stuttgart: Klett-Cotta.

Winkler, I. & Doherty, W. (1983). Communication style and marital satisfaction in Israeli and American couples. *Family Process, 22*, 221-228.